Lauf**Guide**

speziell
für Frauen

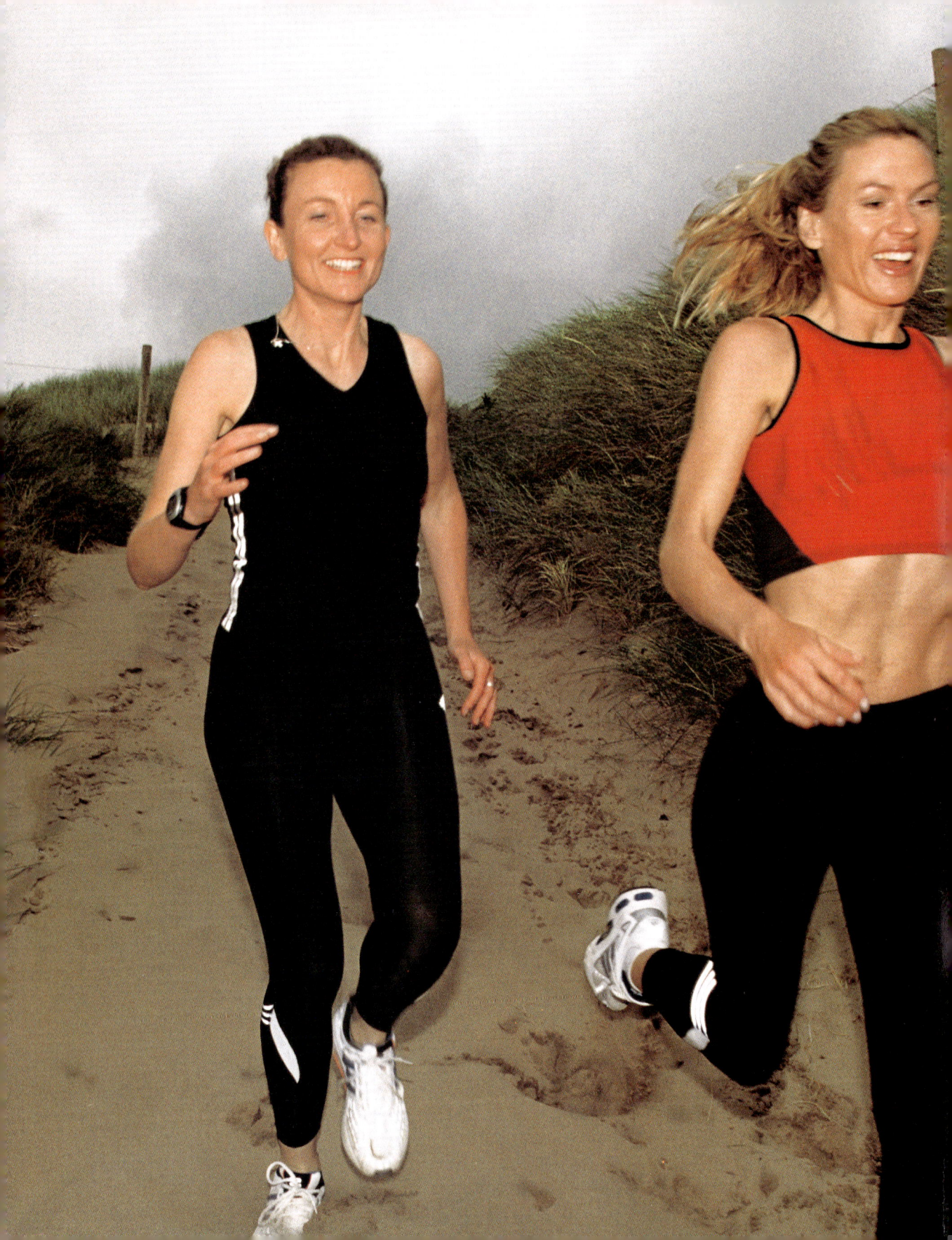

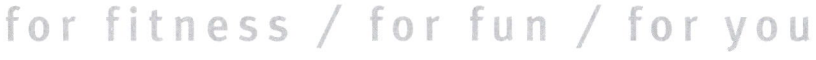

for fitness / for fun / for you

Samantha Murphy

Lauf**Guide**

speziell
für Frauen

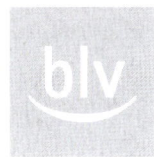

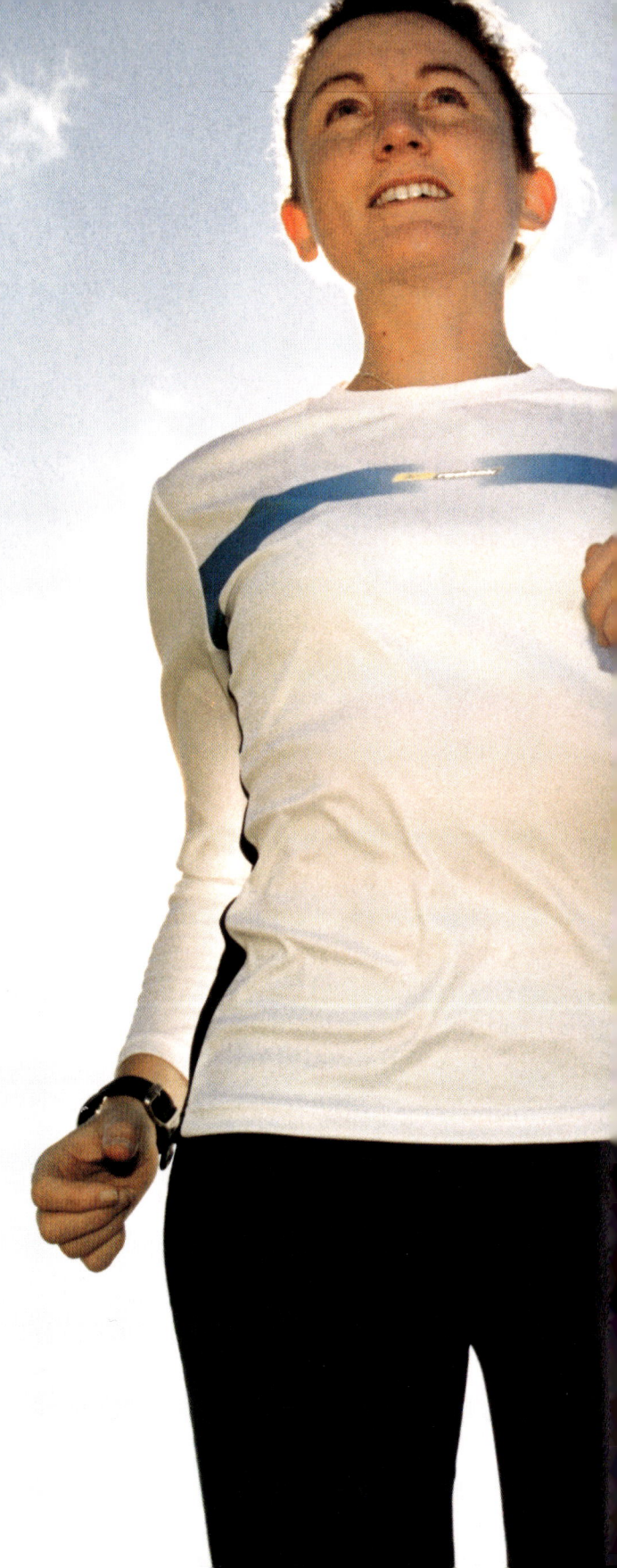

Bibliografische Information
Der Deutschen Bibliothek
Die Deutsche Bibliothek verzeichnet diese Publikation
in der Deutschen Nationalbibliografie; detaillierte
bibliografische Daten sind im Internet über:
http://dnb.ddb.de abrufbar.

BLV Verlagsgesellschaft mbH
München Wien Zürich
80797 München

Titel der englischen Originalausgabe:
RUN FOR LIFE

Erschienen 2003 bei Kyle Cathie Limited, London

Text © 2003 Sam Murphy
Fotos © 2003 John Hicks
zusätzliche Fotos: Fran Yorke (S. 77, 85 und 95);
Jeremy Hemming (S. 20, 151, 160, 161, 163, 164);
Photodisc © (S. 93, 99, 121, 141, 144, 146)

Deutschsprachige Ausgabe:
© BLV Verlagsgesellschaft mbH, München 2004

Übersetzung aus dem Englischen: Maria Andreas-Hoole

Lektorat: Christa Klus-Neufanger
Einbandgestaltung: Joko Sander Werbeagentur, München
Umschlagfotos: Getty Images, Chris Cole (Vorderseite), John Hicks (Rückseite)
DTP: Satz+Layout Fruth GmbH, München
Gedruckt auf chorfrei gebleichtem Papier

Printed and bound in Singapore
ISBN 3-405-16716-7

Danksagung

Ein großes Dankeschön geht an alle Experten, die das Manuskript gelesen haben und mir mit ihren Fachkenntnissen zur Seite standen: Alan Watson, Physiotherapeut und Gründer eines Londoner Therapiezentrums für Sportverletzungen, für die Tipps bei den Dehnübungen; Sarah Connors, Physiotherapeutin des britischen Olympiateams und Begründerin eines Therapiezentrums für Sportverletzungen in Südlondon, für die Hilfe beim Verletzungsprophylaxe-Programm sowie bei eigenen Verletzungen (vor allem nach dem 100-Meilen-Rennen im Himalaja!); Ceri Diss, Dozentin für Biomechanik an der University of Surrey, für das Feedback zur Verletzungsprävention, Laufmechanik und Wahl von Laufschuhen; John Brewer, Leiter des Human Performance Centre am Lilleshall National Sports Centre, für wertvolle Hinweise zum wissenschaftlichen Background und persönlichen Trainingsprogramm; Jenny Pretor-Pinney, Leiterin des Yoga Place, für ihre wunderbare Yoga-Übungsfolge für Läuferinnen; Barbara Hastings-Asatourian, Hebamme und Dozentin an der University of Salford, für die Übungen nach der Schwangerschaft und bei Inkontinenz; Precilla Choi, Dozentin an der Victoria University in Melbourne, für ihren fachlichen Rat zum Thema „Laufen und der Menstruationszyklus".

Daneben bedanke ich mich sehr herzlich bei all meinen „Supermodels": Antonia Tangye, Ruth Miles, Erika Lucas, Chrstine Bond, Jenny Pretor-Pinney, Caroline Hall und allen voran der Laufgruppe Reebok Sisters, dazu Andy, Perry und Buster. Und Sidney nicht zu vergessen!

Die tollen Lauf-Outfits und das Zubehör stammen von Adidas, Reebok, Nike, New Balance, Lowe Alpine, Oakley und Leisure Systems International. Vielen Dank für die großzügige Unterstützung!

Die Außenaufnahmen entstanden im Exmoor National Park und an den Küsten von North Devon und Dorset sowie auf der Laufbahn des Sportgeländes im Sutcliffe Park, Südlondon.
Die Innenaufnahmen sind im neuen Fitnessclub im Highbullen House Hotel in Chittlehamholt, North Devon (www.highbullen.co.uk) und im Yogastudio Yoga Place in Ostlondon (www.yogaplace.co.uk) entstanden. Herzlicher Dank an alle Beteiligten für die Zusammenarbeit und Hilfe bei unseren Fototerminen.

Besonderen Dank an John Hicks für seine fantastischen Fotos, an Chris Bond für die jahrelange Unterstützung und die – im wahrsten Sinne des Wortes – beflügelnde Motivation beim Laufen, an Julian Head, Fiona Duffy und Emma Litterick für wertvolle Anregungen und Feedback zum Text. Außerdem möchte ich Sheila Davies, Sarah Epton, Kyle Cathie und Heidi Baker danken, mit deren praktischer Unterstützung ein so schönes Buch entstanden ist.

Zum Schluss ein ganz herzliches Danke an alle Frauen, die sich Zeit für mich genommen und mich an ihren Tipps, Tricks und tieferen Einsichten zum Thema Laufen teilhaben ließen. Ich hoffe, Ihr findet alle etwas Neues, das Euch selbst weiterbringt, in diesem Buch.

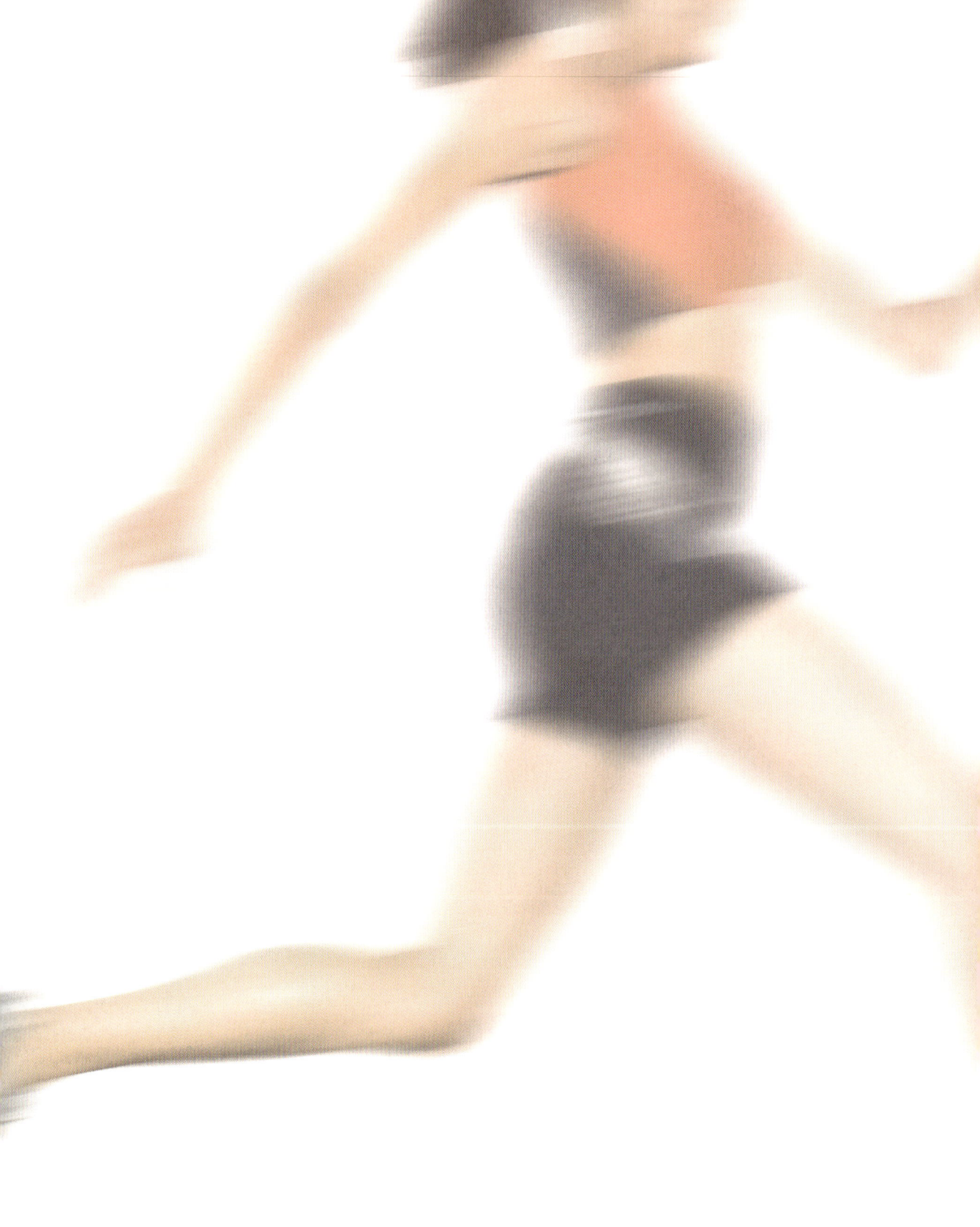

Inhalt

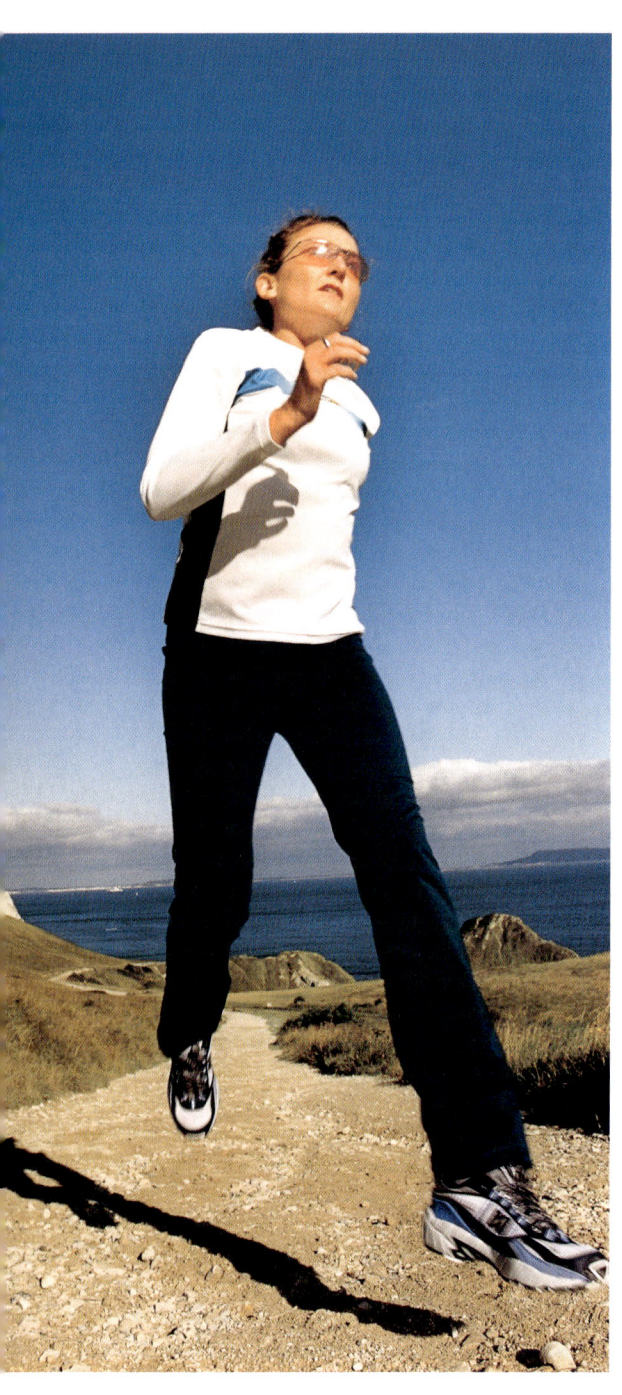

Einführung

Der Grasboden federt unter den Füßen, dicke Wolken hängen über dem Tal, die Luft ist klar und kühl, Regengeruch hängt noch im Farn. Vor einer Stunde hackte ich noch, von Termindruck gehetzt, hektisch in die Computertastatur, wimmelte Anrufer ab und erledigte so nebenbei den Haushalt. Jetzt laufe ich, und der Rest der Welt ist ganz weit weg. Der Weg schlängelt sich den Hügel hinauf, oben angekommen, bleibe ich stehen, um die Aussicht zu genießen, warte, bis sich mein Atem beruhigt hat, und folge den Biegungen des Wegs hangabwärts, trittsicher, mit klarem Kopf und leichtem Herzen.

Ich kann mich nicht erinnern, wie ich zum Laufen gekommen bin. Aber was immer mich vor über zehn Jahren zu meinen ersten Versuchen trieb, bei denen mir fast die Lungen platzen wollten, ich bin heilfroh darüber, denn das Liebäugeln mit dem Laufsport hat sich zu einer der festen Konstanten in meinem Leben entwickelt. Für mich ist Laufen weit mehr als eine Sportart, weit mehr als ein Körpertraining: Ich finde dabei oft Lösungen für Probleme, ohne bewusst danach gesucht zu haben. Der Alltagsstress, lästige Pflichten, Ängste und Konflikte fallen von mir ab. Laufen hilft mir, mich auf mich selbst zu besinnen oder völlig abzuschalten. Manchmal ist es eine anstrengende Herausforderung, manchmal eine Stress lindernde Therapie. Ich komme dadurch morgens in Schwung oder abends zur Ruhe. Laufen ist für mich einfach das Allerschönste!

Aber verstehen Sie mich nicht falsch: Laufen ist nicht mein Leben. Ich trainiere nicht zweimal täglich oder trage knappe Seidenshorts, ich verzichte nicht auf Alkohol und Schokolade und laufe keinen Marathon unter drei Stunden. Laufen soll die Qualität meines Lebens verbessern, nicht total bestimmen. Ich möchte gut aussehen, mich wohl fühlen und etwas für meine Gesundheit tun, und ich weiß, dass ich das durch Laufen erreichen kann. Aber wie alle Frauen muss ich tagtäglich noch eine Menge anderer Dinge bewältigen: Beruf, Familie, Freunde, Bekannte, Haushalt. Gerade deshalb ist Laufen ideal! Laufen kann man jederzeit, überall, mit jedem, der Lust dazu hat. Es erfordert fast keine Vorausplanung, und sogar ein kurzer Trab ist besser als nichts. Laufen tut mit Sicherheit Ihrer Gesundheit und Ihrem Aussehen gut, Sie entwickeln ein höheres Selbstwertgefühl und mehr Selbstvertrauen. Nach einem Lauf haben Sie das Gefühl, es mit der ganzen Welt aufnehmen – und dabei gewinnen – zu können!

Fürs Laufen spricht vielleicht am meisten, dass Sie kein sportliches Talent brauchen, um eine Läuferin zu werden – und das *sind* Sie allemal, ob Sie nun zweimal die Woche durch den Park traben oder bei internationalen Rennen starten. Sie *müssen* ja nicht an Marathonläufen teilnehmen, jeden Sonntag an der Startlinie eines Rennens fiebern oder Ihre persönlichen Bestzeiten mit dem Taschenrechner analysieren. Im Schulsport war ich die absolute Niete, trotzdem bin ich in den letzten zehn Jahren sieben Marathons sowie unzählige Halbmarathons, 10-Kilometer-Läufe und 5-Kilometer-Läufe gelaufen, war Zweite im Thailand-Halbmarathon und im Jahr 2000 die erste Britin im 100-Meilen-Rennen im Himalaja.

Im Lauf der Jahre habe ich viel darüber gelesen und gehört, wie Frauen laufen. Das, aber auch alles, was ich *nicht* gehört und gelesen habe, hat mich zu diesem Buch inspiriert. Hartnäckig halten sich eine Menge Gerüchte – um gut zu laufen muss man dünn sein; man muss jeden Tag trainieren –, während wirklich wichtige Fragen unter den Tisch fallen: Ist Laufen in der Schwangerschaft gefährlich? Beeinträchtigt die Periode meine Leistungsfähigkeit? Kann ich abnehmen und trotzdem genug Energie zum Laufen aufbringen? Welche Übungen dienen der Verletzungsprophylaxe?

Dieses Buch bietet Ihnen alle Informationen, Ratschläge und Ermutigung, die Sie brauchen, um sich zu der Läuferin zu entwickeln, die Sie gern sein möchten. Es gibt keine zwingenden Vorschriften oder festen Trainingspläne, weil das Leben jeder Frau unterschiedlich ist und weil das einzige Laufprogramm, das Sie wirklich auf Dauer durchhalten werden, von Ihnen selbst stammen muss. Ich habe Experten, Olympiateilnehmerinnen und Läuferinnen aller Leistungsstufen befragt sowie die neuesten Forschungsergebnisse und die verschiedensten Tipps zusammengetragen, damit Sie für sich das Optimum aus dem Laufsport herausholen können, ob Sie nun 5, 15 oder 50 Kilometer in der Woche laufen.

Ich weiß nicht, aus welchen Gründen Sie laufen oder warum Sie in den Laufsport einsteigen (oder wieder einsteigen) wollen. Eines aber weiß ich: Sie könnten keinen besseren Weg zu Gesundheit, Fitness und innerer Zufriedenheit einschlagen. Ich hoffe, dieses Buch wird Ihnen auf diesem Weg ein Stück weiterhelfen.

Samantha Murphy

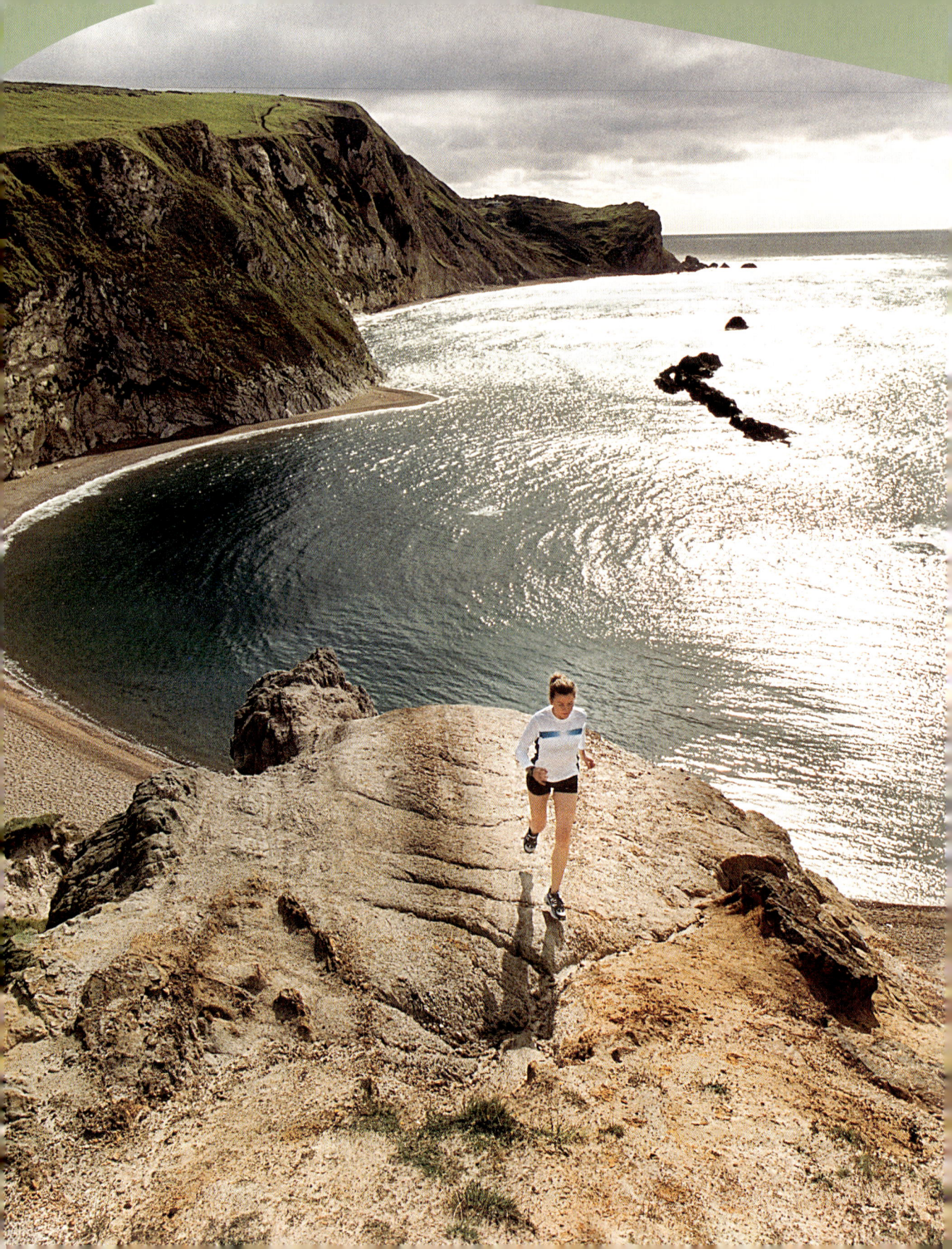

Lauffeuer

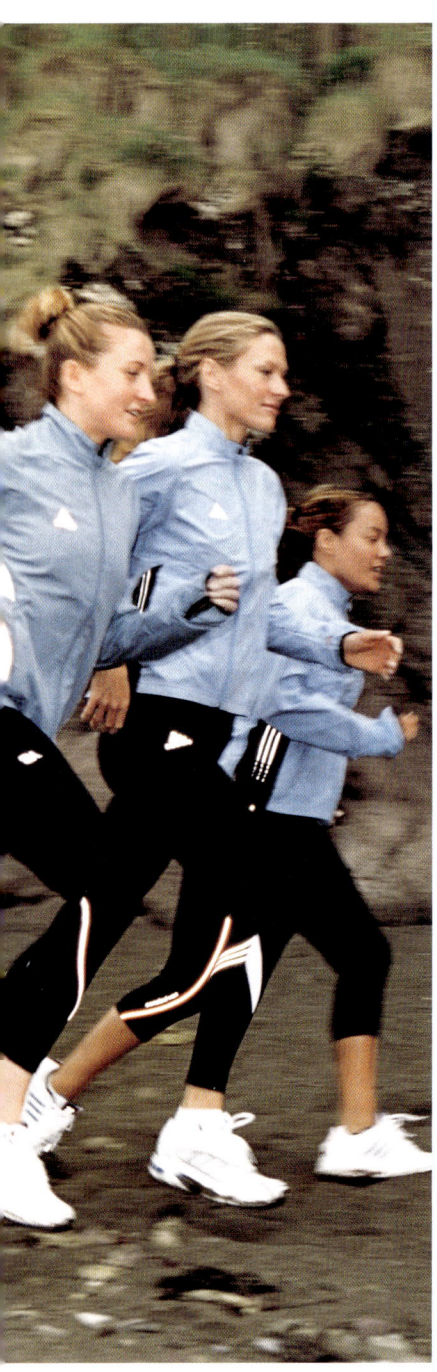

Laufen ist leben
Wie Sie das Lauffeuer in sich entfachen

Warum laufen? Auf diese Frage gibt es viele Antworten. Ich kenne Frauen, die dabei Liebeskummer, Übergewicht, Stress oder einen quälenden Streit verarbeiten. Ich kenne Frauen, die zum Spaß laufen oder aus Ehrgeiz, die Sozialkontakte knüpfen oder einem Problem entfliehen wollen, Frauen, die etwas für ihre Gesundheit tun oder gegen Krankheiten ankämpfen wollen. Sie alle würden die Frage „Warum läufst du eigentlich?" unterschiedlich beantworten.

Wenn Sie bereits aktiv laufen, haben sicher auch Sie Ihre eigene Antwort parat. Zumindest wissen Sie, dass Laufen eine gute Sache ist – auch wenn Sie im Moment vielleicht die Dusche danach mehr genießen als das Laufen selbst! Wenn Sie noch unschlüssig sind, ob der Laufsport für Sie in Frage kommt, werden Sie auf den nächsten Seiten Gründe genug finden, die Laufschuhe zu schnüren.

Ich könnte nun aufzählen, wie Laufen das Risiko von Herzerkrankungen, Diabetes, Brust- und Darmkrebs, Alzheimer und Schlaganfällen verringert. Oder den Blutdruck senkt, Ihr „gutes" Cholesterin erhöht, den Fettstoffwechsel ankurbelt und den Ruhepuls senkt. Ich könnte Studienergebnisse anführen, dass Laufen gegen ständige Erschöpfungsgefühle hilft, Rückenschmerzen lindert, Verstopfungen vorbeugt und für erholsamen Schlaf sorgt; sogar beim prämenstruellen Syndrom und bei Beschwerden in den Wechseljahren ist Abhilfe zu erwarten. Vielleicht interessieren Sie sich auch mehr dafür, dass Sie durch Laufen Körperfett dauerhaft abbauen, den Muskeltonus verbessern, Ihre Knochen kräftigen, Ihren Kreislauf in Schwung bringen, Depressionen loswerden, Energie tanken und insgesamt einfach jünger und gesünder aussehen.

Das alles sind gute Gründe fürs Laufen. Doch bevor wir die gesundheitlichen Aspekte vertiefen, betrachten wir das Laufen kurz von der praktischen Seite.

Laufen ist einfach, unkompliziert und leicht praktikabel. Anders als beim Tennis sind Sie nicht von einem Partner abhängig; anders als bei Spinning oder Aerobic brauchen Sie sich nicht im Voraus anzumelden oder zu einer bestimmten Zeit zu erscheinen; anders als beim Skilaufen oder Inline-Skaten ist keine kostspielige Ausrüstung nötig. Sie brauchen keine Sporttasche mit sich herumzuschleppen, und wenn Sie ein zweites Paar Laufschuhe im Auto lassen, können Sie jederzeit und überall loslegen. Kein Eintrittsgeld, kein Schlange stehen – alle Wege stehen Ihnen rund um die Uhr offen.

Laufen ist äußerst vielseitig. Laufen kann man allein oder in der Gruppe, schnell oder langsam, 10 Minuten oder 2 Stunden, über flaches oder hügeliges Gelände, draußen oder drinnen. *Sie* allein bestimmen die Route, das Tempo, die Streckenlänge, wie sehr Sie sich verausgaben wollen. Denken Sie nur, wie lange es dauert, ins Fitnessstudio zu fahren, sich umzuziehen, auf die Geräte zu warten, sich wieder umzuziehen und zurück nach Hause zu fahren. In dieser Zeit wären Sie längst gelaufen, hätten geduscht und mit neuer Energie und Begeisterung die Herausforderungen des Tages angepackt.

Laufen ist die billigste Art fit zu bleiben. Es kostet kaum mehr als ein Paar guter Laufschuhe (Seite 80). Und die auf Frauen zugeschnittenen Übungen zur Verletzungsprophylaxe (Seite 113) werden Ihnen kostenintensive Heilbehandlungen ersparen.

Für Ihr seelisches Wohlbefinden ist Laufen weniger kostspielig und aufwändig als die Couch des Psychologen. Seit den sechziger Jahren ist bekannt, dass Läufer optimistischer, geduldiger und gelassener sind als Bewegungsfaule, dazu weniger anfällig für Stress und Depressionen.

Wenn Sie attraktiv aussehen wollen, ist Laufen billiger und weit weniger schmerzhaft als Fett absaugen. Und es erlöst Sie vom Zwang, bis ans Ende Ihres Lebens jede Kalorie zu zählen. Wenn Sie dreimal in der Woche fünf Kilometer laufen, verbrennen Sie etwa 1000 Kalorien mehr als der typische Stubenhocker und Sie brauchen folglich nicht auf die geliebten Schokokekse zu verzichten (wenigstens nicht jedes Mal). Laufen sorgt für einen gesunden Teint, strafft den Körper und gleicht den altersbedingten Verlust an Muskelmasse aus, der unweigerlich zu einem Mehr an Körperfett führt.

Als aerobes Ausdauertraining schlägt Laufen jeden anderen Sport um Längen. Warum? Vor allem, weil Sie bei jedem Schritt Ihr gesamtes Körpergewicht tragen müssen. Das ist zwar auch beim Walking der Fall, doch dabei verringert sich die Belastung, weil stets ein Fuß Kontakt mit dem Boden behält. Schwimmen und Rad fahren fordern Sie noch weniger, da Ihr Körper dabei gestützt wird. Ab Seite 36 können Sie sich ausführlich über die positiven Veränderungen des Körpers beim Laufen informieren; der springende Punkt ist, dass Sie beim Laufen mehr Kalorien pro Minute verbrennen als bei nahezu jeder anderen Aktivität. Eine 63 Kilogramm schwere Frau verbraucht beim recht gemütlichen Tempo von 5,5 Minuten pro Kilometer in nur 20 Minuten 250 Kalorien. Steigert sie sich auf 4,3 Minuten pro Kilometer, verbrennt sie imponierende 900 Kalorien in der Stunde.

Hat Laufen überhaupt Nachteile? Nun ja, manchmal ist eine warme, trockene Sporthalle einladender als ein nasser, kalter Wintertag, ein Tennis-Doppel in netter Gesellschaft verlockender als ein einsamer Lauf am Sonntagmorgen. Aber viele Läuferinnen haben bereits die Erfahrung gemacht: Kommt frau erst einmal in die Gänge, löst sich die schlechte Laune buchstäblich in Luft auf. Braucht es noch mehr Überzeugungsarbeit? Bitte umblättern: Dort finden Sie einige der häufigsten Einwände gegen das Laufen und meine Antworten darauf.

Lauffeuer

„Laufen ist langweilig"

Jeder, der Laufen langweilig findet, macht etwas falsch. Klar kann es langweilig sein, tagaus, tagein dieselbe Strecke zur selben Zeit im selben Tempo abzutrotten, doch das ist genauso unnötig, wie jeden Tag dasselbe Menü zu essen. Wer die Liebe zum Laufen wecken will, muss für Abwechslung, Spaß und eine sich steigernde Herausforderung sorgen. So bleiben Geist und Körper munter. Später erfahren Sie mehr darüber, wie Sie ein Erfolg versprechendes und abwechslungsreiches Laufprogramm aufstellen, das in Ihr Leben passt.

„Laufen ist schlecht für die Knie"

Die vielen Erschütterungen können doch nicht gut für Sie sein! Wieder falsch. Eine in der Zeitschrift „Arthritis and Rheumatism" veröffentlichte Studie zeigt, dass Laufen das Risiko von Gelenkproblemen nicht erhöht, sondern im Gegenteil sogar vor Arthrose schützen kann, weil es Gelenke und Bindegewebe kräftigt, die Beweglichkeit erhält sowie die Nährstoffversorgung fördert. Eine weitere Studie im „Journal of Rheumatology" konnte bei Läufern und Nicht-Läufern keine Unterschiede in Grad und Häufigkeit der Abnutzungserscheinungen an Knie- und Hüftgelenken feststellen. Tatsache ist, dass maßvolles Laufen weder das Arthroserisiko erhöht noch das Fortschreiten der Krankheit beschleunigt – immer vorausgesetzt, dass bisher noch keine Gelenksbeschwerden bestehen. Die Betonung liegt dabei auf „maßvoll", denn Leistungssportler leiden im späteren Leben tatsächlich verstärkt an Knie- und Hüftarthrose. Experten führen dies auf die relativ hohe Verletzungshäufigkeit und die rasche Wiederaufnahme von Wettkämpfen nach der Rehabilitationsphase zurück, dazu auf das intensive Training, das die meisten von uns nicht einmal einen Tag lang durchstehen würden.

Und noch etwas ...

Wenn Sie gern hochhackige Schuhe tragen, erhöht sich dadurch Ihr Arthroserisiko mehr als durchs Laufen: Forschungen an der Harvard Medical School ergaben, dass hohe Absätze die Kniegelenke einer über 20 Prozent stärkeren Belastung aussetzen.

„Laufen ist zu anstrengend"

Auf die Frage nach dem häufigsten Anfängerfehler wird Ihnen jeder Laufexperte antworten: zu hohes Tempo. Kommt Ihnen das bekannt vor? Sie stürzen wild entschlossen zur Tür hinaus und rasen mit einem Tempo knapp unterhalb Sprintniveau los. Dann schleppen Sie sich heim und schreiben Laufen als „zu anstrengend" ab. Aber diesmal werden Sie die Sache anders angehen. Denn Sie fangen langsam an und legen öfters Gehphasen ein, sodass Sie sich nie erschöpft fühlen. Verschwenden Sie keinen Gedanken daran, wie schnell der Mann, den Sie aus dem Park kennen, läuft – wahrscheinlich ist er schon seit Jahren dabei und will außerdem nur Eindruck bei Ihnen schinden. Geübte können härter trainieren (falls sie das wollen!), doch Körper, Geist und Seele wollen mit Bedacht an den Laufsport herangeführt werden, wenn die Begeisterung anhalten soll. Einsteigerinnen finden auf Seite 32 mein Anfängerprogramm. Falls Sie schon einige Zeit laufen und sich immer noch abkämpfen, lassen Sie sich die Trainingstipps auf den Seiten 57 bis 68 durch den Kopf gehen und überlegen, woran es hakt.

„Ich bin nicht ehrgeizig genug"

Laufen *kann* natürlich zur sportlichen Herausforderung werden, doch viele Läufer nehmen nie an Wettkämpfen teil. In einem Verein werden Sie natürlich immer auf Hardliner treffen, die ständig darüber reden, wie sie von ihrer 10-Kilometer-Zeit noch ein paar Sekunden abknapsen könnten, oder die austesten wollen, ob sie schneller sind als Sie. Da müssen Sie einfach drüberstehen. Die eigene Leistung verbessern zu wollen sollte Ihnen Ehrgeiz genug sein. Vielleicht machen Sie sogar die Erfahrung, dass die Fähigkeit, sich Ziele zu stecken, und die beim Laufen aufgebaute Entschlusskraft sich auch auf andere Lebensbereiche übertragen lassen.

„Es ist mir zu peinlich"

Falls Sie glauben, dass alle Sie anstarren, wenn Sie loslaufen, sollten Sie ein Stück weiterdenken. Die meisten Menschen sind viel zu sehr mit sich selbst beschäftigt, um für andere mehr als einen flüchtigen Blick übrig zu haben. Wenn es Sie wirklich stört, dann laufen Sie eben frühmorgens, wenn noch niemand unterwegs ist (herrlich!), oder Sie meiden belebte Gegenden (nachdem Sie die Sicherheitstipps auf Seite 134 gelesen haben). Noch besser laufen Sie zu zweit oder schließen sich einem Lauftreff an. Wenn Sie es wirklich dick haben, draußen vor aller Augen zu laufen, bleibt immer noch das Laufband, obwohl ich es nur als Hilfsmittel auf Zeit und nicht als Dauerlösung empfehle.

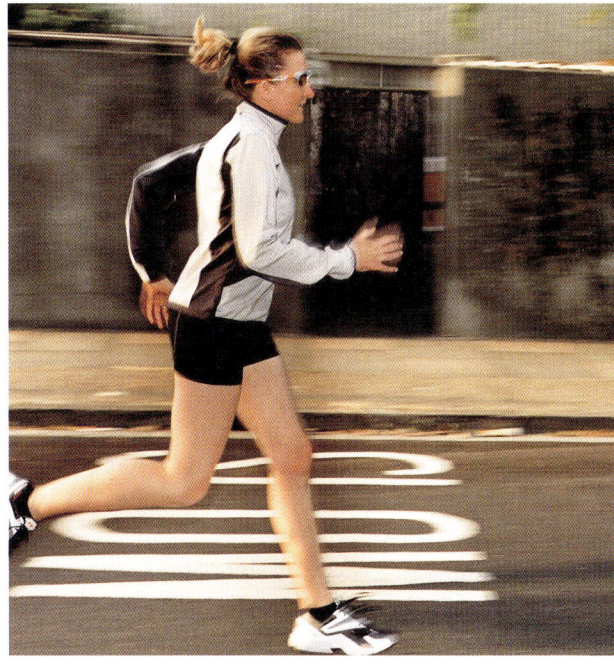

Und noch etwas ...

Einer der besten Tricks, um unbehelligt und anonym zu laufen, ist eine Sonnenbrille. So kann niemand Blickkontakt mit Ihnen aufnehmen, was dümmlich-anzügliche Bemerkungen von vornherein im Keim erstickt. Eine Mütze hat eine ähnliche Wirkung. Um sich Störenfriede vom Leib zu halten, sollte man auf neonfarbige Lycra-Hotpants verzichten.

„Ich bin zu alt"

Ich weiß nicht, wie alt Sie sind, aber eines weiß ich genau: Wenn Sie nicht an einer degenerativen Gelenks- oder Knochenerkrankung wie Arthrose oder Osteoporose leiden, erheblich übergewichtig sind bzw. eine Herz-, Lungen- oder andere ernsthafte Krankheit haben, spricht nichts gegen das Laufen. Sehr viele Frau-

Lauffeuer

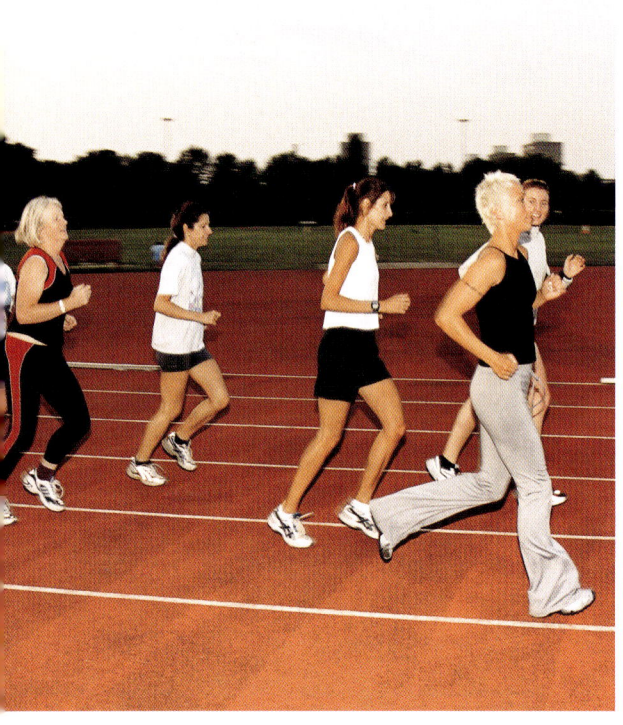

en beginnen erst über 40 mit dem Laufsport. Sicher brauchen Ältere mehr Ruhetage, laufen weniger Kilometer und müssen mehr Zeit fürs Aufwärmen, Auslaufen und Dehnen investieren. In jedem Alter aber können Sie vom Laufen gesundheitlich enorm profitieren. Eine Studie mit gesunden 60- bis 70-jährigen Männern und Frauen ergab, dass ein 45-Minuten-Lauf viermal die Woche die aerobe Fitness in weniger als einem Jahr um 24 Prozent steigerte. So viel zum Thema „in Würde altern"...

Sie sehen: Es gibt wirklich nichts, was Sie vom Laufen abhalten sollte. Nun sollten Sie sich noch den zweiten Teil dieses Kapitels zu Gemüte führen: die zwölf guten Gründe, warum Sie die Liebe zum Laufen entdecken sollten – ein Grund für jeden Monat des Jahrs, für *jedes* Jahr Ihres Lebens.

Ein gewichtiges Thema

Jedes Mal, wenn Ihr Fuß auf dem Boden auftrifft, werden Ihre Gelenke mit dem Zwei- bis Vierfachen Ihres Körpergewichts belastet. Da leuchtet ein, dass ein Zuviel an Körperfett schaden kann. Doch ein paar Extra-Kilos bedeuten noch lange nicht, dass Sie nicht laufen sollten. Laufen ist vielmehr eine der besten Methoden, die Fitness zu steigern und ein gesundes Gewicht zu erreichen. Zur Risikominderung sollten Sie die Sache langsam angehen und die Belastung Ihrer Gelenke auf ein Minimum beschränken – durch gute Schuhe, Crosstraining (die Kombination des Laufsports mit anderen, erschütterungsärmeren Sportarten), Laufen auf weichem Boden und den Wechsel von Laufen und Walking. Falls Sie stark übergewichtig sind (siehe „Fit fürs Laufen?" Seite 26), sollten Sie eventuell mit Aktivitäten starten, die Ihre Gelenke weniger belasten, bis Sie fitter werden und etwas abgenommen haben. Doch nur Mut: Übergewichtige Aktive haben eine höhere Lebenserwartung als magere Inaktive. Alles spricht dafür, dass Sie auf eine Karriere als Läuferin hinarbeiten sollten!

Zwölf gute Gründe, warum jede Frau laufen sollte

Einer für jeden Monat im Jahr

Ein geringeres Risiko für Brustkrebs (und andere Krebsarten)

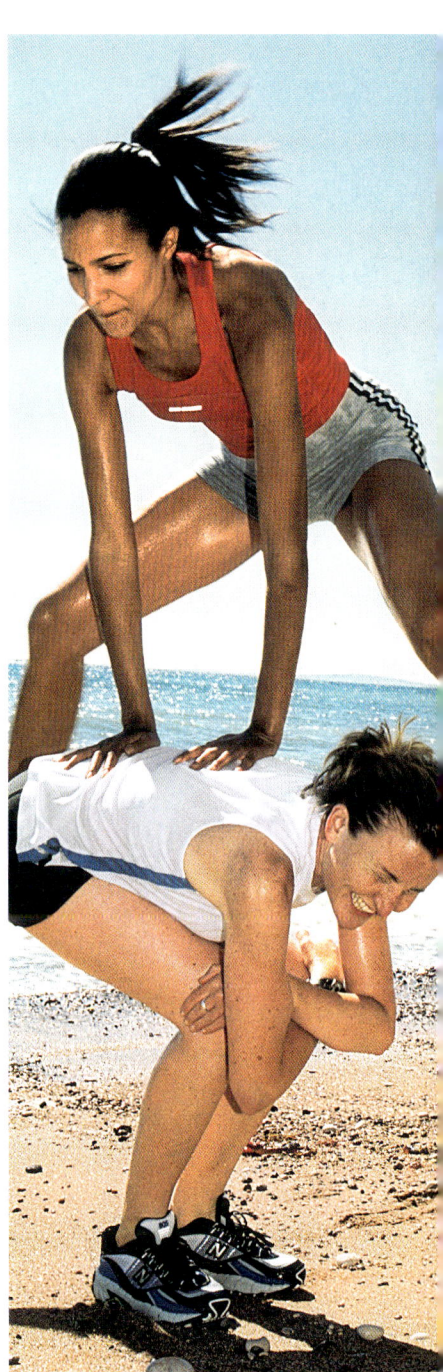

Die neuesten Statistiken vermelden, dass in Großbritannien jede neunte Frau an Brustkrebs erkrankt. Dass Laufen dieses Risiko senkt, gilt als sicher. Zwar konnte kein Wissenschaftler angesichts der vielen Faktoren, die dabei eine Rolle spielen, definitiv beweisen, dass Sport die Wahrscheinlichkeit einer Brustkrebserkrankung verringert, doch die Mehrzahl einschlägiger Studien stellte einen Zusammenhang zwischen Umfang und Intensität des von einer Frau geleisteten Trainings und ihrem Brustkrebsrisiko fest – viele gehen sogar so weit, Frauen Sport als Möglichkeit zu empfehlen, sich aktiv vor Brustkrebs zu schützen. Eine umfassende Studie der Universität Tromsø in Norwegen beobachtete über ein Jahrzehnt mehr als 25 000 Frauen. Die Forscher fanden heraus, dass bei Frauen, die regelmäßig mindestens 4 Stunden die Woche anstrengende Sportarten wie Laufen oder Biking ausübten, das Brustkrebsrisiko um 37 Prozent niedriger lag als bei der inaktiven Vergleichsgruppe. Entscheidend ist dabei die Regelmäßigkeit – wer 3 bis 5 Jahre lang konsequent trainierte, genoss einen größeren Schutz als Frauen, die mal pausierten, mal in neue Fitnessprogramme einstiegen.

Eine weitere Studie der University of Southern California über Frauen nach den Wechseljahren ergab, dass bei Frauen, die ihr Leben lang regel-

Nachgefragt:

Wie kann Laufen das Brustkrebsrisiko senken?

Wie genau körperliches Training das Brustkrebsrisiko senkt, ist noch ungeklärt. Es gibt die Theorie, dass sich der weibliche Zyklus durch Training leicht verändert und dadurch der Körper geringeren Mengen an Östrogen und Progesteron ausgesetzt ist. Daneben könnte eine Veränderung der Hormone selbst eine Rolle spielen: Womöglich produzieren körperlich aktive Frauen eine weniger „gefährliche" Form des Östrogens. Frauen, die regelmäßig trainieren, leben mit großer Wahrscheinlichkeit auch sonst gesünder: Sie gehören tendenziell eher zu den Nichtraucherinnen, trinken nicht übermäßig, ernähren sich gesünder und können, wie Sie beim Weiterlesen sehen werden, Stress und emotionale Belastungen besser verkraften.

mäßig einen anstrengenden Sport ausgeübt und ihr Körpergewicht gehalten hatten, das Brustkrebsrisiko erheblich geringer war. Zu einem ähnlichen Schluss gelangte die Shanghaier Brustkrebsstudie, der zufolge regelmäßiges, energieintensives Training (wie z. B. Laufen) das Brustkrebsrisiko senkt.

Und noch etwas ...

Auch bereits an Brustkrebs erkrankte Frauen können durch Sport profitieren. Eine aktuelle Auswertung von Studien über Bewegungstherapie bei Krebspatienten zeigte, dass Fitnesstraining in 83 bis 89 Prozent der Fälle sowohl das körperliche als auch das seelische Wohlbefinden wesentlich verbesserte.

Während die Zusammenhänge zwischen Fitnesstraining und Brustkrebs bestens erforscht sind, gibt es relativ wenige Untersuchungen zu anderen Krebserkrankungen. Eine neue britische Studie stellt fest, dass energieintensives Training zwei- bis dreimal wöchentlich das Gesamtrisiko für alle Krebsarten um 25 Prozent verringert, für Krebserkrankungen im oberen Verdauungstrakt sogar um 62 Prozent. Dabei wurde auch entdeckt, dass körperlich aktivere Frauen nur halb so oft an Darmkrebs erkranken wie inaktive Frauen. Das liegt vermutlich daran, dass durch Bewegung der Nahrungstransport durch den Darm beschleunigt wird, sodass potenziell karzinogene Substanzen kürzer mit der Darmwand in Berührung kommen.

Eine glücklichere, gesündere Schwangerschaft und Geburt

Der achte Schwangerschaftsmonat ist zwar nicht gerade der optimale Moment für den Einstieg ins Lauftraining, doch bereits laufaktive Frauen dürfen sich freuen: Falls von medizinischer Seite keine Einwände bestehen, können sie in der Schwangerschaft gefahrlos weiterlaufen und die gesundheitlichen Vorteile genießen. Frauen, die in der Schwangerschaft aktiv bleiben, leiden weniger häufig an Schwangerschaftsdiabetes, Präklampsie (zu deren Symptomen erhöhter Blutdruck gehört), Krampfadern oder Ödemen in Armen und Beinen; sie haben mehr Energie, bekommen seltener Verstopfung und schlafen besser. Läuferinnen bringen auch Babys mit höherem Geburtsgewicht zur Welt als inaktive Frauen. Das mag zwar auf den ersten Blick nicht so wünschenswert scheinen, doch größere Babys sind weniger anfällig gegenüber frühkindlichen Gesundheitsstörungen. Hier ist allerdings eine Warnung angebracht: Nur weil maßvolles Training gut ist, ist mehr nicht unbedingt besser. Babys von Frauen, die übertreiben und öfter als viermal die Woche intensiv trainieren, sind sogar mit *größerer* Wahrscheinlichkeit untergewichtig als die Babys von inaktiven Frauen.

Auf Seite 146 finden Sie weitere Informationen über Laufen in und nach der Schwangerschaft.

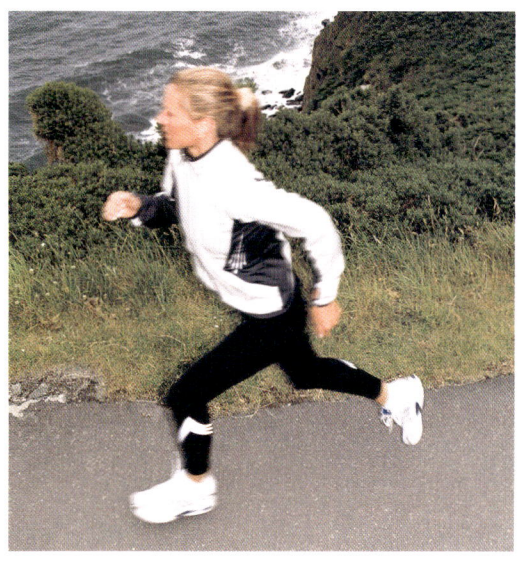

Länger leben

Niemand will länger leben, wenn das Alter mit Krankheit und Isolation verbunden ist, doch Laufen verlängert nicht nur das Leben, sondern verbessert auch seine Qualität. Eine Studie der Universitätsklinik Kopenhagen untersuchte über fünf Jahre lang den Gesundheitszustand und Lebensstil von über 4600 Männern zwischen 20 und 79 Jahren. Die Ergebnisse? Bei regelmäßigen Joggern war die Wahrscheinlichkeit, während des Zeitraums der Studie zu sterben, um 63 Prozent geringer. Doch wer von diesem Trend profitieren will, muss bei der Stange bleiben. Wer erst während der Studie mit dem Laufen begonnen oder vor Ablauf der 5 Jahre das Handtuch geworfen hatte, profitierte weniger als Läufer, die über lange Zeit regelmäßig trainierten. Mehr zum Thema Laufen im Alter finden Sie auf Seite 152.

Zwar lässt sich kein direkter Zusammenhang zwischen einem geringeren Risiko jung zu sterben und dem Laufsport herstellen (schließlich kann man dabei vom Bus überfahren werden oder von einer Klippe stürzen), doch das ändert nichts an der Tatsache, dass Läufer allgemein aktiver und gesünder sind. Auch bei Berücksichtigung weiterer Faktoren (wie Alkoholkonsum und hoher Blutdruck) bleibt unverändert festzustellen, dass Jogger länger leben.

Nach einer Studie der Harvard University leben Männer, die wöchentlich beim Sport 2000 Kalorien verbrennen (entspricht etwa einer Laufstrecke von 32 Kilometern), durchschnittlich ein Jahr länger als Männer, die 500 bis 999 Kalorien verbrennen, und zweieinhalb Jahre länger als nicht aktive Männer. Beide Studien wurden an Männern durchgeführt, doch warum sollte bei Frauen das Ergebnis anders sein.

Geistig aktiv bleiben

Nicht nur Ihre Muskeln profitieren von regelmäßigem Training, sondern auch Ihre „kleinen grauen Zellen". Eine Studie der Nihon Fukushi Universität in Japan zeigte, dass junge Leute nach der Aufnahme eines Lauf-

Lauffeuer

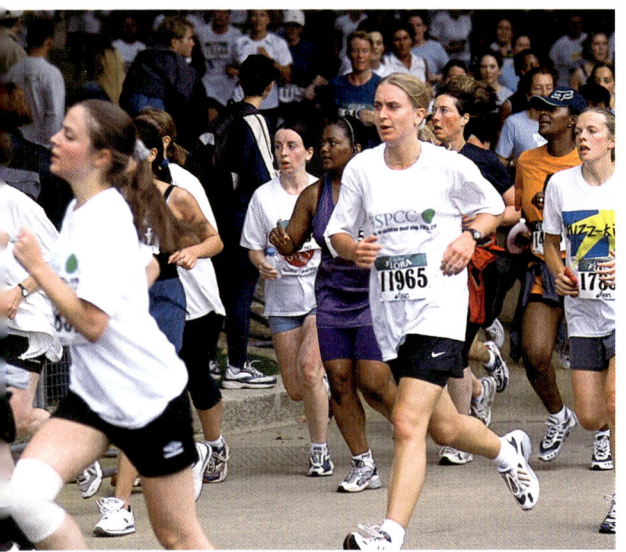

trainings bei Intelligenztests besser abschnitten. Eine ähnliche Studie der University of Illinois untersuchte die geistigen Leistungen von 18- bis 24-Jährigen, die nach einer Ruhephase bzw. einer Phase raschen Laufens auf dem Laufband je einen Computertest machen mussten. Nach dem Laufen fällten sie ihre Entscheidungen rascher und gaben prozentual mehr richtige Antworten. Wer in den Genuss von „Power" für Muskeln und Gehirn kommen will, darf sich nicht mit einmaligen Anstrengungen begnügen – sobald die Läufer ihr Training einstellten, waren auch die positiven Effekte dahin.

Und noch eins steht fest: Für diesen Effekt ist es nie zu spät. Eine Studie über ältere Menschen in North Carolina stellte bereits nach einem viermonatigen Trainingsprogramm erhebliche Verbesserungen im Erinnerungsvermögen und allgemein bei der geistigen Leistungsfähigkeit fest. Immer stärker zeigt sich auch der Zusammenhang zwischen mangelnder körperlicher Aktivität und Alzheimer: Je intensiver und häufi-

ger das Training, desto geringer die Wahrscheinlichkeit einer Alzheimererkrankung.

Herzerkrankungen außen vor lassen

Laufen bekämpft die vier großen Ursachen von Herzerkrankungen: Es senkt den Blutdruck, verringert das Diabetesrisiko, erhöht das HDL-Cholesterin und baut überschüssiges Fett ab. Eine im „New England Journal of Medicine" veröffentlichte Studie wies bei einer Gruppe von Läuferinnen nach, dass das HDL (das „gute" Cholesterin) parallel zu den pro Woche gelaufenen Kilometern anstieg, während der Blutdruck (sowohl während des Training als auch in Ruhe) sank. Das bedeutet in jedem Alter enorme Pluspunkte, die nach der Menopause lebenswichtig werden, da dann bei der Frau das schützende Östrogen nicht mehr produziert wird und damit das Risiko einer Herzerkrankung in die Höhe schnellt. Die Statistik beweist, dass 70-jährige Frauen genauso stark von Herzerkrankungen bedroht sind wie Männer gleichen Alters. Eine groß angelegte Studie der Harvard Medical School konnte die Vermutung bestätigen, dass Frauen über 40 um so weniger Herzprobleme bekommen, je aktiver sie sind. Bei den seit langen Jahren aktivsten Frauen der Studie lag das Risiko, einen Herzinfarkt zu erleiden, um 54 Prozent niedriger als bei den inaktiven, doch auch Frauen, die erst im mittleren Alter mit dem Training begonnen hatten, zeigten ein geringeres Risiko als ihre vollkommen „faulen" Altersgenossinnen. Auch wenn eine Herzerkrankung bereits festzustellen ist, kann Laufen helfen, die Schädigung teilweise rückgängig zu machen. Zwei Studien dokumentieren, dass energieintensives Training über einen längeren Zeitraum Arteriosklerose wieder mildert.

Es besteht der begründete Verdacht, dass körperliche Aktivität Schlaganfällen vorbeugt. Walking und andere sanftere Trainingsformen sind in diesem Zusammenhang hilfreich, doch energieintensiver Sport wie Laufen senkt das Risiko noch weiter – so eine im „Journal of the American Medical Association" veröffentlichte Studie.

Schluss mit PMS und Menstruationsschmerzen

Wenn Sie vom prämenstruellen Syndrom (PMS) geplagt werden, liegt Ihnen womöglich nichts ferner als der Gedanke zu laufen, doch eine im „Journal of Psychosomatic Research" veröffentliche Studie zeigt, dass schon ein 3-monatiges regelmäßiges Training prämenstruelle Symptome erheblich mildert. Aerobes Training zeigte dabei, besonders hinsichtlich psychischer Auswirkungen wie Depressionen, bessere Erfolge als Krafttraining. Nach Meinung der Experten verringern kürzere Anstrengungen wie Sprints oder Bergauflaufen die Schmerzen wirkungsvoller als langsames Joggen über lange Strecken. Zurückzuführen ist dies zum Teil auf die erhöhte Ausschüttung von Endorphinen, die ein Hochgefühl erzeugen. Dass sich Menstruationskrämpfe lösen können, liegt wohl am Prostaglandinhaushalt, der sich durchs Training verändert; diese Substanz erhöht die Reizschwelle der Nerven und damit auch die Schmerzschwelle.

Brauchen Sie noch weitere Argumente, um die Wärmflasche in die Ecke zu werfen und die Laufschuhe zu schnüren? Neueste Forschungen an der Universität von Adelaide zeigen, dass Frauen gegen Ende des Zyklus beim Training mehr Fett verbrennen und länger laufen können, ohne zu ermüden.

Mehr Spaß am Sex

Wer ein Lauftraining beginnt, entwickelt vielleicht auch im Bett größere Aktivität. Eine amerikanische Studie befragte 8000 Frauen zwischen 18 und 49; von den Frauen, die dreimal die Woche trainierten, berichteten 40 Prozent von gesteigerter sexueller Erregbarkeit, 31 Prozent hatten öfter Sex und 25 Prozent kamen leichter zum Orgasmus. An der Universität von Texas wurden die Reaktionen von 35 Frauen zwischen 18 und 34 auf einen Pornofilm untersucht, den eine Gruppe nach einer Ruhephase und die andere Gruppe nach 20 Minuten Rad fahren sah. Nach dem Training war die sexuelle Reaktion (gemessen am Blutzufluss in die Genitalregion) um 169 Prozent stärker. Natürlich ist das sexuelle Erleben auch eng mit den Gefühlen verbunden, die wir Frauen unserem eigenen Körper entgegenbringen; eine Reihe von Studien hat erwiesen, dass Laufen das Körperbild und die eigene Wertschätzung stärkt.

Gut für die Figur

Sie wissen bereits, dass Sie beim Laufen mehr Kalorien verbrennen als bei fast jeder anderen Aktivität; doch das ist nicht der einzige Bonus für Ihre Figur. Wenn Sie Ihre Muskelmasse erhöhen und Ihren Körperfettanteil verringern, werden Sie zu einer kalorienhungrigen Maschine, die allein, um das System in Schwung zu halten, mehr Brennstoff braucht. Der Grund: Um 500 Gramm Muskeln am Leben zu erhalten, benötigt der Körper 40 bis 50 Kalorien pro Tag, für dieselbe

Lauffeuer

Menge Fett dagegen nur 2 bis 4 Kalorien. Je höher Ihr Muskelanteil, desto höher Ihr Kalorienbedarf – und umso einfacher wird es, eine Gewichtszunahme zu vermeiden. Ende 20 setzt der natürliche Abbau der Muskelmasse ein; was kann da sinnvoller sein, als sie durch Training zu erhalten. Und nachdem auch der Stoffwechsel ab Mitte 20 langsamer wird, sollten Sie rasch zur Überzeugung kommen, dass sich die Mühe des Laufens lohnt. Eine Studie der Arizona State University stellte bei sehr aktiven Frauen über 35 einen weit höheren Grundumsatz fest als bei inaktiven Frauen. Im Durchschnitt nimmt eine Frau vom 20. bis zum 65. Lebensjahr 9 Kilogramm zu. Eine neue Schweizer Studie ergab jedoch, dass aktive Frauen der Altersgruppe 55 bis 64 Jahre in 30 Jahren nicht einmal ein Viertel des Körperfetts zulegten, das ihre nichtaktiven Altersgenossinnen polstert.

Spieglein, Spieglein an der Wand

Ein negatives Körperbild ist unter Frauen weit verbreitet. Ständig starren uns aus Zeitschriften und Fernsehen, im Kino und sogar in den Schaufenstern dürre Gerippe entgegen, die uns als Norm suggeriert werden. Das Ergebnis? Wir fühlen uns als Nieten, weil wir uns nicht in Größe 36 quetschen können. Doch es gibt eine Gruppe von Frauen, die weniger unzufrieden mit ihrem Körper ist: die aktiven. Ob Sie's glauben oder nicht: Das liegt *nicht* nur daran, dass sie schönere Körper besitzen. Allein schon der aktive Körpereinsatz verbessert das Bild von sich selbst und die eigene Wertschätzung, da der Körper nicht mehr als passives Objekt gesehen wird. Das Spiegelbild ist nicht mehr nur die Verpackung des eigenen Ich, sondern wird

zum Potenzial: Sie lernen, sich nicht mehr durch das Aussehen, sondern durch die Leistung Ihres Körpers zu definieren. Meine eigenen Erfahrungen haben ergeben, dass Läuferinnen mit ihrem Körper nicht nur überdurchschnittlich zufrieden sind, sondern verschiedene Körperformen und -größen problemloser akzeptieren. Diese Frauen können ihren eigenen Körperumfang realistischer einschätzen (die meisten glauben, sie seien viel dicker, als sie in Wirklichkeit sind) und neigen weniger dazu, Vergleiche zwischen sich und den Schönheitsidealen aus den Medien zu ziehen. Laufen bietet eine wunderbare Chance, sich mit der physischen Seite des eigenen Selbst anzufreunden, während Sie mit sich selbst auf Ihrer Laufstrecke allein sind. Fortschritte sind leicht spürbar, weil Ihr Körper Ihnen ein Erfolgserlebnis nach dem anderen beschert – etwas Besseres für Ihre eigene Wertschätzung, Ihr Körperbild, Ihr Selbstvertrauen gibt es nicht.

Stress abbauen

Sind Sie schon als Läuferin aktiv, dann kennen Sie bereits den Laufsport als Wundermittel gegen Stress. In einer Stresssituation würden wir oft am liebsten auf und davon rennen. Nach dem Laufen sind wir fast immer ruhiger, konzentrierter und besser in der Lage, Probleme anzupacken. Was läuft hier ab? Die positiven Auswirkungen körperlicher Aktivität auf Stress und Anspannung werden meist den Endorphinen zugeschrieben, das sind Neurotransmitter, die in uns euphorische Gefühle auslösen. Doch das ist nur ein Teil der Wahrheit; mehr dazu finden Sie auf den Seiten 132–133.

Laufen befreit uns nicht nur von Stress, sondern lässt uns auch mit Stresssituationen besser fertig werden. In Studien, in denen Versuchspersonen extremer

Kälte oder Lärm ausgesetzt wurden, empfanden diejenigen, die ein paar Stunden zuvor gelaufen waren, weniger Stress.

Depression ade!

Zahlreiche Studien zeigen, dass sportliche Aktivität wie regelmäßiges Laufen Depressionen genauso wirkungsvoll lindern kann wie Medikamente. Und ich rede jetzt nicht einfach von einem schlechten Tag (obwohl Laufen auch hier Wunder wirkt). Eine Studie ergab, dass bei 26 Prozent der davon Betroffenen ein regelmäßiger Workout einen *positiveren* Effekt auf das psychische Befinden hatte als Tabletten. Häufigkeit und Regelmäßigkeit des Trainings sind dabei wichtige Faktoren, wenn die Verbesserung der Stimmungslage von Dauer sein soll. Neueste britische Forschungen schreiben die antidepressive Wirkung den so genannten Phenylethylaminen zu, die durch anstrengendes Training schnell in größeren Mengen freigesetzt werden. Dabei scheint zwar jede Art von Sport vom Gewichtheben bis zum Walking vorteilhaft, doch nach Meinung von Experten funktioniert am besten regelmäßiges aerobes Training bei etwa 70 Prozent der eigenen Maximalleistung, jeweils 20 bis 30 Minuten lang. Klingt ganz nach Laufen …

Gesunde Knochen

Im Alter von etwa 20 Jahren ist das Wachstum der Knochen abgeschlossen, bis Mitte 30 werden jedoch noch Mineralien eingelagert bzw. verdicken sich die Knochen. Früher war man der Ansicht, zu diesem Zeitpunkt hätten wir unsere maximale Knochendichte erreicht; heute setzt die Forschung diesen Punkt viel früher an, nämlich bei höchstens 20 Jahren. Da die Knochendichte ab 30 jährlich um 0,75 bis 1 Prozent abnimmt, ist es wichtig, bis dahin möglichst viel Masse auf unser „Knochenkonto" zu buchen, um Verlusten in späteren Jahren vorzubauen. In der Menopause geht es mit der Knochendichte dramatisch bergab. Damit steigt das Risiko, dass wir kleiner und buchstäblich „gebrechlicher" werden.

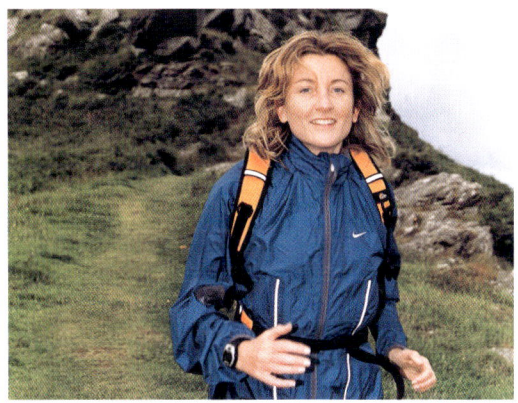

Wie kann Laufen dagegen helfen? Verständlich, wenn Sie vermuten, dass der ständige Aufprall der Füße den Gelenken schadet. Die Knochen brauchen aber gerade eine solche Belastung, um kräftig zu werden und zu bleiben. Und Training, bei dem der Körper sein Gewicht tragen muss, wie zum Beispiel beim Laufen, ist da am allerbesten. Auch wenn Sie bereits in den Wechseljahren sind, können Sie durch Training die Abnahme Ihrer Knochendichte bremsen – mehr darüber auf Seite 152. Egal, wie alt Sie sind, bei den Knochen gilt stets der Spruch „Wer rastet, der rostet."

Stehen Sie schon in den Startlöchern? Egal, ob Sie Laufeinsteiger sind, gern vom Laufband auf freies Laufen wechseln wollen oder die Motivation zum Laufen irgendwann verloren haben und neu starten wollen: Lesen Sie nun weiter, wie *Sie* zum Laufen kommen.

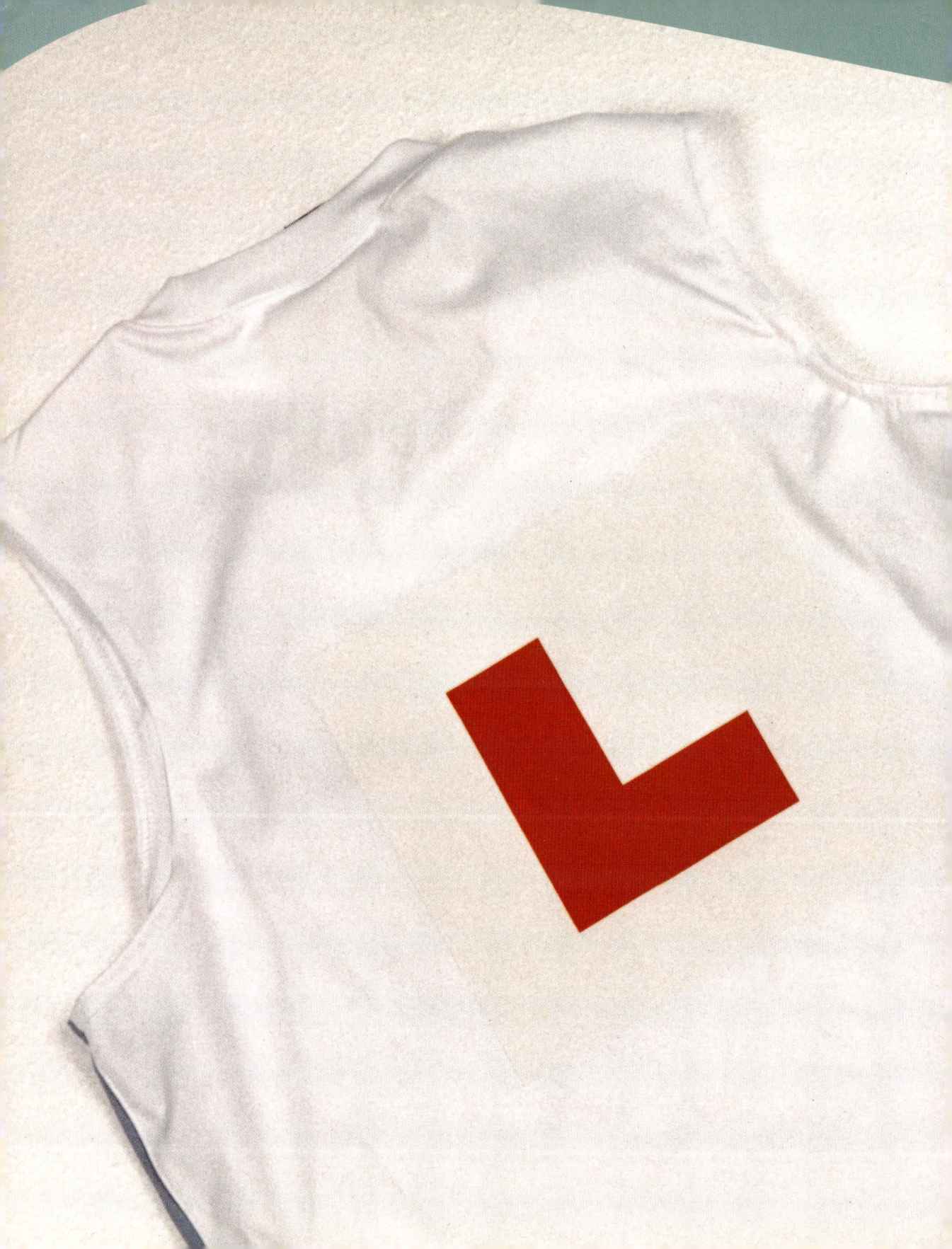

Laufen **für** Einsteigerinnen

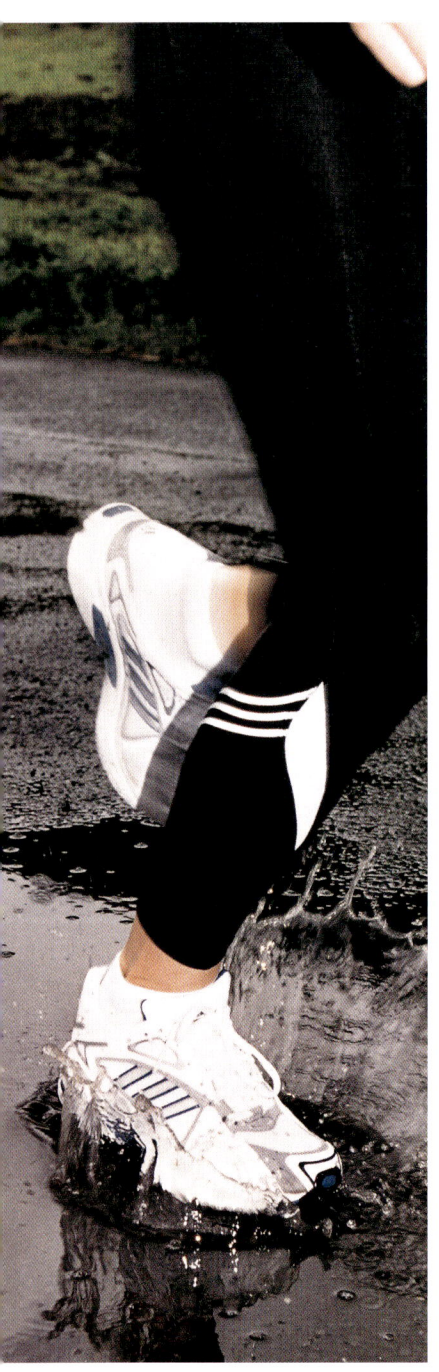

Fit fürs Laufen?
Ein Einstieg nach Maß

Durchs Laufen werden Sie sich bald fit und aktiv fühlen. Das heißt aber nicht, dass Sie schon vor Beginn des Lauftrainings superfit sein müssen. Wenn Sie sich an die Ratschläge dieses Buchs halten, kann sich Ihr Körper ohne Stress, Schmerzen und Risiken an die Anforderungen des Laufens adaptieren.

Einige Faktoren könnten jedoch Ihre Eignung zum Laufen beeinträchtigen oder lassen eine vorherige medizinische Untersuchung ratsam erscheinen. Beantworten Sie daher sorgfältig die folgenden Fragen:

- Hat Ihr Arzt jemals ein Herzleiden erwähnt?
- Bekommen Sie bei körperlicher Aktivität Brustschmerzen?
- Hatten Sie im letzten Monat *ohne* körperliche Anstrengung Brustschmerzen?
- Haben Sie manchmal Schwindel oder Gleichgewichtsbeschwerden oder wird Ihnen ab und zu schwarz vor Augen?
- Leiden Sie an Knochen- oder Gelenkproblemen (wie Arthrose oder Osteoporose) oder an einer Verletzung, die sich durch stärkere körperliche Aktivität verschlimmern könnte?
- Nehmen Sie Medikamente gegen hohen Blutdruck oder Herzerkrankungen ein ODER ist Ihr Blutdruck höher als 160/90 mmHg?
- Sind Sie schwanger oder haben Sie vor kurzem ein Baby bekommen?
- Haben Sie mehr als 20 Prozent Übergewicht? Dies entspricht einem BMI (Bodymass-Index) von über 26 (siehe nächste Seite).
- Sind Ihre Eltern oder Geschwister vorzeitig an einem Herzleiden erkrankt (Männer unter 55 oder Frauen unter 65)?
- Gibt es möglicherweise andere Gründe, warum Laufen Ihre Gesundheit oder Ihr Wohlbefinden gefährden könnte?

Wenn Sie auch nur eine dieser Fragen mit *Ja* beantwortet haben, sollten Sie zum Arzt gehen, bevor Sie ein Lauftraining beginnen oder Ihr momentanes Fitnessprogramm fortsetzen. Auch wenn Sie über 55 Jahre alt sind und über ein Jahr körperlich inaktiv waren, sollten Sie Ihren Arzt konsultieren.

Wo stehen Sie jetzt?

Konnten Sie alle Fragen mit *Nein* beantworten, dürfen Sie ab sofort auf eine Laufkarriere hinarbeiten. Aber alles schön der Reihe nach.

- Wenn Sie an einer Verletzung, an Schmerzen, an einem Infekt oder einer anderen Erkrankung leiden, verschieben Sie den Start, bis alle Symptome abgeklungen oder abgeklärt sind.
- Haben Sie sich schon einmal Verletzungen wegen Überbeanspruchung zugezogen oder an einem Haltungsschaden oder sonstigen Abweichungen wie Skoliose, Plattfuß oder unterschiedlichen Beinlängen gelitten? Dann ist es sinnvoll, vorher den Rat eines Physiotherapeuten oder Orthopäden einzuholen.
- Wenn Sie nicht in der Lage sind, ohne Mühe 30 Minuten rasch zu gehen, arbeiten Sie die nächsten 3 bis 4 Wochen auf dieses Ziel hin und gehen dann zum Anfängerprogramm über.
- Wenn Sie übergewichtig sind und nicht wissen, ob Laufen gesund für Sie ist, berechnen Sie Ihren BMI (siehe unten). Oft heißt es, das Idealgewicht für eine Läuferin betrage 45,36 Kilogramm für die ersten 152 Zentimeter Körpergröße, dann weitere 2,26 Kilogramm pro alle weiteren 2,5 Zentimeter Körpergröße. Bei einer 167 Zentimeter großen Frau läge das ideale Laufgewicht damit bei 45,36 kg + (6 × 2,26 kg) = 58,92 kg.
Persönlich halte ich das für eine recht altmodische Rechnerei. Ich kenne viele gesunde Läuferinnen, die um einiges schwerer sind, doch wenn Sie das „ideale" Laufgewicht um mehr als 3 Kilogramm überschreiten, sollten Sie zumindest für einige Wochen Walking als Laufalternative in Betracht ziehen.

Der BMI (Bodymass-Index)

Der BMI gibt einen einfachen Anhaltspunkt zur Beurteilung des Gewichts – er ist allerdings nicht unfehlbar, da er zwischen Fett und Muskelmasse nicht unterscheidet. Der BMI ist auch kein guter Maßstab für Ihre Fortschritte, denn wer Muskeln aufbaut, wird eventuell schwerer statt leichter, gleichzeitig allerdings wesentlich fitter und wohlgeformter.

Messen Sie Ihre Größe in Metern und Ihr Gewicht in Kilogramm, dann teilen Sie Ihr Gewicht durch Ihre im Quadrat genommene Größe: Größe/Gewicht^2 = BMI. Ein Beispiel:

Größe = 1.70 m   Gewicht = 63 kg   Größe^2 (Größe × Größe) = 2.89 $\dfrac{\text{Gewicht } 63}{\text{Größe}^2 \; 2.89}$ = BMI 21.79

Größe = ☐ m   Gewicht = ☐ kg   Größe^2 (Größe × Größe) = ☐ $\dfrac{\text{Gewicht } ☐}{\text{Größe}^2 \; ☐}$ = BMI ☐

Untergewichtig = unter 20 · Normalgewichtig = 20–24,9 · Übergewichtig = 25–29,9 · Stark übergewichtig = über 30

Laufen **für Einsteigerinnen**

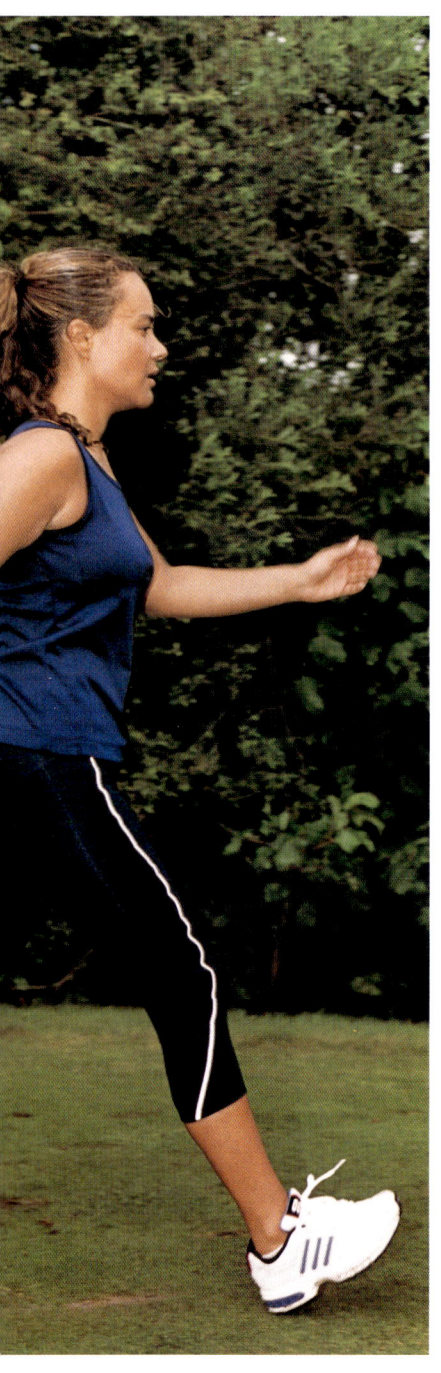

Erste Schritte
In sieben Wochen zur aktiven Läuferin

Sie wollen es also mit dem Laufsport versuchen. Wunderbar! Dieser Abschnitt möchte Ihre ersten Schritte möglichst angenehm, schmerzfrei und erfreulich gestalten. Womit beginnen Sie? Nun, als Erstes brauchen Sie ein gutes Paar Laufschuhe, bequeme, leichte Kleidung und einen Sport-BH – mehr dazu auf den Seiten 80–89. Aber ich meine jetzt mehr die richtige Laufphilosophie. Wenn mir jemand erzählt, er möchte anfangen zu laufen, bekomme ich richtig nostalgische Gefühle. Ich fühle mich in meine eigene Anfangszeit zurückversetzt – die Aufregung, als ich es zum ersten Mal ohne Pause rund um den Block schaffte, der Stolz auf meine Leistung, wenn ich in meinem allerersten Trainingstagebuch notierte, wo und wie weit ich gelaufen war, die Vorfreude, wenn ich meine Laufschuhe schnürte.

Ich glaube, Sie sollten das Laufen als Entdeckungsreise betrachten und nicht als etwas, das Sie möglichst schnell „beherrschen" wollen. Rechnen Sie in langen Zeiträumen, damit Sie in Zukunft den optimalen Nutzen Ihrer Mühe genießen können. Mit dieser Einstellung werden Sie auch offen bleiben und jedesmal, wenn Sie laufen, etwas Neues lernen oder erfahren, statt die Zähne zusammenzubeißen und freudlos ein weiteres Training abzuspulen.

Wenn Sie bei der Stange bleiben, werden Sie in den nächsten sechs Monaten größere Fortschritte machen als die Ausnahmeläuferin Paula Radcliffe – versprochen! Sicher werden Sie ihre phantastischen Leistungen nicht erreichen, aber da Sie Ihr genetisches Potenzial bei weitem nicht so ausgeschöpft haben wie Paula, ist Ihr Entwicklungsspielraum viel größer und Sie können schon in wenigen Wochen Erfolge erwarten.

Ob Sie nun meinem „In sieben Wochen zur aktiven Läuferin"-Anfängerprogramm folgen oder die ersten Schritte selbstständig machen – einige Punkte sollten Sie immer beherzigen.

Allmählich fit werden

Bei der Fitness spielen drei Faktoren eine Rolle: Häufigkeit, Dauer und Intensität des Trainings. Mit anderen Worten: Wie oft und wie lange sollte ich laufen, und wie sehr sollte ich mich dabei anstrengen? Als Anfänger sollten Sie die Messlatte viel tiefer hängen als vermutet: Fangen Sie klein an und steigern Sie Ihr Training ganz sachte. Dabei spielen Sie mit dem Prinzip der biologischen Adaptation oder Superkompensation: Reizen Sie die momentane Leistungsgrenze Ihres Körpers aus, damit er sich künftig größeren Anforderungen anpasst. Zwischen den Trainingstagen müssen Sie sich Erholungsphasen gönnen, denn diese Adaptation findet vor allem in den Ruhephasen statt. Mindestens 6 Monate lang sollten Sie nach jedem Lauf einen Tag Pause einlegen. Das mache übrigens auch ich heute noch so, weil ich dann frischer, weniger verletzungsanfällig und motivierter bin. Am wichtigsten für den Anfänger ist der Faktor Dauer. Über Häufigkeit und Intensität Ihrer Läufe sollten Sie sich erst Gedanken machen, wenn Sie 20 bis 40 Minuten lang mühelos ein gleichmäßiges Lauftempo durchhalten können. Dann können Sie an den anderen beiden Faktoren arbeiten, über die Sie im nächsten Kapitel mehr erfahren.

Gehen ist keine Schande!

Viele Läufer halten Gehen immer noch für das Eingeständnis einer Niederlage oder mangelnde Leistungsfähigkeit. Völlig falsch! Der Wechsel zwischen Gehen und Laufen ist gerade für Anfänger *wesentlich*, um die Gesamtbelastung des noch nicht an diese Anstrengung adaptierten Muskel-Skelett-Systems zu verringern. Dadurch können Sie sich voll auf Technik und Atmung konzentrieren und kämpfen nicht ständig mit der Erschöpfung. Je fitter Sie werden, desto weniger werden Sie gehen und desto mehr laufen. Und das Schöne an der Methode ist, dass Sie kaum merken, wie Sie sich steigern.

Ebenso wie der amerikanische Lauf-Guru Jeff Galloway bin ich dafür, Gehpausen ins Lauftraining einzubauen; er berichtet, dass viele seiner Schüler ihre Wettkampfzeiten verbessern konnten und weniger Verletzungen erlitten, wenn sie sich an seine Trainingspläne mit ihrer Mischung aus Laufen und Gehen hielten. Durch diese Kombination kann man schneller, länger und effektiver laufen; Körper und Geist erhalten immer wieder Raum für Erholung und Sammlung. Intervalltraining, bei dem Leistungs- mit Erholungsphasen abwechseln, ist das beste Beispiel dafür, dass weniger mehr sein kann. Mehr darüber auf Seite 65.

Tempo, Tempo?

Für Neulinge besteht das oberste Ziel darin, einen Punkt zu erreichen, ab dem sie mühelos ein gewisses Lauftempo durchhalten können, ohne anzuhalten oder ins Gehen zu verfallen. Die beste Laufgeschwindigkeit dafür werden Sie erst mit der Zeit abschätzen lernen – fast immer besteht die Tendenz zu schnell zu laufen. Wie aber findet man zum richtigen Tempo? Ein guter Maßstab ist der Redetest. Laufen Sie so schnell bzw. so langsam, dass Sie sich immer noch unterhalten könnten (wenn auch leicht atemlos?). Ich meine damit keine durchgehenden Monologe über die derzeitigen Sonderangebote oder das Vorabendprogramm, aber Sie sollten nicht so schnell laufen, dass Sie nur ein paar Wortfetzen hervorstoßen können.

Laufen **für Einsteigerinnen**

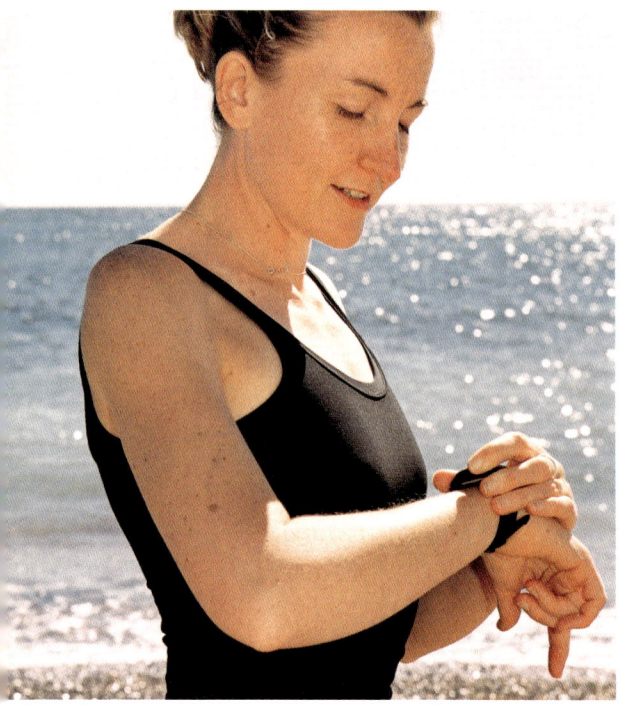

Wenn Sie allein laufen, sollten Sie versuchen, leise ein einfaches Lied vor sich hin zu singen, um Ihr Tempo zu kontrollieren.

Pulsgesteuertes Laufen

Um das richtige Lauftempo zu finden, können Sie auch Ihren Puls fühlen, also Ihre Herzschläge pro Minute zählen. Das gerade besprochene mühelose Tempo, das den Plaudertest bestehen muss, liegt meist bei 65 bis 70 Prozent Ihrer maximalen Herzfrequenz, je nachdem, wie fit Sie sind. (Wie Sie Ihre maximale Herzfrequenz und Ihren Zielpuls ermitteln, steht auf Seite 65.)

Ein Pulsmonitor ist ein ausgezeichneter Helfer zur Bestimmung Ihres optimalen Belastungslevels. Er be-

steht aus einem Brustgurt, den Sie direkt auf der Haut tragen, und einer Uhr, auf die Ihr Puls übertragen wird (Genaueres auf Seite 90). Sich selbst beim Laufen den Puls zu fühlen macht wenig Sinn, da Sie dazu stehen bleiben müssen, und bis Sie Ihren Puls ertastet und ausgezählt haben, hat sich Ihr Herzschlag bereits verlangsamt. Verlassen Sie sich aber vor allem auf Ihr Gefühl. Wenn Ihnen Ihr Lauftempo zu anstrengend vorkommt, ist es das wahrscheinlich auch!

Perfekter Bewegungsablauf

Laufweise und -technik sind von so großer Bedeutung, dass ich ihnen ein eigenes Kapitel gewidmet habe (ab Seite 42), die wichtigste Anfängerregel heißt auf jeden Fall: Entspannen Sie sich! Wenn Sie nervös oder angespannt sind, beißen Sie wahrscheinlich die Kiefer zusammen, ballen die Fäuste und verschwenden eine Menge Energie, die dadurch nicht in die Vorwärtsbewegung fließen kann. Denken Sie an etwas Lustiges, atmen Sie gelöst und konzentrieren Sie sich darauf, anmutig und kontrolliert zu laufen. Wenn ich mal schlecht in Form bin, versuche ich mir vorzustellen, ich sei eine Gazelle – und wenn alle anderen denken, ich sei ein ausgebrochener Elefant – was soll's?!

Und noch etwas ...

Meiden Sie anfangs steile An- und Abstiege, da Sie hier technisch stärker gefordert sind als in der Ebene. Wenn Sie trotzdem mal bergauf laufen müssen, drosseln Sie Ihr Tempo so weit, dass die Anstrengung gleich bleibt. Sonst kämpfen Sie sich nur ab und verlieren an Form.

Sechs Tipps, damit Laufen zu einer erfolgreichen und beglückenden Erfahrung wird

1 Lassen Sie sich den Rücken stärken! Ihr Mann, Ihr Hausarzt, Ihre beste Freundin oder neue Bekannte vom nächsten Lauftreff – irgendjemand sollte Begeisterung für Ihr neues Hobby zeigen. Er braucht nicht unbedingt mitzulaufen, doch die Frage: Wie kommst du voran?, Zuspruch und Ermutigung steigern den Spaß am Laufen ungemein. Angenommen, Ihr Freund sagt: „Dass du allein im Park herumrennst, ist gefährlich, und ich krieg dich gar nicht mehr zu sehen!" Oder: „Du machst ja tolle Fortschritte bei diesem Lauftraining – wie weit bist du denn heute gelaufen?" Was ist da wohl motivierender?

2 Gut geplant ist halb gewonnen! Das klingt vielleicht wie ein Pfadfindermotto, aber wir planen unser Versagen nicht, sondern versagen bei der Planung. Notieren Sie in Ihrem Terminkalender, wann Sie laufen werden, denn in einem momentanen Stimmungstief lassen Sie das Laufen viel leichter bleiben, wenn Sie Ihre Laufschuhe nicht finden, der Sport-BH in der Wäsche steckt und Sie unter Termindruck sind.

3 Seien Sie realistisch! Laufen ist eine der größten Herausforderungen, die Sie Ihrem Körper abverlangen können. Erwarten Sie nicht, Monate oder Jahre des Nichtstuns in 2 Wochen rückgängig zu machen. Anfangs motiviert es mehr, die eigenen Fortschritte an anderen Faktoren als der zurückgelegten Strecke zu messen. Zum Beispiel: Hat sich Ihre Technik verbessert? Können Sie nach dem Training etwas weiter dehnen, Ihr Tempo besser einschätzen, bekommen kein Seitenstechen mehr? Vergleiche sind unsinnig, ob mit einer Freundin, die zeitgleich mit Ihnen zu laufen begonnen hat, oder mit Ihrem Mann, der seit Jahren läuft. Niemand hat dieselben körperlichen (oder psychischen!) Voraussetzungen wie Sie, also erübrigt sich jeder Vergleich.

4 Denken Sie positiv! Sagen Sie beim Aufbruch nicht, „O je, jetzt fängt die Schinderei wieder an", oder „ich wette, alle lachen über mich". Freuen Sie sich, dass Sie aktiv werden, um Ihre Gesundheit und Fitness zu verbessern, gratulieren Sie sich, dass Sie sich endlich Zeit für sich selbst nehmen. Entdecken Sie bei jedem Lauf etwas Schönes – das vorbeiflitzende Eichhörnchen, den Bussard am Himmel oder laufen Sie mit einer Freundin, mit der Sie sich gut verstehen.

5 Schreiben Sie alles auf! Ich habe immer noch mein erstes Trainingstagebuch und blättere gern darin, um meine Fortschritte über die Jahre zu verfolgen. So können Sie feststellen, welche Art von Training Sie besonders erschöpft, was Sie extrem schwierig finden, wann Sie sich überanstrengen. Ihre Notizen helfen Ihrem Gedächtnis aber auch auf die Sprünge, wenn Sie die Dinge haben schleifen lassen! (Weitere Tipps zum Tagebuch auf Seite 132.)

6 Belohnen Sie sich! Nicht gerade mit einer Currywurst auf dem Heimweg, aber mit einer Sportmassage, dem Kauf von Laufutensilien oder einer Pediküre, damit Ihre Füße schön bleiben (Tipps zur Fußpflege auf Seite 145). Ihre Belohnung *muss* nichts mit Laufen zu tun haben, es ist aber gut, Laufen innerlich mit Vergnügen zu verbinden. Das braucht nichts zu kosten – wie wär's mit einem Schläfchen nach dem Training oder einem gemeinsamen Essen mit Ihrer Lauffreundin? Kosten Sie auch Ihre Ruhetage *wirklich* aus: Lesen Sie ein gutes Buch, baden Sie ausgiebig oder gehen Sie ins Kino.

Laufen **für Einsteigerinnen**

Nachgefragt:

Was tun, wenn ich nicht viermal die Woche laufen kann?

Wenn Sie wöchentlich nur dreimal laufen möchten, lassen Sie das Montagstraining aus. Zweimal die Woche? Lassen Sie Montag und Freitag aus, stellen Sie sich aber auf langsamere Fortschritte ein. Ob Sie nun zwei-, drei- oder viermal die Woche trainieren, am Sonntagstraining sollten Sie möglichst festhalten – damit gewöhnen Sie sich daran, länger auf den Füßen zu sein und sich Zeit für Ihren künftigen „langen Lauf" zu nehmen.

In sieben Wochen zur Läuferin

Dieses 7-Wochen-Programm hat zum Ziel, Sie an einen 20-Minuten-Lauf heranzuführen. Wenn Sie die Gesundheits- und Sicherheitsregeln auf den Seiten 26–27 beachten, können Sie sofort in dieses Trainingsprogramm einsteigen. Halten Sie aber nicht krampfhaft daran fest! Wenn Sie sich noch nicht fürs Programm der nächsten Woche bereit fühlen, wiederholen Sie eben die aktuelle Woche – und wenn Sie in der 7. Woche noch nicht 20 Minuten ohne Unterbrechung laufen können, dann lassen Sie sich einfach mehr Zeit. Falls Ihnen das Training zu leicht fällt, überspringen Sie eine Woche. Aber laufen Sie nicht öfter als viermal die Woche, selbst wenn Sie sich bombig fühlen. Gelenke, Muskeln und Sehnen brauchen Zeit, um sich ans Laufen zu gewöhnen, nicht nur Herz, Lunge und Gehirn.

Sie beginnen stets mit einem Aufwärmen, enden mit einem Auslaufen und dehnen regelmäßig. Ich lege Ihnen dringend die Übungen zur Verletzungsprophylaxe (Seite 113) ans Herz. Laufen Sie anfangs auf Gras, unbefestigten Wegen, auf dem Laufband oder auf einer Bahn in flachem, ebenem Gelände. An den lauffreien Tagen können Sie andere Sportarten betreiben, die den Körper nicht mit Erschütterungen belasten.

Fortschritte dokumentieren

Der Ruhepuls

Der Ruhepuls bezeichnet die Anzahl der Schläge, die Ihr Herz in einer Minute braucht, um das Blut durch den ruhenden Körper zu pumpen. Da ein kräftiges Herz-Kreislauf-System mit jedem Herzschlag eine größere Blutmenge durchpumpt, wird mit steigender Fitness Ihr Ruhepuls sinken, Ihre Fortschritte lassen sich also an dieser Rate gut ablesen. Ein „normaler" Ruhepuls beträgt etwa 70 Schläge pro Minute. Wichtig ist es, Veränderungen im eigenen Ruhepuls zu verfolgen, nicht der Vergleich mit anderen.

Messen Sie Ihren Puls, bevor Sie aufstehen oder Tee bzw. Kaffee trinken. Atmen Sie normal und gleichmäßig, legen Sie 2 Finger (aber nicht den Daumen) auf die Innenseite des Handgelenks unterhalb des Daumens. Zählen Sie 60 Sekunden lang die Schläge, wobei der erste Schlag als „0" zählt. Notie-

Das Sieben-Wochen-Programm

Woche	1	2	3	4	5	6	7
Montag	2 Min. gehen, 1 Min. laufen, 6-mal (18 Min.)	2 Min. gehen, 2 Min. laufen, 5-mal (20 Min.)	1 Min. gehen, 3 Min. laufen, 5-mal (20 Min.)	1 Min. gehen, 5 Min. laufen, 4-mal (24 Min.)	1 Min. gehen, 6 Min. laufen, 4-mal (28 Min.)	1 Minute gehen, 8 Min. laufen, 3-mal (27 Min.)	1 Min. gehen, 9 Min. laufen, 3-mal (30 Min.)
Dienstag							
Mittwoch	2 Min. gehen, 1 Min. laufen, 6-mal (18 Min.)	2 Min. gehen, 2 Min. laufen, 5-mal (20 Min.)	1 Min. gehen, 3 Min. laufen, 5-mal (20 Min.)	1 Min. gehen, 5 Min. laufen, 4-mal (24 Min.)	1 Min. gehen, 6 Min. laufen, 4-mal (28 Min.)	1 Minute gehen, 8 Min. laufen, 3-mal (27 Min.)	1 Min. gehen, 9 Min. laufen, 3-mal (30 Min.)
Donnerstag							
Freitag	2 Min. gehen, 1 Min. laufen, 6-mal (18 Min.)	2 Min. gehen, 2 Min. laufen, 5-mal (20 Min.)	1 Min. gehen, 3 Min. laufen, 5-mal (20 Min.)	Ruhetag	1 Min. gehen, 6 Min. laufen, 4-mal (28 Min.)	1 Minute gehen, 8 Min. laufen, 3-mal (27 Min.)	2 Min. gehen, 12 Min. laufen, 1 Min. ausruhen. Wiederholen (30 Min.)
Samstag							
Sonntag	30 Min. rasch gehen	35 Min. rasch gehen	45 Min. rasch gehen	2,4 km laufen und Zeit stoppen. Etwas schneller laufen als sonst, aber nicht das Äußerste geben. Zeit notieren.	1 Stunde rasch gehen, dabei 8-mal 3 Min. joggen	8 Min. gehen, 10 Min. joggen, 2 Min. ausruhen. Wiederholen (40 Min.)	20 Min. laufen!!!

Laufen **für Einsteigerinnen**

ren Sie zu Beginn Ihren Ruhepuls von 3 bis 4 aufeinander folgenden Tagen in Ihrem Trainingstagebuch, damit Sie einen repräsentativen Wert erhalten. Wenn Sie Ihren Ruhepuls später wieder messen, genügt der Wert eines einzigen Tags.

Sechsmal um den Sportplatz

Laufen oder joggen Sie diese vorher in ebenem Gelände festgelegte Strecke (vielleicht dürfen Sie die Bahn in einem Sportverein benutzen), so schnell Sie können. Versuchen Sie ein gleich bleibendes Tempo einzuhalten, also nicht zwei Minuten zu sprinten und den Rest der Zeit zu gehen. Hilfreich ist eine Begleitperson – nicht nur zum Stoppen, sondern auch zum Anfeuern, wenn Sie vorbeilaufen.

Notieren Sie Ihre Zeit und wiederholen Sie den Test 4 bis 6 Wochen später, um Ihre Fortschritte festzustellen. Wiederholen Sie den Test in den kommenden Monaten immer wieder, aber denken Sie daran: Das ist kein Wettkampf!

Der Stufentest

Dieser 3-minütige Test prüft, wie rasch Sie sich von einer Anstrengung erholen, und dient als Messwert für Ihre aerobe Fitness. Sie

Wie Sie Ihre Laufzeit auf dem Sportplatz einordnen können (in Minuten)

Alter	Langsam, mit etwas Konsequenz kommt die Steigerung	Raum für Verbesserungen	Gar nicht so schlecht!	Ein sehr respektables Ergebnis	Alle Achtung!	Mach Platz, Paula Radcliffe!
17–29	19:48 und mehr	17:24–19:47	14:24–17:23	12:18–14:23	9:54– 12:17	9:53 od. weniger
30–34	20:24 und mehr	18–20:23	15–17:59	12:36–14:59	10:12–12:35	10:11 od. weniger
35–39	21 und mehr	18:36–20:59	15:36–18:35	12:54–15:35	10:30–12:53	10:29 od. weniger
40–44	21:36 und mehr	19:12–21:35	16:12–19:11	13:12–16:11	10:48 –13:11	10:47 od. weniger
45–49	22:12 und mehr	19:48–22:11	16:48–19:47	13:30–16:47	11:06–13:29	11:05 od. weniger
50+	22:48 und mehr	20:24–22:47	17:24–20:23	13:48–17:23	11:24–13:47	11:23 od. weniger

Der Stufentest, Ihre Werte im Testvergleich

Beurteilung	Alter 18–25	Alter 26–35	Alter 36–45	Alter 46–55	Alter darüber
Hervorragend	<85	<88	<90	<94	<95
Sehr gut	85–98	88–99	90–102	94–104	95–104
Über Durchschnitt	99–108	100–111	103–110	105–115	105–112
Durchschnitt	109–117	112–119	111–118	116–120	113–118
Könnte besser sein	118–126	120–126	119–128	121–126	119–128
Enttäuschend	127–140	127–138	129–140	127–135	129–139
Muss besser werden	>140	>138	>140	>135	>139

brauchen dazu eine 30 Zentimeter hohe Stufe (ideal ist ein Aerobic-Stepbrett) und eine Stoppuhr. Viele Fitness-Studios bieten diesen Test an. Sie stehen vor der Stufe und steigen, sobald die Stoppuhr läuft, im Rhythmus „erstes Bein rauf – zweites Bein rauf – erstes Bein runter – zweites Bein runter" auf die Stufe und wieder hinunter; die Füße setzen dabei stets vollständig auf. Pro Minute machen Sie 24 Schrittzyklen zu je 4 Schritten (Metronom-Einstellung 96 Schläge/min.), Sie brauchen sich also nicht zu hetzen. Nach 3 Minuten setzen Sie sich auf die Stufe und zählen sofort eine volle Minute lang Ihren Puls. Je fitter Sie werden, desto schneller erholen Sie sich und Ihr „Erholungspuls" sinkt. Sie können Ihren Wert mit der Tabelle vergleichen.

Schmerz, lass nach ...

Als Laufanfänger werden Sie am nächsten Tag etwas Muskelkater haben, aber der Ruhetag zwischen den Läufen sollte zu einer raschen Erholung führen. Solche Muskelschmerzen sind das Ergebnis mikroskopisch kleiner Risse in den Muskelfasern sowie einer Entzündung im Muskel. Der Muskelkater meldet sich ein bis zwei Tage nach dem Training und sollte nach ein paar Tagen verschwinden. Wenn Sie heftige Schmerzen verspüren oder Schmerzen, die sich beim Laufen verschlimmern, oder wenn Sie sich nicht ausreichend erholt fühlen, schieben Sie einen weiteren Ruhetag ein – Sie haben alle Zeit der Welt, um sich richtig einzulaufen. Überstürzen Sie nichts, sonst riskieren Sie Verletzungen oder verlieren den Spaß am Ganzen.

Und wenn ich es nicht schaffe?

Wenn Sie mitten im Programm aufgegeben haben, dann machen Sie sich nichts draus – fangen Sie noch einmal von vorne an. Es kann eine Weile dauern, bis man sich an regelmäßiges Trainieren gewöhnt, besonders bei einem anspruchsvollen Sport wie Laufen. Versuchen Sie den Grund Ihres Abbruchs herauszufinden und überlegen Sie, wie Sie beim nächsten Mal erfolgreicher sein können. Wenn Sie beispielsweise in Zeitdruck kamen, tragen Sie Ihre Läufe wie alle wichtigen Termine in Ihren Terminkalender ein. Wenn Sie nicht gern vor Publikum laufen, könnten Sie es mit einem Laufband probieren oder sich früh morgens aufmachen.

Wie geht's weiter?

Wenn Sie die magische 20-Minuten-Grenze erreicht haben, versuchen Sie, jede Woche an jeden Ihrer kontinuierlichen Läufe noch 2 Minuten dranzuhängen. Beim Geh-Lauf-Training sollten Sie die Gehpausen erst auf 30 Sekunden begrenzen und dann völlig weglassen. Wenn Sie einmal regelmäßig 30 bis 40 Minuten ohne allzu große Probleme laufen können, sind Sie bereit für neue Trainingsmethoden und können sich Ihr eigenes, auf Sie zugeschnittenes Laufprogramm zusammenstellen (Seite 57).

Von Frau zu Frau

„Deponiere immer einen Satz Laufsachen im Kofferraum. Dann kannst du dich beim Familientag leicht zu einem Lauf absetzen." Anne

„Wenn dir Laufen wichtig ist, wirst du auch Zeit dafür finden. Schieb's in deiner Prioritätenliste einfach weiter nach oben (vielleicht noch vor Fernsehen oder Betten machen)." Dee

„Schenk dir was! Ich hab meine Kaufwut aufs Laufen verlagert: Wenn ich einen Durchhänger habe, kauf ich mir ein neues Lauftop. Dann will ich damit natürlich auch raus auf die Piste!" Fiona

„Die häufigste Frage, die ich von den Frauen in meiner Frauenlaufgruppe höre, ist: ‚Einmal die Woche laufen reicht doch nicht, oder?' Dann antworte ich, dass es ein prima Anfang ist. Wenn jemand nicht öfter als einmal die Woche kann, dann ist einmal die Woche hervorragend. Das sind immerhin viermal im Monat."

Chris, Lauftrainerin für Frauen

Laufen **für Einsteigerinnen**

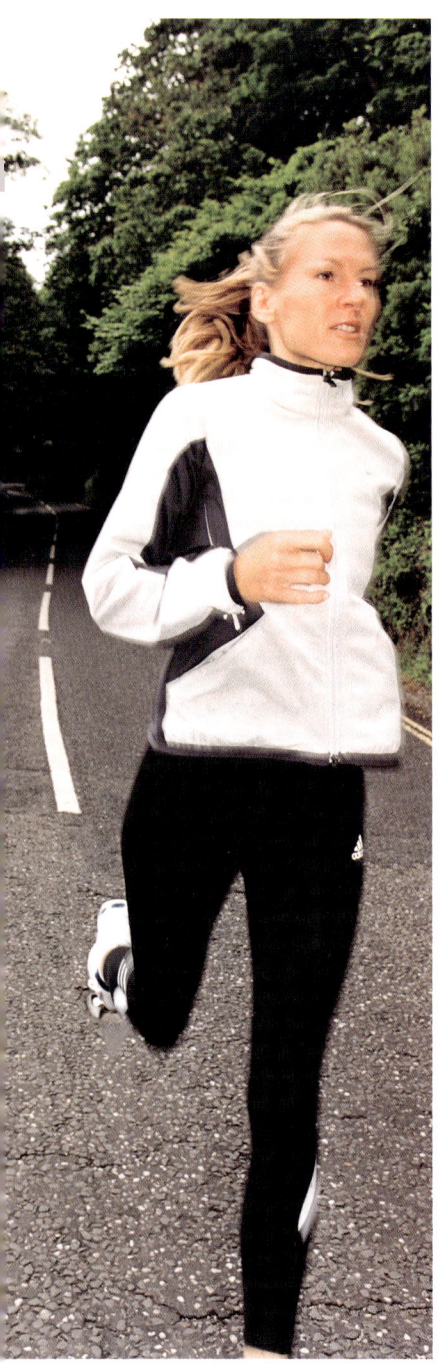

Der Weg zum Laufsport

Wie und warum sich Ihr Körper durch Laufen verändert

Beschlich Sie beim Lesen eines Buchs oder Artikels übers Laufen schon einmal das Gefühl, Sie müssten Sportwissenschaftlerin sein, um alles zu verstehen? Diese Erfahrung möchte ich Ihnen in diesem Buch möglichst ersparen. Doch um zu verstehen, warum es wichtig ist, das Tempo zu variieren oder auch mal einen Hügel oder einen Sprint ins Training einzubeziehen, hilft ein bisschen Grundlagenwissen. Hier also ein Häppchen „Wissenschaft" für alle Läuferinnen. Wenn das Warum und Wieso Sie wirklich nicht interessiert und Sie sich lieber gleich mit den praktischen Dingen befassen wollen, dann tun Sie es bitte. Doch wenn Sie sich fragen, ob eine bestimmte Trainingsmethode oder Ernährungsstrategie sinnvoll sein könnte, finden Sie hier eventuell die Antwort.

Wenn Sie zum ersten Mal laufen, werden Ihre Herzfrequenz (Ihre Herzschlagzahl pro Minute) und das Schlagvolumen (die Blutmenge, die Ihr Herz bei einem Schlag ausstößt) in die Höhe schnellen. Warum? Weil Ihre Muskeln, die es sich bisher vor dem Fernseher gemütlich gemacht haben, plötzlich arbeiten müssen und dazu jede Menge Sauerstoff benötigen. Blut, vor allem die roten Blutkörperchen, beliefert den ganzen Körper mit Sauerstoff und anderen Nährstoffen; daher muss Ihr Herz kräftiger pumpen, um den neuen Energiebedarf der Muskeln zu decken. Die Menge sauerstoffreichen Blutes, das pro Minute aus dem Herzen fließt, wird als Herzminutenvolumen bezeichnet.

Eine Steigerung des Herzminutenvolumens ist eine der wichtigsten Veränderungen, die Ihr Training bewirken wird. Sie kommt durch die Erhöhung des Schlagvolumens zustande, da Ihr Herz kräftiger wird und dadurch mehr Blut pro Minute durchpumpen kann. Das bedeutet aber auch, dass es nicht mehr so oft wie vorher zu schlagen braucht, um dieselbe Menge Sauerstoff bereitzustellen. Deshalb sinkt Ihr Ruhepuls, je fitter Sie werden. Praktisch ausgedrückt heißt das: Wenn Sie im Tempo von 5,5 Minuten/Kilometer laufen, brauchte Ihr Herz bisher 160 Schläge, nach einem mehrwöchigen regelmäßigen Training jedoch schlägt es bei diesem Tempo nur noch 140-mal. Sie werden einen Puls von 160 nur noch erreichen, wenn Sie schneller rennen. Das Tolle dabei: Sie brauchen sich dazu nicht zusätzlich anzustrengen!

Das Blut erreicht also die Muskeln und fließt durch ein dichtes Netz winziger Kapillargefäße, die so dünnwandig sind, dass der Austausch von Gasen (Sauerstoff und Kohlendioxid), Nährstoffen und Abfallprodukten möglich ist. Der Muskel nimmt Sauerstoff auf, gibt Kohlendioxid ab, und schon rauscht das Blut wieder davon, zurück zum Herzen. Aber – jetzt kommt ein großes Aber – die Muskelzellen übernehmen nicht den *ganzen* Sauerstoff, den das Blut transportiert, sondern nur einen Teil davon. Wie viel Sauerstoff Ihre Muskelzellen dem Blut entziehen können, spielt eine entscheidende Rolle bei Ihrer Laufleistung. Es nützt nichts, wenn viel sauerstoffreiches Blut zu den Muskeln fließt, solange diese nur einen winzigen Teil davon nutzen können. Jetzt die gute Nachricht: Regelmäßiges Laufen *vermehrt* die Anzahl der Kapillargefäße in den Muskeln und damit die Oberfläche, durch die der Sauerstoff absorbiert werden kann. Der inaktive Durchschnittsbürger besitzt pro Muskelfaser 3 bis 4 Kapillaren, eine durchtrainierte Läuferin dagegen 5 bis 7. Das Ergebnis? Die Sauerstoffaufnahme der Läuferin ist weit höher, da das sauerstoffreiche Blut auf seinem Weg durch das Labyrinth der Kapillaren länger bei den

Muskelzellen verweilt und die Muskelzellen somit mehr Zeit haben, sich mit Sauerstoff zu versorgen.

Die Höchstmenge von Sauerstoff, die aus der Luft entnommen und von den Muskeln genutzt werden kann, wird als Ihre maximale Sauerstoffaufnahmefähigkeit oder VO_2 max. bezeichnet. Diese Zahl galt lange als goldener Messwert für die aerobe Fitness oder Ausdauer, auch wenn heute ein anderer Wert, den Sie gleich kennen lernen werden, ins Spiel kommt. Ihr VO_2 max. hängt zum Teil von Ihrem Geschlecht ab (Frauen haben einen niedrigeren VO_2 max. als Männer jeder Leistungsklasse), von Ihren Erbanlagen und von Ihrem Alter, doch wenn Sie regelmäßig laufen, wird er fast immer steigen. Ein Beispiel: Eine inaktive Frau hat vielleicht einen VO_2 max. von 25 ml/kg/min. (kg bezieht sich aufs Körpergewicht), eine durchtrainierte Läuferin eher 65 ml/kg/min.

Doch zurück zu den arbeitenden Muskeln. Warum dieses ganze Aufhebens um den Sauerstoff? Weil er für die Energieproduktion entscheidend ist. Die „Kraftwerke" der Muskelzellen, die so genannten Mitochondrien, benutzen ihn, um aus dem Abbau einer Substanz namens ATP (Adenosintriphosphat) Energie zu produzieren. Da der Körper nur so viel Energie aus ATP speichern kann, um den Energiebedarf von etwa 2 Sekunden zu decken, muss ATP fortlaufend neu gespalten werden, um die Aktivität aufrechtzuerhalten. Steht nicht genug Sauerstoff bereit, müssen die Muskelzellen Energie *ohne* Sauerstoff oder *anaerob* herstellen. Bei Ausdauersport wie Laufen ist das wenig sinnvoll, da dabei Milchsäure (Laktat) und Wasserstoffionen entstehen, die den Muskel übersäuern und die Muskelkontraktion behindern. Laktat wird zwar ständig wieder abgebaut, doch wenn es schneller produziert als entfernt wird, sammelt es sich im Muskel an

Laufen **für Einsteigerinnen**

und, bevor Sie wissen, wie Ihnen geschieht, haben Sie die so genannte „Laktatschwelle" oder auch anaerobe Schwelle überschritten. Physiologisch ist die Laktatschwelle die Grenze, an der Laktat ebenso schnell produziert wie abgebaut wird. Jenseits dieser Schwelle fühlen Sie sich, als würden Ihre Lungen explodieren, Ihre Beine werden schwer wie Beton und Ihr Gehirn schreit nur noch: „Aufhören!"

Laufneulinge erreichen diesen Punkt ziemlich rasch. Aber wenn Sie sich ans Laufen gewöhnen, steigt Ihre aerobe Kapazität und die Laktatschwelle schiebt sich nach oben, sodass Sie intensiver trainieren können, *ohne* die negativen Auswirkungen eines anaeroben Stoffwechsels zu spüren. Bei dieser Veränderung spielt eine Reihe von Faktoren mit. Wenn Ihre aerobe Fitness steigt, nimmt die Zahl der Zellkraftwerke (Mitochondrien) zu, um den erhöhten Energiebedarf decken zu können; daneben vergrößern sich die Mitochondrien um bis zu 35 Prozent. Wie bereits erwähnt, erhöht sich Ihr Schlagvolumen; ein kräftigeres Herz (dessen linke Hälfte, die das Blut herauspumpt, sich tatsächlich vergrößern kann) und ein gesünderes Gefäßsystem (alle „Leitungen", durch die das Blut fließt, einschließlich Arterien und Kapillaren) führen auch zu einem niedrigeren Blutdruck und Ruhepuls. Unglaublich, aber wahr: Auch die Menge des Blutes selbst nimmt zu. Der Teil des Bluts, der für die rote Farbe verantwortlich ist, wird Hämatokrit genannt; er enthält die roten Blutkörperchen, die den ganzen Körper mit Sauerstoff beliefern. Dieses Hämatokrit-Volumen steigt bei regelmäßigem Training.

Ein weiterer wichtiger Anpassungseffekt betrifft die Enzyme, die zum Abbau von ATP zu Energie nötig sind. Je fitter Sie werden, desto mehr von diesen Stoffwechselenzymen wird ausgeschüttet, deren Aktivität

sich zudem erhöht, um das Letzte aus der Energieproduktion herauszuholen.

Können Sie mir noch folgen? Ich glaube, das Nächste wird Ihnen gefallen. Bei regelmäßigem aerobem Training lernt Ihr Körper, Energie statt aus Kohlenhydraten vermehrt aus Fett zu gewinnen. Klingt das nicht gut? Ist es auch, und nicht nur, weil Sie dann weniger davon an Bauch und Oberschenkeln kleben haben (von Ihrem Herzen ganz zu schweigen!), sondern auch, weil dann am kostbaren Glykogen, der Speicherform von Kohlenhydraten, gespart werden kann. Da wir nur eine begrenzte Menge Glykogen im Körper speichern können, sind Reserven davon gut; Fett dagegen ist in der Regel unbegrenzt verfügbar! Nebenbei gesagt wird auch die Glykogenmenge, die Sie als Läuferin speichern können, steigen – manchen Wissenschaftlern zufolge um bis zu 40 Prozent!

Da haben Sie's. Ein paar Monate regelmäßig laufen, und Ihr Körper erlebt eine Unzahl positiver Veränderungen. Ihnen bleibt beim Laufen nicht mehr die Puste weg, Sie können länger laufen, Ihre Muskeln werden fester, Sie verlieren einiges an Körperfett … und dann kommen die positiven Entwicklungen scheinbar zum Stillstand.

Woran hakt's? Wahrscheinlich haben Sie ein Fitnessplateau erreicht. Wenn Sie bei *jedem* Training dieselbe Strecke im selben Tempo in derselben Zeit laufen, dann wird Ihre Laufleistung nicht nur stagnieren, sie könnte sogar abnehmen.

Der 5-Kilometer-Lauf, den Sie immer absolvieren, hat Ihre Muskeln und Ihr Herz-Kreislaufsystem einmal so stark belastet, dass sie sich anpassten und kräftiger wurden. Doch jetzt sind Sie fitter und müssen Ihrem Körper zusätzliche Belastungen zumuten, um weitere Fortschritte zu machen. Das bedeutet nicht, dass Sie in Ihr Trainingsprogramm einfach zwei weitere Läufe aufnehmen sollten. Es gibt viel bessere Methoden, die nicht auf Quantität, sondern Qualität beruhen. Das kontinuierliche Laufen bei mäßiger Anstrengung, in dem die meisten Freizeitläufer verharren, bewirkt im Körper zwar etliche positive Veränderungen, die alle die aerobe Fitness betreffen. Einfach ausgedrückt liegt der Vorteil bei dieser Trainingsform darin, dass Sie Substanzen (wie Sauerstoff und Abfallprodukte) im Körper schneller umsetzen. Um auch die *Nutzung* dieser Substanzen in den Zellen zu verbessern, müssen Sie ein etwas intensiveres Training einschieben, das jenseits der Wohlfühlgrenze liegt.

Intelligentes Training ist ein ständiges Balancieren auf einem schmalen Grat: Einerseits müssen Sie Ihrem Körper genügend abverlangen, damit er sich anpasst und seine Leistungen verbessert, andererseits dürfen Sie nicht so hart trainieren, dass es zu Langeweile, Burnout und Verletzungen kommt. Wie Sie Ihr persönliches, optimal ausgewogenes Trainingsprogramm zusammenstellen, erfahren Sie auf Seite 57.

Nun – so schlimm war die Theorie auch wieder nicht. Stimmt's?

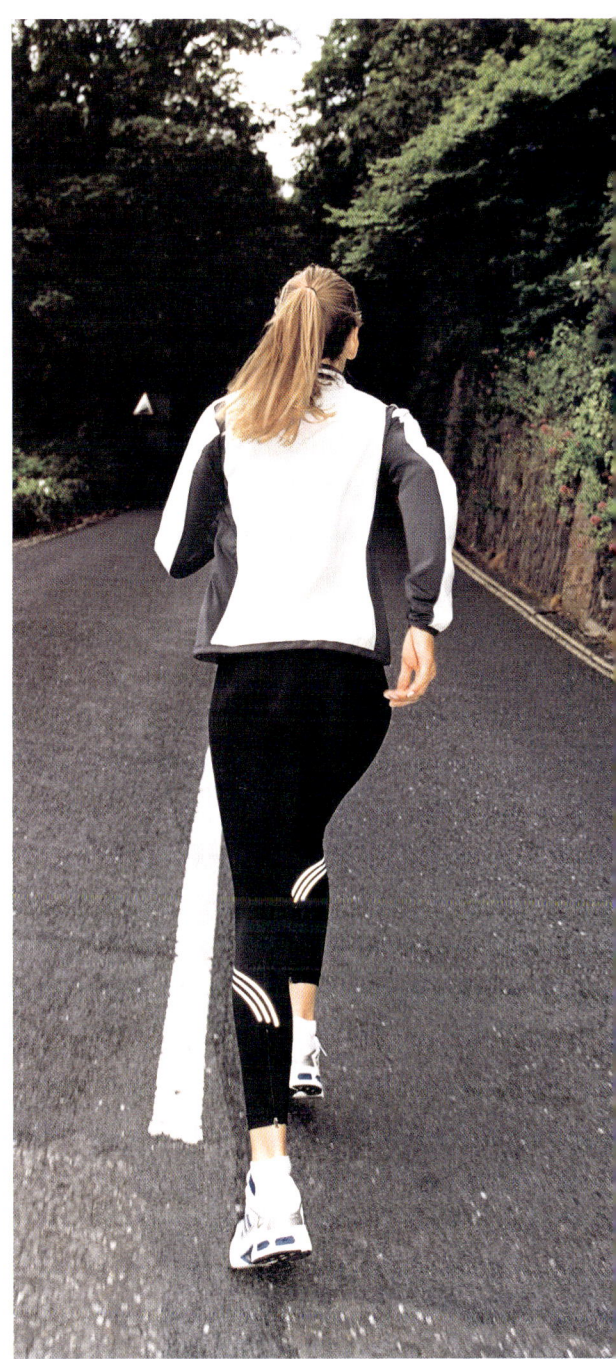

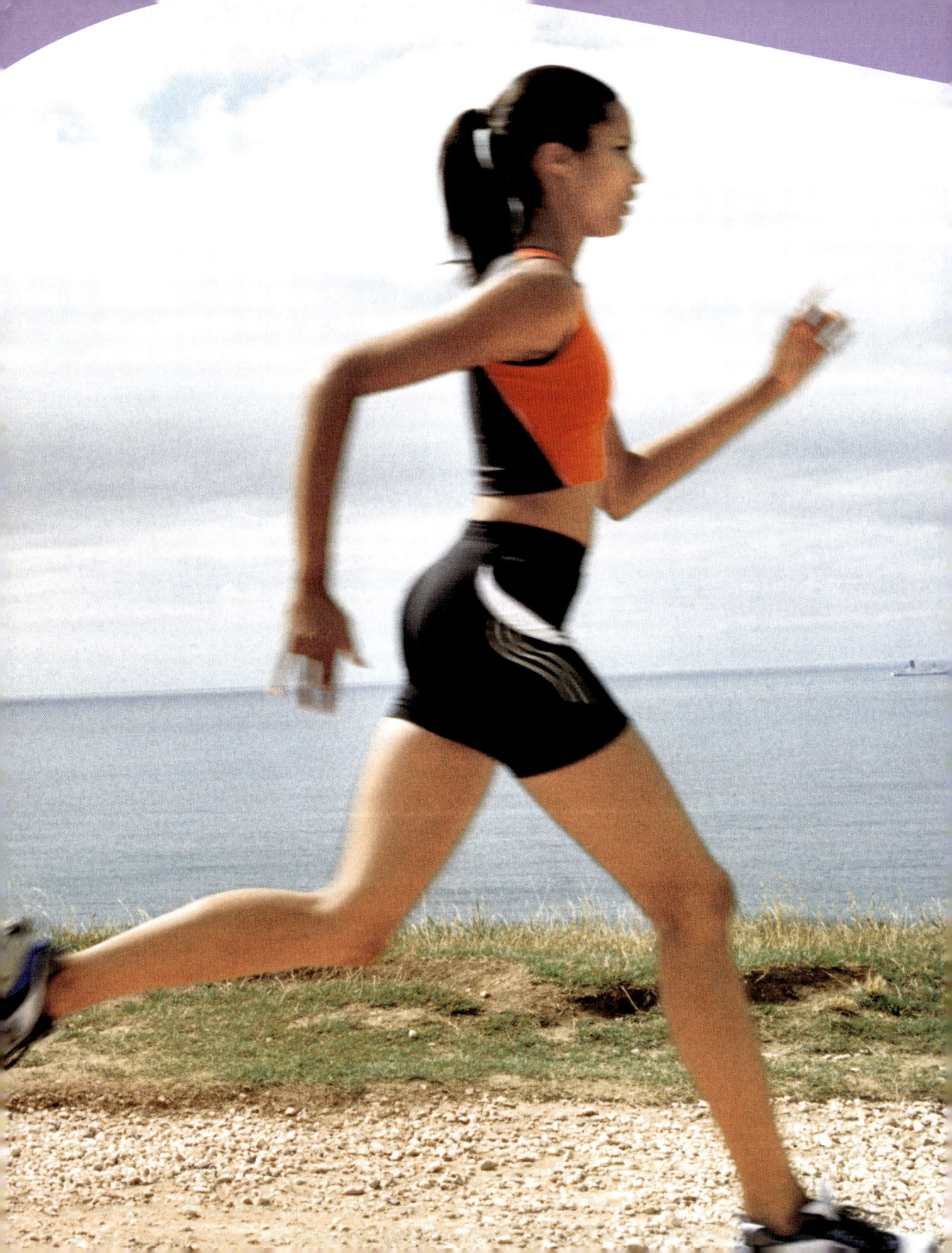

Laufen
mit Köpfchen

Laufen **mit Köpfchen**

Wie man läuft

Anleitung zu guter Lauftechnik

Die meisten halten Laufen für die natürlichste Sache der Welt. Doch wenn Sie lange nicht mehr gelaufen sind, können diese Bewegungen recht fremdartig wirken.

Jeder hat seinen eigenen Laufstil, der sich nicht ohne weiteres verändern lässt. Und das sollten Sie auch gar nicht erst versuchen, sonst halsen Sie sich eine Menge Probleme auf. Allerdings gibt es ein paar allgemeingültige Regeln, die das Laufen vielleicht effektiver gestalten.

Übungen zur Verbesserung der Oberkörperhaltung

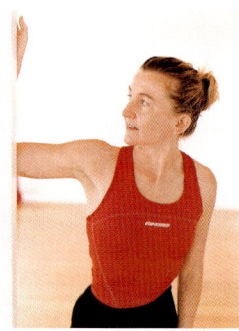

Stellen Sie sich in einen Türrahmen, heben den rechten Arm und fassen in Kopfhöhe mit der Hand an den Rahmen. Jetzt drehen Sie langsam den Oberkörper nach hinten; dabei zeigt Ihr Daumen weiter nach oben, der Arm bleibt gerade, das Schulterblatt hinten und unten. Position 20 Sekunden halten, dann mit dem linken Arm wiederholen. Machen Sie diese Übung täglich, vor allem nach langer Arbeit am PC.

Setzen Sie sich mit gestreckten Beinen auf den Boden und stellen diese in ein Thera-Band. Fassen Sie die Enden; bei gestreckten Armen sollte das Band etwas Spannung haben. Bei in Brusthöhe nach vorn gestreckten Armen ziehen Sie nun die Schulterblätter gegen den Widerstand des Bands zusammen. Zehnmal langsam wiederholen.

Kopf Ihr Kopf wiegt fast 4,5 Kilogramm. Die Kopfhaltung hat also großen Einfluss auf die Belastung Ihrer Gelenke. Läufer schauen – vor allem beim Bergablaufen – oft zu Boden und nehmen dabei den Kopf mit; so kann die Wirbelsäule unmöglich gerade bleiben. Lassen Sie also den Kopf nicht hängen, legen Sie ihn aber auch nicht in den Nacken. Finden Sie die goldene Mitte!

Schultern Verspannte Schultern sieht man bei Läufern relativ häufig. Oft liegt das an ihren geballten Fäusten – was sich leicht verhindern lässt –, aber auch an Ermüdung oder muskulärem Ungleichgewicht. Letzteres entsteht, wenn die Muskeln, die die Schultern straffen, schwach sind, die Muskeln, die die Schultern vorziehen, dagegen verkürzt und verspannt. Die Übungen links stellen den Ausgleich zwischen beiden Muskelsystemen wieder her.

Rücken Ihr Oberkörper sollte bei geradem Rücken senkrecht zum Boden stehen. Beugen Sie sich weder nach hinten noch nach vorn, beides bedingt eine schlechte Körperhaltung und engt die Atmung ein.

Hände Geballte Fäuste sind keine gute Voraussetzung für entspanntes Laufen. Doch Hände, die einfach herumhängen, auch nicht. „Entspannte Kontrolle" heißt das Motto. Vielleicht hilft die Vorstellung, Sie hielten eine Waffel zwischen Daumen und Zeigefinger – fest genug, damit sie nicht herunterfällt, aber nicht so fest, dass Sie sie zerdrücken.

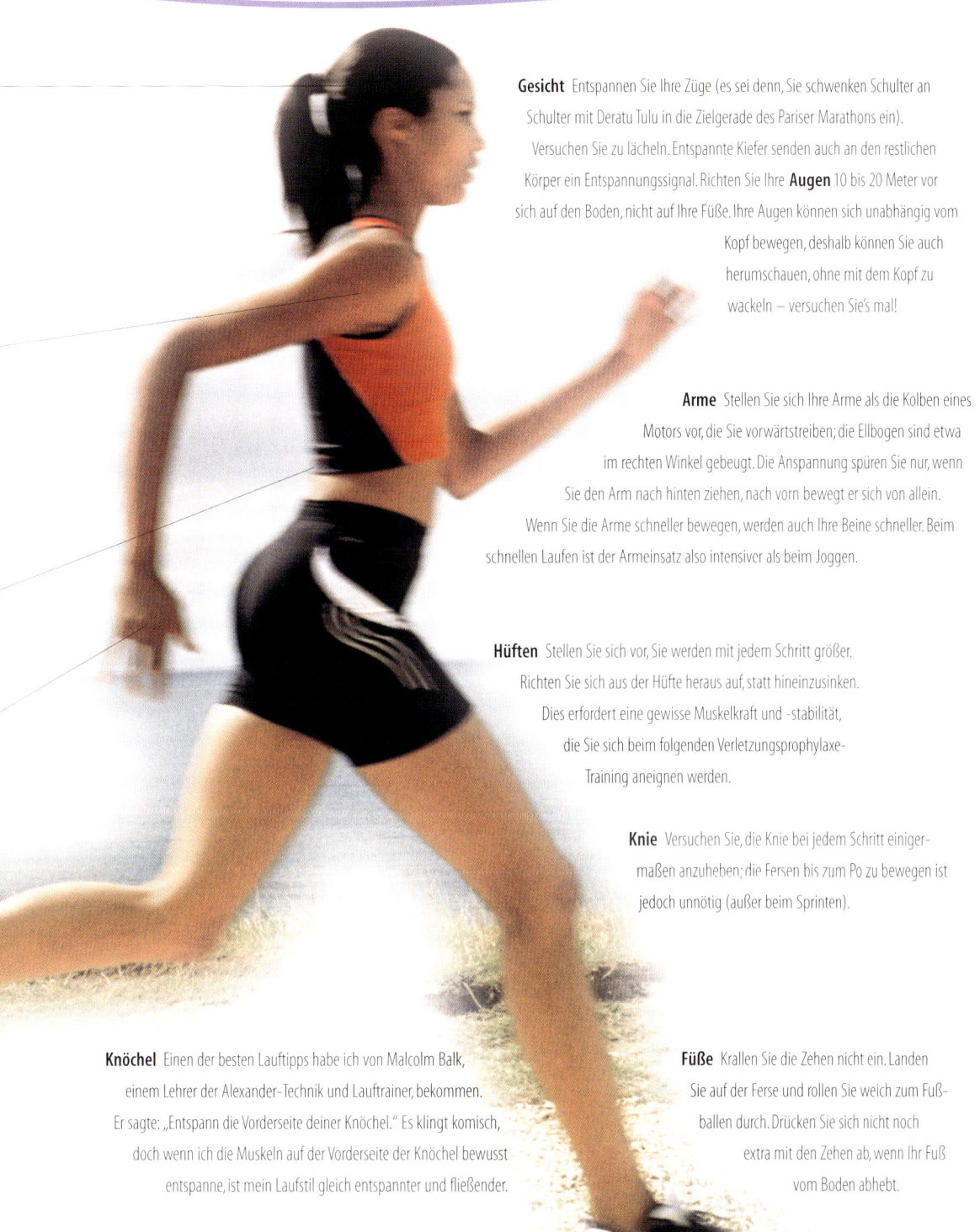

Gesicht Entspannen Sie Ihre Züge (es sei denn, Sie schwenken Schulter an Schulter mit Deratu Tulu in die Zielgerade des Pariser Marathons ein). Versuchen Sie zu lächeln. Entspannte Kiefer senden auch an den restlichen Körper ein Entspannungssignal. Richten Sie Ihre **Augen** 10 bis 20 Meter vor sich auf den Boden, nicht auf Ihre Füße. Ihre Augen können sich unabhängig vom Kopf bewegen, deshalb können Sie auch herumschauen, ohne mit dem Kopf zu wackeln – versuchen Sie's mal!

Arme Stellen Sie sich Ihre Arme als die Kolben eines Motors vor, die Sie vorwärtstreiben; die Ellbogen sind etwa im rechten Winkel gebeugt. Die Anspannung spüren Sie nur, wenn Sie den Arm nach hinten ziehen, nach vorn bewegt er sich von allein. Wenn Sie die Arme schneller bewegen, werden auch Ihre Beine schneller. Beim schnellen Laufen ist der Armeinsatz also intensiver als beim Joggen.

Hüften Stellen Sie sich vor, Sie werden mit jedem Schritt größer. Richten Sie sich aus der Hüfte heraus auf, statt hineinzusinken. Dies erfordert eine gewisse Muskelkraft und -stabilität, die Sie sich beim folgenden Verletzungsprophylaxe-Training aneignen werden.

Knie Versuchen Sie, die Knie bei jedem Schritt einigermaßen anzuheben; die Fersen bis zum Po zu bewegen ist jedoch unnötig (außer beim Sprinten).

Knöchel Einen der besten Lauftipps habe ich von Malcolm Balk, einem Lehrer der Alexander-Technik und Lauftrainer, bekommen. Er sagte: „Entspann die Vorderseite deiner Knöchel." Es klingt komisch, doch wenn ich die Muskeln auf der Vorderseite der Knöchel bewusst entspanne, ist mein Laufstil gleich entspannter und fließender.

Füße Krallen Sie die Zehen nicht ein. Landen Sie auf der Ferse und rollen Sie weich zum Fuß-ballen durch. Drücken Sie sich nicht noch extra mit den Zehen ab, wenn Ihr Fuß vom Boden abhebt.

Laufen **mit Köpfchen**

Die Grundlagen
Atmung

Ist es besser, durch den Mund oder durch die Nase zu atmen? Mir ist das vollkommen egal, Hauptsache, Sie atmen! Die Atmung unterstützt den Laufrhythmus, wenn Sie dieselbe Schrittzahl ein- und ausatmen – zum Beispiel einatmen (linker Fuß, rechter Fuß), ausatmen (linker Fuß, rechter Fuß).

Manche Trainer werden Ihnen die Nasenatmung empfehlen, weil durch die flachere Mundatmung das sympathische Nervensystem angeregt wird, das für die „Kampf-oder-Flucht-Reaktion" verantwortlich ist. Umgekehrt soll die Nasenatmung die beruhigenderen Parasympatikus-Reaktionen auslösen und den Puls senken. Das ist alles gut und schön, doch die Bewegung selbst übt einen starken Reiz auf das sympathische Nervensystem aus, daher bin ich nicht überzeugt, dass sich durch die Nasenatmung groß gegensteuern lässt. Aber versuchen Sie es ruhig, solange Sie sich dabei nicht verkrampfen.

Es gibt auch etliche Befürworter der Bauchatmung, bei der Sie Ihren Bauch in der Einatmungsphase vorschieben, um die Lungenkapazität zu erhöhen. Ich rate beim Laufen eher davon ab, da die Stabilität von Becken und Kreuz darunter leidet, weil die korsettartige Stütze der tiefer liegenden Bauchmuskeln wegfällt, die beim Laufen leicht kontrahiert sein sollten.

Und noch ein Punkt: Mit steigendem Tempo besteht die Tendenz, zu viel einzuatmen und mehr Luft als nötig einzusaugen. Wenn Sie das Gefühl haben, nach Luft zu schnappen, konzentrieren Sie sich aufs Ausatmen, nicht aufs Einatmen – das geschieht ganz automatisch.

Ihren persönlichen Stil finden

Stellen Sie sich an die Ziellinie eines beliebigen Volkslaufs und wundern Sie sich über die unterschiedlichsten Laufstile: Manche Läufer scheinen von Fuß zu Fuß zu springen, andere schlurfen dahin, wieder andere laufen fast nur auf den Zehenspitzen.

Bei einem „normalen" Laufstil – so es ihn überhaupt gibt – landen Sie auf der Ferse, rollen den ganzen Fuß ab und drücken sich mit der Fußspitze wieder ab (eine genaue Analyse des Bewegungsablaufs finden Sie auf Seite 109). Die Schrittlänge und die Anzahl der Schritte pro Minute (Schrittfrequenz) sind von Läufer zu Läufer sehr unterschiedlich, abhängig von Fitness, Biomechanik (Ihr persönlicher Bewegungsablauf) und Beinlänge. Zu lange Schritte sind ein gröberer technischer Fehler als zu kurze, da dabei Energie verloren geht und der Vorwärtsfluss der Bewegung behindert wird.

Obwohl Sie nicht allzu viel an Ihrem persönlichen Bewegungsmuster herumdoktern sollten, habe ich doch mit den Jahren ein paar nützliche Tipps und mentale Bilder gesammelt, die den einen oder anderen Fehler entschärfen können. Hier meine drei Favoriten:

- **Betrachten Sie das Laufen als ein kontrolliert abgefangenes „Nach-vorn-Fallen". Der größte Anfängerfehler besteht in verbissener Anstrengung. „Kontrolliertes Fallen" heißt dagegen, dass Sie sich von selbst vorwärts bewegen und nur noch die Füße aktiv einzusetzen brauchen, um das Vorwärtsfallen zu kontrollieren. Dieses Bild soll verhindern, dass Sie mit Ihrem Körper „kämpfen", was viele Läufer unbewusst tun.**
- **Denken Sie: „Hoch!", bevor Sie sich nach vorn bewegen. Dadurch richten Sie sich auf, statt sich vorzubeugen, bleiben leichtfüßig und sinken nicht in der Hüfte ein, sodass die Wirbelsäule in sich zusammensackt.**

- Setzen Sie sich mental aufs Rad. Anstatt Laufen als schnellere Version des Gehens zu sehen, wo sich die Beine in Linien bewegen, versuchen Sie es mehr als eine Art Radeln zu begreifen, bei dem die Beine kreisförmigen Bewegungen ausführen: Das Knie kommt hoch, der Fuß geht nach unten (um das Pedal hinunterzudrücken), der Körper „rollt" über den höchsten Punkt, das Knie beugt sich wieder, um das Pedal zurück nach oben zu führen. Damit können Sie zu lange Schritte vermeiden, bei denen Ihre Füße „bremsen", weil sie zu weit nach vorn gestreckt sind.

Das Tempo forcieren

Sie halten das Plaudertempo nun mühelos durch und sind bereit, Ihre Geschwindigkeit zu steigern. Dafür gibt es drei Möglichkeiten: mehr Schritte pro Minute, längere Schritte oder beides gleichzeitig. Eine Erhöhung der Schrittlänge ist am effektivsten: Eine Studie über eine 10 000-Meter-Weltklasseläuferin ermittelte beim Tempo von 9,7 km/h 160 Schritte pro Minute. Als die Läuferin ihr Tempo fast verdoppelte (auf 17,7 km/h), machte sie lediglich 16 Schritte mehr, erhöhte ihre Schrittlänge jedoch um 83 Prozent. Mit längeren Schritten sollten Sie es allerdings erst versuchen, wenn Sie bereits *genug* Schritte machen. Und wie wissen Sie das? Eine gute Schrittfrequenz für Langstreckenläufer liegt bei 170 bis 190 Schritten pro Minute. Zählen Sie 30 Sekunden lang, wie oft Ihre Füße landen, und nehmen Sie das Ergebnis mal 2. Bei einer relativ geringen Schrittzahl arbeiten Sie sich erst in den Zielbereich hoch, bevor Sie an eine Erhöhung der Schrittlänge denken. Stellen Sie sich vor, Sie wollen die Füße wieder so schnell wie möglich vom Boden wegziehen. Selbst wenn Sie eher zu den Schildkröten als zu den Hasen zählen, können Sie vom Tempotraining profitieren, denn Sie arbeiten dabei an anderen Komponenten Ihrer Fitness als beim lang-

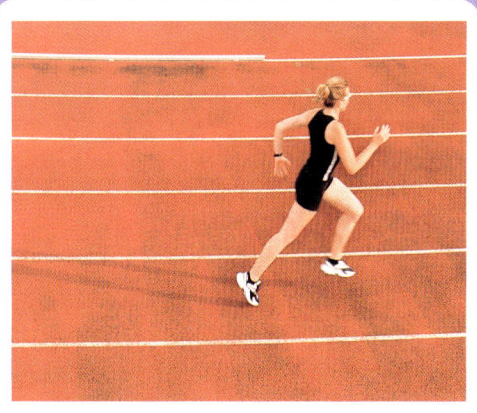

Sprinten

Sprinten ist in punkto Technik ein ganz anderes Problem. Die Bewegung in Hüfte und Knie ist viel größer, die erzeugte Kraft wesentlich höher und auch der Bewegungsablauf etwas anders. Dieses Buch will Sie für Straßen und Pfade fit machen, nicht für die Bahn, trotzdem an dieser Stelle eine kurze Analyse des Bewegungsmusters beim Sprinten: Das Knie des Flugbeins ist hoch angezogen, der Unterschenkel senkrecht zum Boden, der Fuß angespannt. Das andere Bein ist voll durchgestreckt, der Körper aufrecht, die Arme sind 90 Grad angewinkelt. Nun geht das angehobene Bein (z. B. das rechte) nach unten und leicht nach vorn, um sich in den Boden zu „krallen". Sofort schießt der linke Fuß in die Höhe, das linke Bein wird gebeugt und gleichzeitig das Knie hochgezogen. Der Hauptunterschied zwischen Sprinten und Langstreckenlaufen besteht (natürlich neben dem Tempo) darin, dass Sprinter auf dem Fußballen landen, nicht auf der Ferse. Dadurch werden die Wadenmuskeln erheblich stärker beansprucht. Durch den kräftigeren Abstoß vom Boden wird auch die hintere Oberschenkelmuskulatur stärker gefordert.

Laufen **mit Köpfchen**

samen Laufen, verbessern Ihre Technik und werden mental belastbarer. Lesen Sie auf Seite 63, wie Sie Tempotraining in Ihr Lauftraining einbauen.

Der Berg ruft ...

Anstiege gehören zum Laufen nun einmal dazu, vor allem, wenn Sie hinaus in die freie Natur wollen. Aus technischer Sicht ist es in so einem Fall hilfreich, die Schrittlänge zu verkürzen und die Füße etwas stärker anzuheben – stellen Sie sich vor, Sie laufen eine Treppe mit niedrigen Stufen hoch. Beugen Sie sich möglichst nicht nach vorn, sonst muss die hintere Oberschenkelmuskulatur zu wenig arbeiten. Auch Ihre Arme kommen hier viel stärker ins Spiel, denn die müssen bergauf mit „anschieben". Wenn Sie das nicht glauben, versuchen Sie einmal, mit verschränkten Armen bergauf zu laufen – na? Mehr zum „Bergtraining" auf Seite 61.

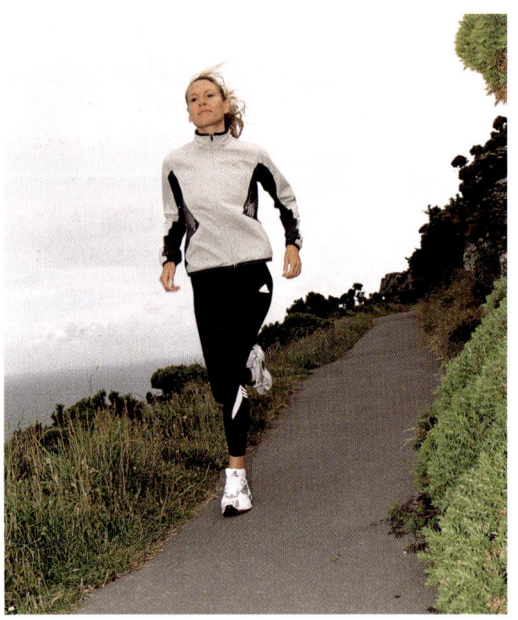

... nun geht's bergab

Viele finden das Bergablaufen schwieriger als das Bergauflaufen. Das ist allerdings eine Frage der Technik, nicht der Fitness. Keith Anderson, ein Bergläufer der Spitzenklasse, empfahl mir, abwärts „wie eine Stoffpuppe" zu laufen. Dieser Tipp half mir, etwas lockerer zu laufen und die Oberschenkel nicht zu verspannen, was zu schrecklichem Muskelkater am nächsten Tag führt. Aber laufen Sie nicht völlig unkontrolliert. Wenn Sie die Arme etwas weiter abspreizen, bleiben Sie besser in Balance, und da Sie mit den Armen beschleunigen können, lässt sich auch durch eine leichte Verlangsamung der Armbewegung bremsen. Schauen Sie nicht nach unten zu Ihren Füßen, sondern geradeaus auf den Weg und vertrauen Sie darauf, dass Ihre Füße ihn finden werden. Falls möglich, laufen Sie einen steilen Hang lieber schräg abwärts als senkrecht nach unten. Wahrscheinlich bekommen Sie nach längerem Bergablaufen leichte Schmerzen in den Vorderseiten Ihrer Schenkel und den Knien. Das kommt daher, weil die Muskeln beim Zusammenziehen zugleich gedehnt werden (exzentrische Kontraktion), was leichter zu Muskelkater führt, als wenn sich ein Muskel beim Zusammenziehen verkürzt (konzentrische Kontraktion).

Körpercheck

Mit einem 10-Sekunden-Körpercheck etwa alle 10 Minuten behalten Sie Ihre Lauftechnik im Auge. So bemerken Sie Schwachstellen, die sich unkorrigiert womöglich zu Verletzungen auswachsen, können verspannte Stellen dehnen und sich wieder neu „sammeln". Sind die Kiefern oder Schultern verspannt? Halten Sie die Fäuste geballt, die Knöchel steif? Ein Körpercheck ist eine der einfachsten Methoden der Körperschulung und lässt Sie das Optimum aus dem Training herausholen.

Koordinationsübungen

Glauben Sie nicht, dass nur echte Sportler solche Übungen brauchen! Wenn Sie sie alle 1 bis 2 Wochen nach dem Warm-up in Ihr Lauftraining einbauen, werden Sie technisch enorm davon profitieren!

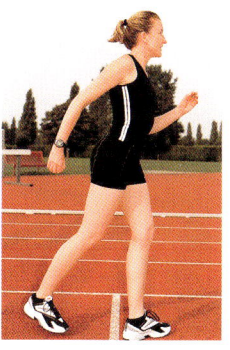

1 Rückwärts gehen

Zweck? Aktiviert die Gesäßmuskeln und schult das Koordinationsvermögen. Achten Sie auf freien Rückraum. Gehen Sie rückwärts und setzen Sie die Füße dabei immer auf der Körpermittellinie auf. Zweimal je 20 Meter.

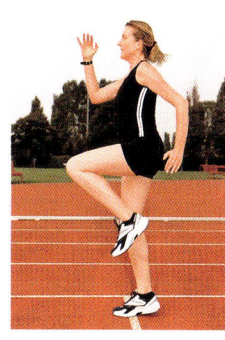

3 Anfersen

Zweck? Steigert den Bewegungsspielraum von Hüfte und Knie, kräftigt die Sehnen, schult die Körperstabilität. Beginnen Sie auf der Stelle und schlagen Sie mit den Fersen gegen das Gesäß, während Sie gleichzeitig die Knie leicht hochziehen. Sobald der Bewegungsablauf stimmt, laufen Sie so vorwärts. Zweimal 20 Meter.

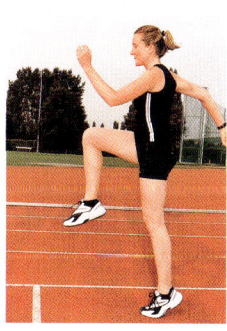

2 Gehsprint

Zweck? Verbessert das Gleichgewicht, den Bewegungsspielraum, die Koordination und die Stabilität. Sie sprinten in Zeitlupe, wie auf Seite 45 beschrieben. Ziehen Sie die Knie hoch und bleiben Sie aufrecht, strecken Sie das vordere Bein nicht zu weit nach vorn. Arme nicht vergessen, nicht im Becken „sitzen". Zwei- bis dreimal 20 Meter.

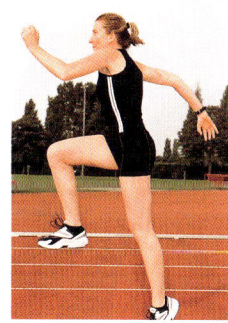

4 Hopserlauf

Zweck? Erhöht die Sprungkraft der Beine und fördert die Knochendichte der Hüfte. Erinnern Sie sich noch, wie man hopst? Übertreiben Sie die Bewegung, ziehen Sie die Knie kräftig hoch und stoßen Sie sich bei jedem Hopser fest mit der Fußspitze ab. Setzen Sie die Arme ein wie beim schnellen Lauf. Zwei- bis dreimal 20 Meter.

Laufen **mit Köpfchen**

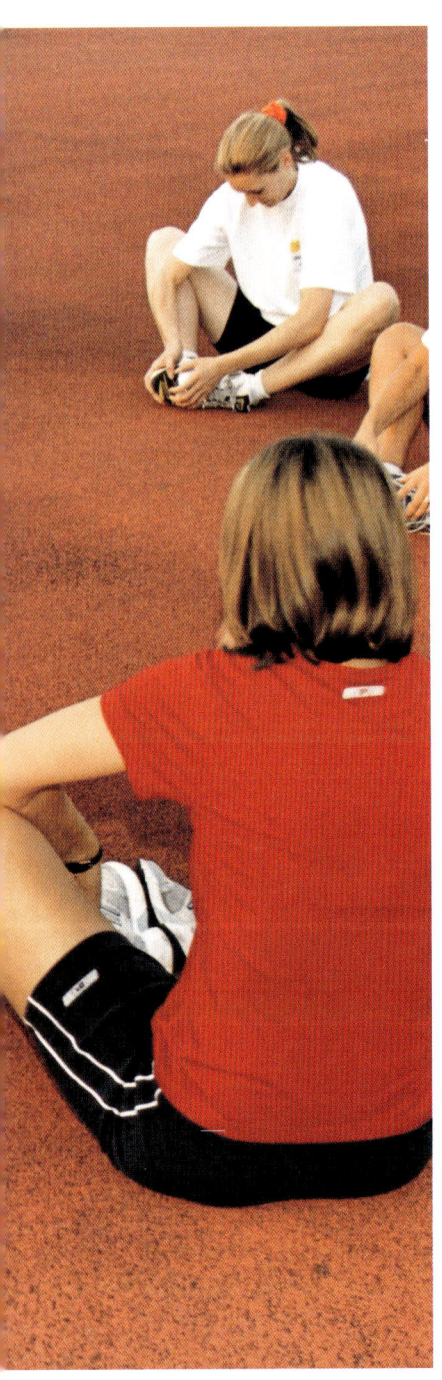

Vorher und nachher
Aufwärmen, Auslaufen und Dehnen

Mal ganz ehrlich: Wenn Sie nur eine halbe Stunde fürs Training abknapsen können, würden Sie dann die vollen 30 Minuten laufen oder 10 Minuten mit Aufwärmen und Dehnen „verplempern"? Ich muss gestehen, dass ich bis vor 2 Jahren zur ersten Läuferkategorie gehörte. Doch mit trauriger Regelmäßigkeit wiederkehrende Verletzungen, eine hervorragende Physiotherapeutin und schändlich verspannte Muskeln beim Einstieg in eine Yogagruppe haben mich eines Besseren belehrt: Die Zeit für Aufwärmen, Auslaufen und Dehnen muss drin sein. Und toi, toi, toi, ich habe mich seit über einem Jahr nicht mehr verletzt.

Fatalerweise werden negative Erwartungen nur zu oft erfüllt: Wenn Sie Dehnübungen hassen und für sinnlos halten, werden Sie wenig Zeit dafür aufwenden, keine positiven Auswirkungen spüren und sich bestätigt fühlen! Da auch ich früher zur Anti-Dehn-Koalition gehört habe, kann ich Ihnen versichern: Es wird Ihnen *wirklich* gut tun, wenn Sie ein paar Minuten erübrigen.

Aufwärmen

Einer der besten Gründe fürs Aufwärmen ist, dass Sie danach laufen „wie geschmiert". Einer Studie des Manhattan College in New York zufolge konnten Läufer, die sich nur fünf Minuten aufwärmten, danach länger trainieren als Läufer, die sofort durchstarteten. Die größten Athleten verbringen mehr Zeit mit Aufwärmen als ihre ihnen unterlegenen Rivalen.

Was Sie mit Aufwärmen erreichen:

- **Die Muskeltemperatur steigt, sodass die Muskeln geschmeidiger werden und weniger leicht reißen.**

- Die zähe Gelenkschmiere wird dünnflüssiger, der Bewegungsspielraum damit größer.
- Die aktiven Muskeln werden vermehrt mit Blut und damit auch mit Sauerstoff und Nährstoffen versorgt; Abfallprodukte werden schneller weggeschwemmt.
- Die Körpertemperatur steigt: Damit bestimmte Stoffwechselreaktionen ablaufen können, muss der Körper eine bestimmte Temperatur erreichen; durch Aufwärmen wird dieser Schwellenwert früher erreicht.
- Die neuromuskulären Bahnen (die Verbindungen zwischen Muskel- und Nervensystem) werden stimuliert; dadurch erhöht sich die Geschwindigkeit und Effizienz der Muskelkontraktionen.
- Sie bereiten sich auch psychisch vor und kommen in Trainingsstimmung.
- Das Verletzungsrisiko wird, wie zahlreiche Studien bewiesen haben, geringer.

Alles in allem wird Ihnen eine einfache Aufwärmroutine, die Sie nichts kostet, zu einem glücklicheren, gesünderen Lauferlebnis verhelfen. Wie wird's gemacht? Sie beschäftigen sich lediglich ein paar Minuten mit sanften Übungen, die Sie physisch und psychisch für die vor Ihnen liegende Aufgabe vorbereiten – mindestens 5 Minuten, höchstens 20 Minuten.

Und noch etwas …

Bei Minusgraden bzw. wenn Sie an einem Rennen teilnehmen und gleich durchstarten wollen, sollten Sie längere Zeit aufwärmen. Für einen langen Lauf mittlerer Anforderung brauchen Sie weniger lang aufzuwärmen als für ein kurzes, hartes Tempotraining.

Aufwärmprogramm für Läufer

Schritt 1

Legen Sie sich hin. Malcolm Balk, Alexander-Technik-Lehrer und Lauftrainer, empfiehlt kurzes Liegen vor dem Laufen, besonders, wenn Sie den ganzen Tag gesessen oder gestanden sind. Mir hat dieser Tipp viel geholfen – sich ein paar Minuten hinzulegen und auf den eigenen Atem zu konzentrieren ist eine schöne Vorbereitung aufs Laufen, Ihre Wirbelsäule wird entlastet, alle Anspannung löst sich aus den Muskeln. Wenn Sie nicht frisch aus dem Bett kommen, sollten Sie sich vor jedem Training hinlegen, mit dem Gesicht nach oben und leicht angezogenen Knien, die Hände auf dem Bauch, die Ellbogen nach außen abgewinkelt. Nicht die Augen schließen, sonst dösen Sie womöglich ein! Optimal sind 5 Minuten.

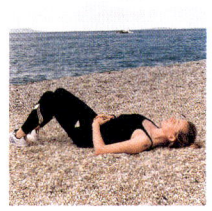

Schritt 2

Unterschenkelkicks in Bauchlage sind eine tolle Aufwärmübung fürs Laufen. Das gesamte Kniegelenk wird belastungsfrei geschmiert, weil die Kicks den gesamten Bewegungsumfang des Knies ausschöpfen (was beim Laufen nicht eintritt, sondern nur beim Sprinten). Sie üben damit auch, das Becken zu stabilisieren und die Beine unabhängig davon zu bewegen. Legen Sie sich auf den Bauch und stützen die Stirn auf die Hände. Der Bauch ist leicht eingezogen, das Becken liegt flach auf. Kicken Sie abwechselnd die Fersen gegen das Gesäß. Zwischen den Kicks kehrt der Fuß wieder ganz zum Boden zurück, das Becken verharrt ruhig. Langsam schneller werden. Optimal sind 1 bis 2 Minuten oder 120 Kicks.

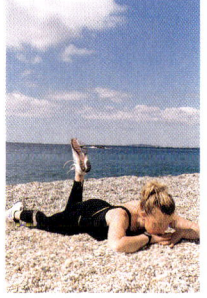

Laufen **mit Köpfchen**

Schritt 3

Beim Laufen ist zwar vor allem die untere Körperhälfte aktiv, aber es ist wichtig, alle größeren Gelenke des Körpers aufzuwärmen und zu mobilisieren, damit nicht irgendwo Verspannungen bestehen bleiben. Gehen Sie diese Übungsfolge sanft und rhythmisch durch.

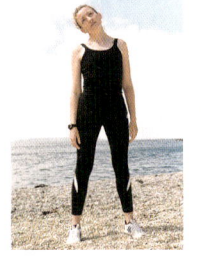

Senken Sie das Ohr zur Schulter und achten Sie darauf, dass die andere Schulter dabei entspannt bleibt. Den Kopf achtmal von einer Seite zur anderen kippen.

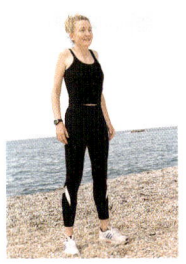

Jetzt ziehen Sie die Schultern zu den Ohren hoch, rollen sie nach hinten und wieder nach unten. Achtmal wiederholen.

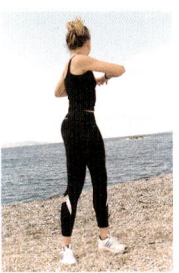

Verhaken Sie beide Hände in Brusthöhe und drehen Sie den Oberkörper von einer Seite zur anderen, blicken Sie dabei über die Schulter nach hinten. Die Hüften bleiben unbeweglich. Achtmal wiederholen.

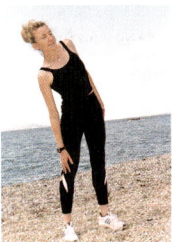

Nun lassen Sie die Hand an der Außenseite des Oberschenkels hinuntergleiten, ohne die Hüften zu bewegen. Achtmal abwechselnd links und rechts.

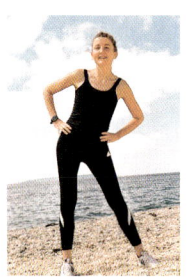

Ziehen Sie mit den Hüften einen großen Kreis: Legen Sie die Hände auf die Hüftknochen und schieben Sie das Becken so weit wie möglich zur Seite, nach hinten und nach vorn; die Beine bleiben gerade, aber nicht durchgestreckt. Je 4 Kreise in beide Richtungen.

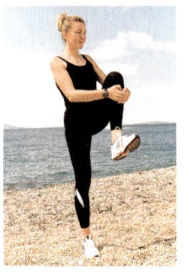

Ziehen Sie behutsam ein Knie zur Brust hoch. Wieder lösen, das andere Knie hochziehen. Achtmal abwechselnd, beim letzten Mal jeden Fußknöchel viermal zur einen, viermal zur anderen Seite kreisen lassen.

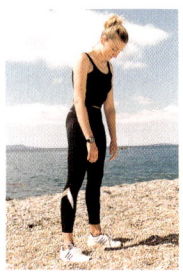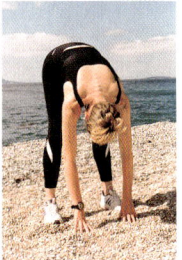

Zum Schluss den Kopf auf die Brust fallen lassen und Wirbel für Wirbel nach unten abrollen, die Knie leicht gebeugt, bis die Hände den Boden berühren. Pause. Hochrollen, dabei den Körper Wirbel für Wirbel aufrichten.

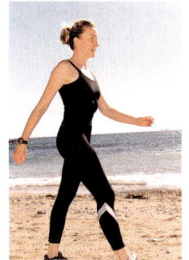

Schritt 4

Rasch gehen, in langsamen Trab verfallen, dann allmählich auf das normale Lauftempo steigern.

In Zeitdruck? Überspringen Sie die Schritte 1 und 2, mobilisieren Sie aber unbedingt Ihre Gelenke. Vor einem langen Lauf sollten Sie möglichst das ganze Programm durchziehen.

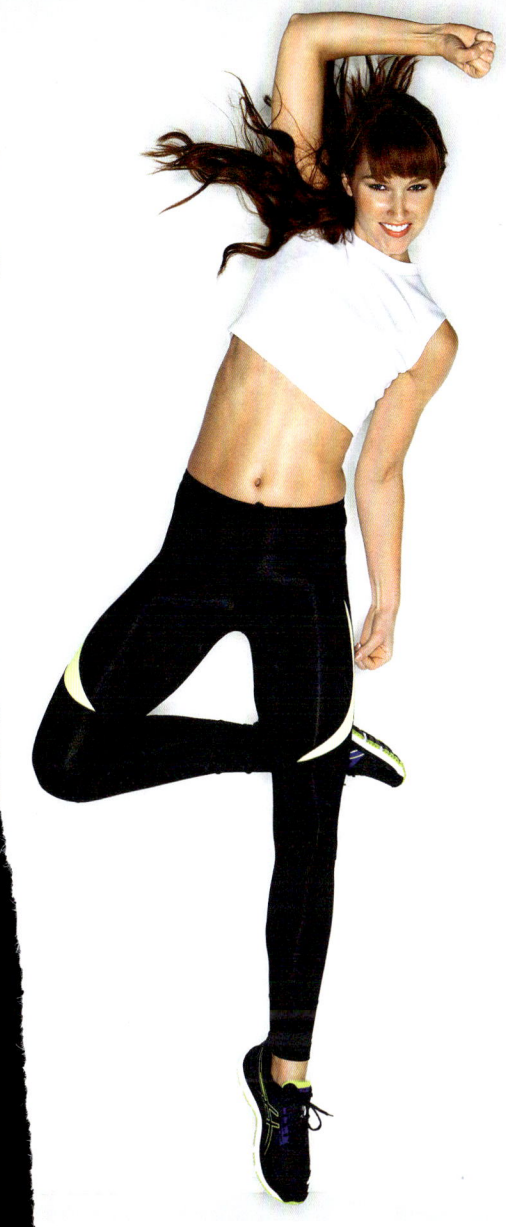

PMS-WORKOUT

Bei leichten PMS-Symptomen müssen Sie nicht gleich Medikamente nehmen. Um die fiesen Tage vor den Tagen ohne Krämpfe zu überstehen, brauchen Sie nur diese Übungen. Wichtig: fließende Bewegungen ohne Unterbrechung, gleichmäßige Atmung und 3 Wiederholungen der ganzen Sequenz

1 GERADER SITZ

a *Auf eine Matte knien. Nur die Zehenspitzen berühren den Boden, mit dem Po auf die Fersen setzen.*
b *Beide Knie abheben, bis die Unterschenkel parallel zur Matte sind. Das Gewicht nach vorn verlagern, Hände aufstützen.*
60 Sekunden halten

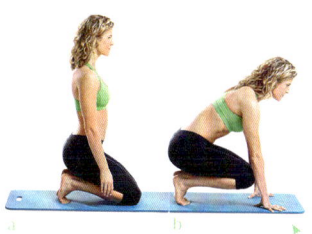

Handflächen flach aufstellen, Finger weit spreizen. So finden Sie eine stabile Position

2 INDISCHE HOCKE

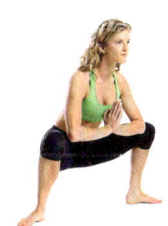

In der weiten Hocke tief kommen, die Fußspitzen drehen nach außen. Die Handinnenflächen vor der Brust zusammenführen, Ellenbogen zeigen zur Oberschenkelinnenseite. Die Wirbelsäule ist lang gestreckt, der Kopf aufrecht.
60 Sekunden halten

3 HALTUNG DES KINDES

Mit hüftbreit geöffneten Knien auf eine Matte kommen. Die Füße strecken und den Po auf die Fersen absenken. Den Oberkörper zwischen den Beinen ablegen, die Stirn berührt den Boden. Arme lang vor dem Körper ausstrecken, Handinnenflächen flach auflegen. Augen schließen, Nacken locker lassen und entspannen.
60 Sekunden halten

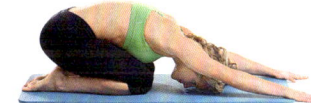

4 FROSCH

Bauchlage, Arme seitlich ablegen, Kinn auf die Matte. Oberkörper heben und mit den Händen von innen die Fußgelenke greifen. Beckenknochen in die Matte drücken, Oberschenkel vom Boden abheben. Kopf in Verlängerung der Wirbelsäule halten, nicht in den Nacken kippen.
3 bis 6 Atemzüge halten

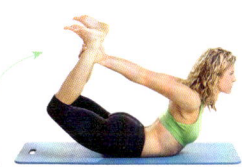

Fußsohlen zeigen zur Decke, Po und Rücken bleiben immer unter Spannung

WORKOUT FÜR IHREN GROSSEN AUFTRITT

Starke Arme, ein stabiler Rücken und eine stolze Haltung verleihen Ihnen in jeder Lebenslage einen glanzvollen Auftritt. Machen Sie aus diesen Moves einen Zirkel, und führen Sie alles nacheinander ohne Unterbrechung aus. Nach einer Minute Pause folgt ein weiterer Durchgang

Rumpf stabil und den Körper so vom Scheitel bis zur Fußspitze in einer geraden Linie halten

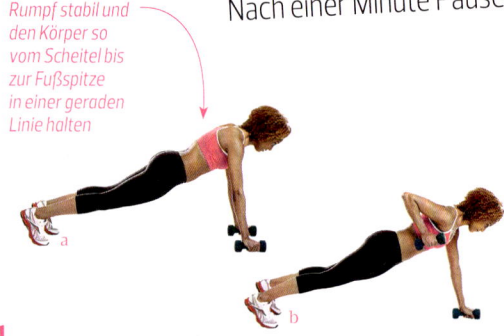

1 AUS DEM STÜTZ RUDERN

a In Liegestützposition kommen, dabei auf 2 Kurzhanteln abstützen. Die Arme gestreckt halten, Füße etwas weiter als hüftbreit auseinander und auf den Zehenspitzen aufstützen.
b Rechten Arm anwinkeln und die Hantel Richtung Brust ziehen. Oberkörper ausbalancieren und gerade halten. Hantel wieder absenken, mit links wiederholen und abwechselnd weitermachen.
6 bis 8 Wiederholungen pro Seite

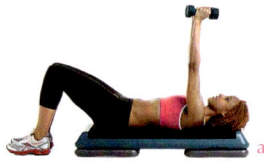
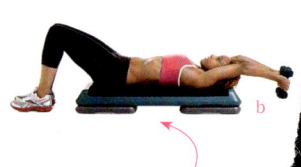

3 PULL-OVER

a Mit dem Rücken auf eine Stepbank legen, Beine anwinkeln, Füße flach auf dem Boden aufstellen. In jeder Hand eine Kurzhantel halten, die Arme gerade zur Decke strecken, Handinnenflächen zueinander.
b Hanteln hinter den Kopf führen, bis Arme und Körper eine gerade Linie bilden, dabei Ellenbogen leicht beugen. In einer fließenden Bewegung die Arme bis zur Ausgangsposition auf und ab bewegen.
15 Wiederholungen

Starke Körperhaltung: unteren Rücken fest auf die Stepbank drücken, den Bauch anspannen

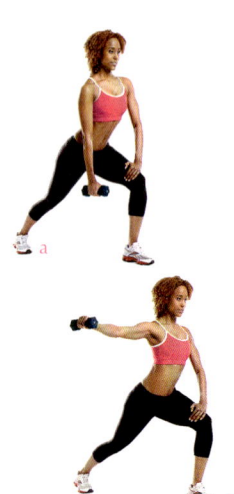

2 HANTEL-SEITHEBEN

a Eine Kurzhantel in die rechte Hand nehmen und mit dem linken Bein einen großen Ausfallschritt nach vorn machen. Mit der linken Hand auf dem Oberschenkel abstützen. Oberkörper leicht nach vorn neigen und den Kopf in Verlängerung der Wirbelsäule halten.
b Die Hantel seitlich neben dem Körper bis auf Schulterhöhe heben, Arm dabei gestreckt lassen, wieder absenken.
12 bis 15 Wiederholungen, dann Seitenwechsel

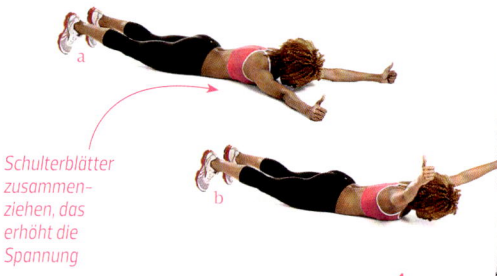

Schulterblätter zusammenziehen, das erhöht die Spannung

4 Y-HEBER

a In Bauchlage die Arme über den Kopf ausstrecken und zunächst entspannt ablegen, beide Daumen zeigen zur Decke. Dann die Beine ausstrecken und Fußspitzen aufstellen, sodass der Körper insgesamt ein Y bildet.
b Die Arme mit Kraft so weit wie möglich anheben. Dabei nicht den Oberkörper vom Boden heben und nicht ins Hohlkreuz kommen.
12 Wiederholungen

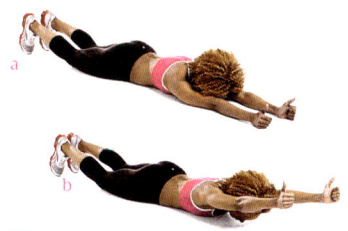

5 I-HEBER

a In Bauchlage Arme und Beine lang ausstrecken, Blick in Richtung Boden, Fußspitzen aufstellen, Hände locker zur Faust ballen, Daumen zur Decke.
b Langsam und kraftvoll Arme und Schultergürtel anheben und senken.
12 Wiederholungen

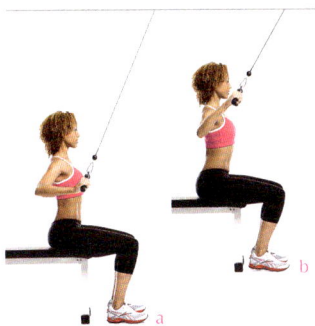

6 1 UND ¼ LATZUG

a Frontal zum Kabelzug setzen, gerader Rücken, Blick geradeaus. Die Stange im Oberhandgriff bis auf Brusthöhe ziehen.
b Gewicht erst langsam bis zum Kinn führen, wieder zum Brustbein tief ziehen, danach ganz nach oben bringen.
12 Wiederholungen

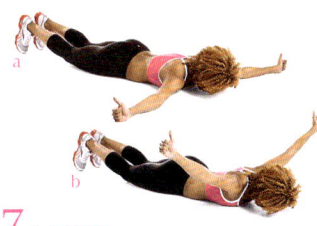

7 T-HEBER

a Bauchlage, Beine gerade ausstrecken, Arme vom Körper abspreizen, sodass der Körper ein T bildet. Hände leicht zur Faust ballen, Daumen zur Decke.
b Arme zur Decke heben, ohne ins Hohlkreuz zu geraten. Wieder absenken.
12 Wiederholungen

GUTE-LAUNE-WORKOUT

Yoga reduziert Stresshormone, gibt neue Power und stärkt Ihre innere und äußere Haltung. Diese Übungen sind so kombiniert, dass sie nahtlos ineinander übergehen. Nach 2 Runden sind Sie noch kein Yogi, aber bestens gelaunt und gestärkt

1 HERABSCHAUENDER HUND IN VARIATION

a Liegestützposition einnehmen. Von hier aus das Becken anheben und das Steißbein zur Decke schieben. Beide Hände fest aufstellen und die Finger weit spreizen. Für 5 Atemzüge halten.
b Rechte Ferse anheben, rechten Unterarm auf dem Boden ablegen. Der linke Arm bleibt lang, das linke Bein geht gestreckt zur Decke.
10 tiefe Atemzüge halten, dann Bein wechseln

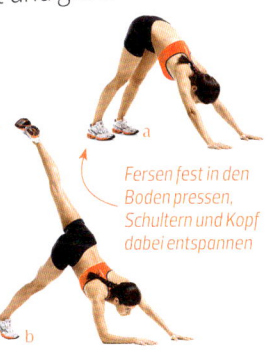

Fersen fest in den Boden pressen, Schultern und Kopf dabei entspannen

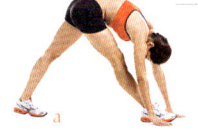

2 KRIEGER 3

a Aus der Endposition des herabschauenden Hundes Bein senken, Arm strecken und Fuß zwischen den Händen aufstellen.
b Gewicht auf vorderen Fuß verlagern, anderes Bein strecken. Oberkörper anheben, Arme gerade vor dem Körper lang machen.
10 tiefe Atemzüge halten, dann Bein wechseln

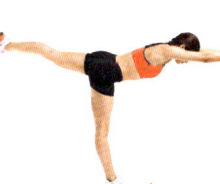

3 ABGEWANDELTER HALBMOND

a Aus dem Krieger lösen und die Hände unter den Schultern auf dem Boden aufstützen.
b Hüfte nach links rotieren und den Oberkörper aufdrehen. Den linken Arm zum linken Bein führen, Bein dafür anwinkeln und Ferse Richtung Po ziehen. Den Fuß umfassen.
10 tiefe Atemzüge halten, dann Bein und Arm wechseln

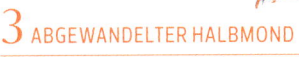
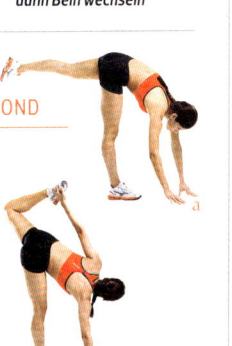

4 BAUM

Aus dem Halbmond Wirbel für Wirbel in den Stand aufrollen. Jetzt die Sohle des linken Fußes an der Innenseite des rechten Beins aufstellen. Arme gerade nach oben strecken, Handinnenflächen zeigen zueinander.
10 Atemzüge halten, dann Bein wechseln

VERBANNUNG DER BH-FETTRÖLLCHEN

Das enge Top sitzt super, wenn da nur nicht diese unschöne Speckpartie unter dem BH-Rand hervorquellen würde. Mit diesem Workout zaubern Sie sich eine schöne, schmale Silhouette und stärken nebenbei auch noch die Rumpfmuskulatur sowie die geraden Bauchmuskeln. 3 Durchgänge des Zirkels dauern nur 15 Minuten – die Freude übers Ergebnis wesentlich länger

Arm gerade strecken. Die Instabilität erhöht die Schwierigkeit

1 RÜCKENSTRECKEN MIT BEINHEBEN

a Becken und Bauch auf einem Gymnastikball auflegen. Die Beine lang strecken, Fußspitzen hüftbreit aufstellen. Arme in Verlängerung der Schultern vorstrecken.
b Das rechte Bein gerade vom Boden abheben, mit den Armen dabei so weit wie möglich nach vorn ziehen. Beine in einer langsamen Bewegung abwechselnd heben und senken.

12 bis 16 Wiederholungen pro Bein

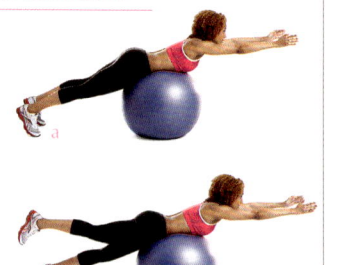

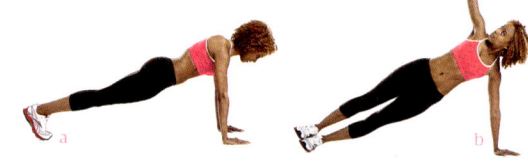

2 STÜTZ MIT ROTATION

a Liegestützposition einnehmen, dabei die Hände direkt unter den Schultern aufsetzen. Den gesamten Rumpf fest anspannen.
b Gewicht auf die linke Hand verlagern und Körper in den Seitstütz rotieren. Den rechten Arm zur Decke strecken, der Blick folgt. In der Körpermitte nicht einknicken, im Rumpf stabil bleiben. 2 Sekunden halten, zurück zur Mitte und auf die andere Seite drehen.

8 bis 10 Wiederholungen

Schultern vom Boden abheben, Knie und Kopf führen zueinander

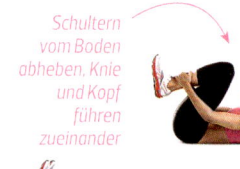

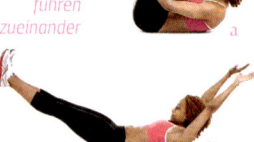

3 KLAPPMESSER

a In Rückenlage auf einer Matte die Beine anwinkeln, mit den Händen die Schienbeine umfassen. Schultern vom Boden abheben.
b Bauch fest anspannen, den unteren Rücken in den Boden pressen. Beine ausstrecken und die Arme neben dem Kopf lang machen. Mit dem Körper ein weites U formen. Die Rippenbögen zum Boden drücken, Position halten. Im Bauch stabil bleiben, während Arme und Beine in die Ausgangsposition zurückkommen.

5 bis 10 Wiederholungen

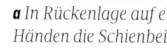

4 AUS DER HOCKE IN DIE STRECKUNG

a Weiter Stand, Fußspitzen zeigen nach außen. Mit dem Po tief in die Hocke gehen. Eine Hantel mit beiden Händen fassen und zwischen den Beinen halten, Brustbein und Oberkörper bleiben aufrecht.
b Beine strecken, gleichzeitig die Arme über den Kopf zur linken Seite führen, mit dem rechten Fuß auf die Zehenspitzen gehen. Dann zur rechten Seite.

20 Wiederholungen pro Seite

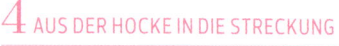

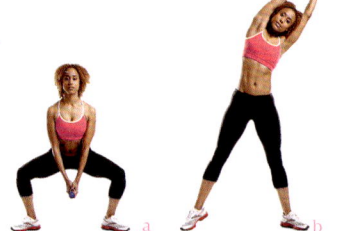

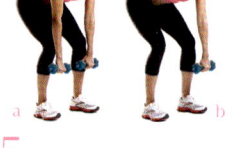

5 VORGEBEUGTES RUDERN

a Im schulterbreiten Stand 2 Kurzhanteln greifen. Die Knie leicht beugen, Oberkörper nach vorn neigen, bis er fast parallel zum Boden ist. Die Hanteln bis knapp unterhalb der Knie führen.
b Rechte Hand seitlich am Körper bis auf Brusthöhe ziehen, das Schulterblatt bewusst Richtung Wirbelsäule bewegen. Hantel langsam senken, parallel dazu die linke Hand nach oben führen.

8 bis 10 Wiederholungen

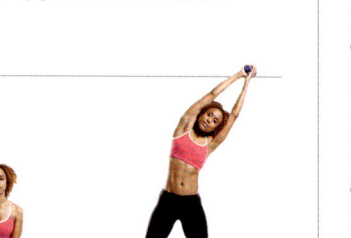

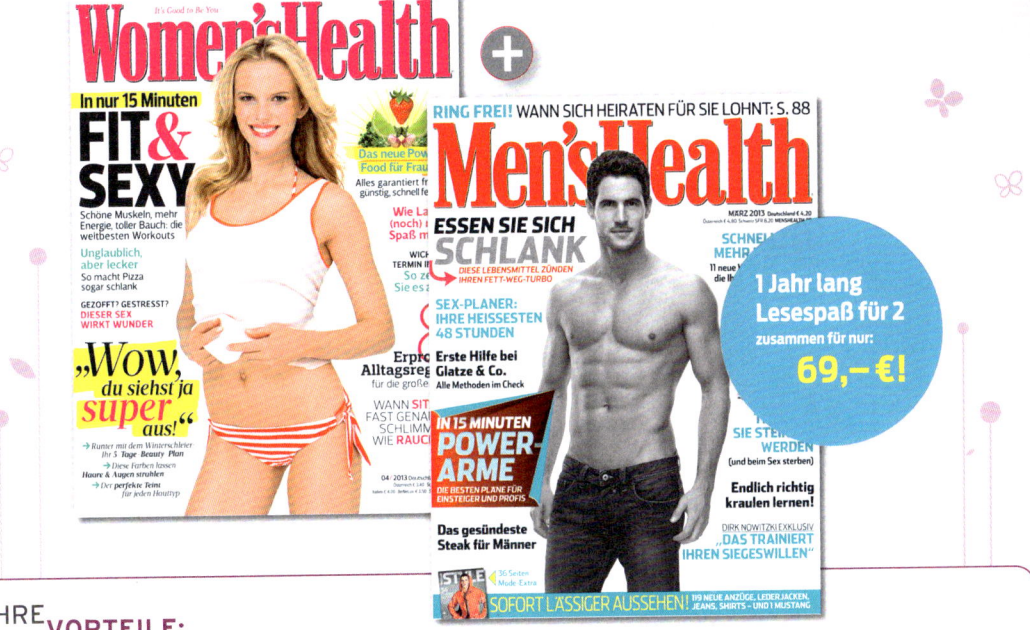

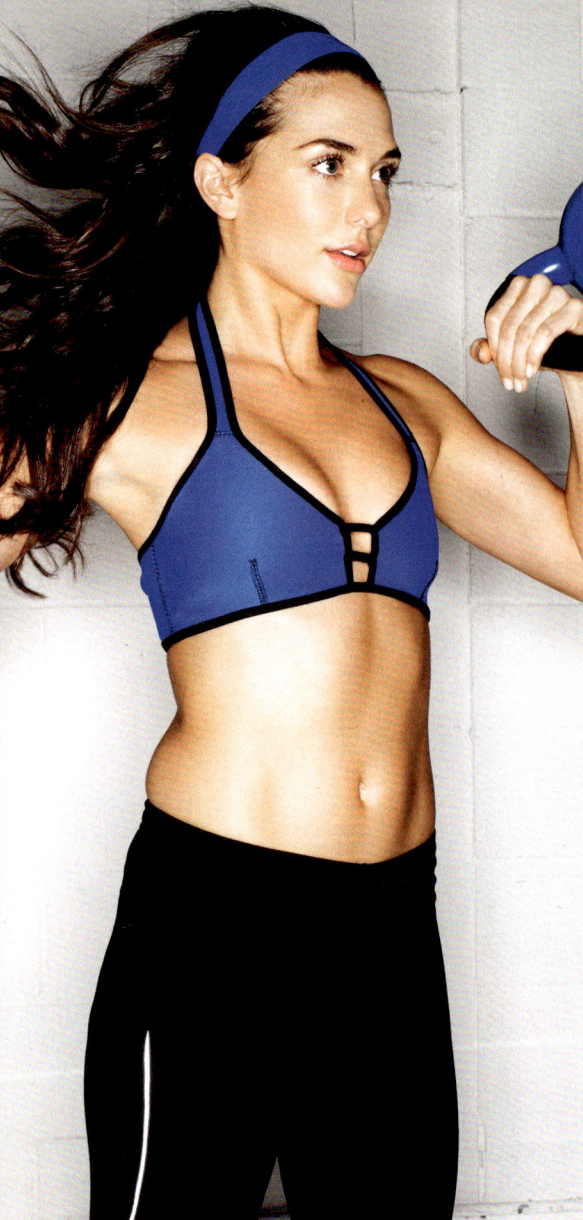

WORKOUT FÜR EINEN KNACKIGEN PO

Zu wuchtig oder ziemlich schlaff? 2 Zirkelrunden reichen schon aus, damit Ihr Hintern sein Fett wegbekommt: Sie heizen dem Stoffwechsel ein (der Speck kommt weg) und tunen müdes Bindegewebe (das wird schön straff). Dann heißt es bald: Problemzonen? Haben doch nur die anderen ...

1 WEITE KNIEBEUGE MIT SEITDREHUNG

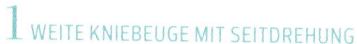

a *Langhantelstange auf dem Schultergürtel (nicht im Nacken!) ablegen, weit greifen. Im breiten Stand Fußspitzen nach außen drehen, tief kommen, bis die Oberschenkel parallel zum Boden sind.*

b *In der Hocke die Fußspitzen heben und den Körper nach links rotieren. Kurz im Ausfallschritt halten, zurück zum Start und nach rechts drehen. Körperschwerpunkt immer tief halten.*

12 bis 15 Wiederholungen

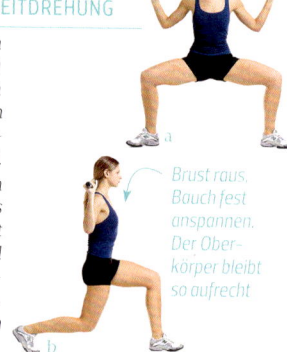

Brust raus, Bauch fest anspannen. Der Oberkörper bleibt so aufrecht

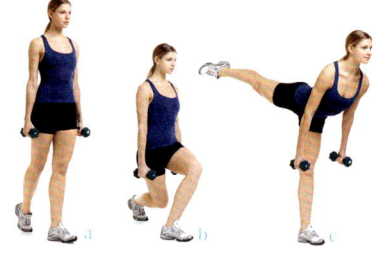

2 PO-PUSH

a *Bauchlage. Den Kopf auf den verschränkten Armen ablegen. Das rechte Knie anwinkeln und den Fuß auf der Wade des linken Beins ablegen.*

b *Rechten Pomuskel fest anspannen und so das Bein vom Boden anheben. Hüfte tief halten.*

12 bis 15 Wiederholungen, dann Bein wechseln

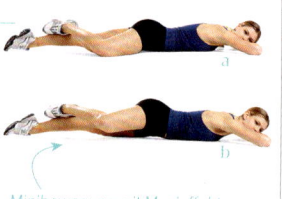

Minibewegung mit Maxieffekt: das Bein nur für wenige Zentimeter und ohne Schwung heben

3 AUSFALLSCHRITT MIT RÜCKKICK

a *Eine Kurzhantel in jeder Hand halten. In Schrittstellung gehen: rechtes Bein zurück und hinter dem linken Bein kreuzen, dabei berührt nur die Fußspitze den Boden.*

b *So weit wie möglich tief kommen, ohne dass dabei das linke Knie über die Fußspitze des linken Fußes hinausragt.*

c *Das linke Bein lang machen, den Körper aufrichten und gleichzeitig das rechte Bein gerade nach hinten wegstrecken. Den Oberkörper zum Boden neigen. Kurz halten, dann in die Ausgangsposition zurückkommen.*

12 bis 15 Wiederholungen, dann das Bein wechseln

4 BEINHEBEN

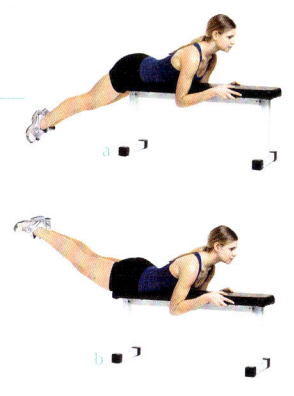

a In Bauchlage auf eine Trainingsbank legen, die Beckenknochen liegen auf der Kante auf. Beine hängen lassen.

b Die Pomuskeln fest anspannen und die Beine so weit heben, wie sich komfortabel anfühlt. Der Körper bleibt immer lang gestreckt. 5 Sekunden oben halten, dann die Beine wieder absenken, Füße dabei aber nicht ganz aufstellen.

10 bis 12 Wiederholungen

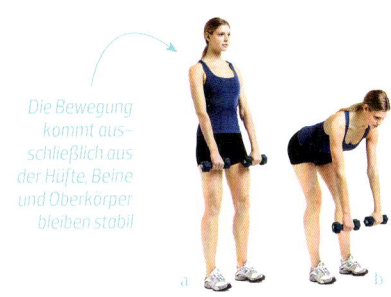

Die Bewegung kommt ausschließlich aus der Hüfte, Beine und Oberkörper bleiben stabil

6 KURZHANTEL-KREUZHEBEN

a Aufrecht stehen, Knie leicht beugen. Schultern tief halten. Eine Hantel in jede Hand, die Handinnenflächen zeigen zum Körper.

b In der Hüfte einknicken und mit geradem Oberkörper tief kommen, bis dieser fast parallel zum Boden ist. Die Gewichte bis knapp unter das Knie führen. Wieder in den Stand kommen, dabei die Kurzhantel nah an den Oberschenkeln entlangführen.

8 bis 10 Wiederholungen

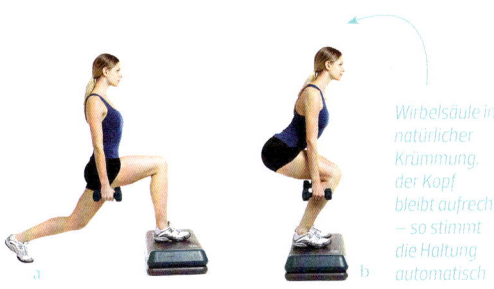

Wirbelsäule in natürlicher Krümmung, der Kopf bleibt aufrecht – so stimmt die Haltung automatisch

5 AUSFALLSCHRITT-KNIEBEUGE-KOMBI

a Ein Paar Kurzhanteln auf Hüfthöhe halten. Den rechten Fuß auf eine Stepbank stellen, mit links einen großen Ausfallschritt nach hinten machen und tief kommen, bis sich das linke Knie knapp über dem Boden befindet.

b Das linke Bein heranziehen und parallel zum rechten Fuß auf die Stepbank stellen. Mit dem Po tief bleiben und für 2 Sekunden in der Hocke halten. Nun wieder in den Stand hochdrücken und mit dem anderen Bein wiederholen.

10 bis 12 Wiederholungen pro Bein

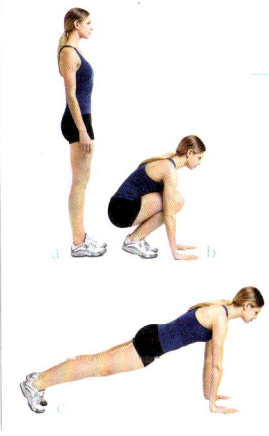

7 VON STAND ZU STÜTZ

a Aufrechter Stand, Arme locker neben dem Körper hängen lassen.

b Knie beugen, mit dem Oberkörper tief kommen und die Handflächen flach auf dem Boden abstützen, dabei die Arme gestreckt lassen und außen am Oberschenkel vorbeiführen. Körpergewicht auf die Zehenspitzen verlagern.

c Mit beiden Beinen gleichzeitig nach hinten springen und in Liegestützposition landen, kurz halten und zurück in Position b springen, dann in den Stand kommen.

12 bis 15 Wiederholungen

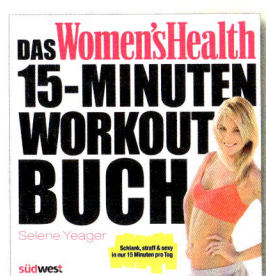

Verflixt und zugeschnupft

Wie ticken Sie denn?

Duftende Wiesen, blühende Bäume, dazu eine sanfte Brise.
Alles könnte so schön sein, wenn die Frühlingsboten nicht auch gleichzeitig
die Pollenzeit einläuten würden. Für Sie heißt das: Niesattacken und tränende
Zombie-Augen! Und das alles nur, weil Sie überreagieren ...

STADIUM 1:
Im Anflug

Die ersten Bäume sind grün, es riecht herrlich nach frisch gemähten Wiesen. Doch was Sie beim Spaziergang als toll empfinden, findet Ihr Körper alles andere als super – Sie merken es vielleicht nur noch nicht. Denn gehören Sie zu den sensiblen Menschen, kann die Pollenplage auch Sie bald treffen. Heißt: Bei schönem Wetter, besonders viel Wind und trockener Luft reagieren Sie überempfindlich auf den eigentlich harmlosen Blütenstaub. „Ein Mensch kann Tausende Pollen am Tag aufnehmen", sagt Diplom-Biologin Bettina Weingard aus Homburg. Aber nicht alle reagieren gleich darauf: „BEI ÜBEREMPFINDLICHEN MENSCHEN REICHEN SCHON 5 BIS 10 POLLEN AUS, UM EINE ALLERGISCHE REAKTION AUSZULÖSEN." Die erste Begegnung mit den Übeltätern verläuft noch glimpflich: „Beim Erstkontakt treten keine allergischen Symptome auf."

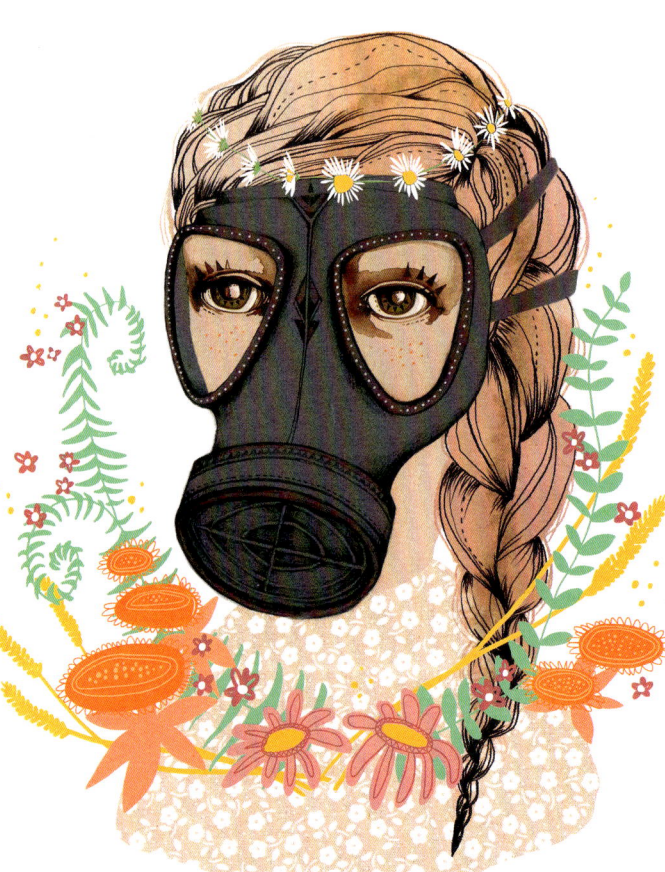

STADIUM 2: *Falscher Eindruck*

Trotzdem hat's der Erstkontakt in sich: Beim Atmen haben Sie die Pollen inhaliert, die gelangen nun an Ihre Schleimhäute, und Ihr Abwehrsystem schlägt Alarm: DIE EIGENTLICH HARMLOSEN POLLEN WERDEN FÄLSCHLICHERWEISE ALS GEFÄHRLICHE SUBSTANZ EINGEORDNET. Die sogenannten Allergene werden von den Abwehrzellen aufgenommen, es werden Antikörper als Schutz gebildet. „Dadurch wird der Körper für Pollen sensibilisiert", erklärt Weingard. Heißt im Klartext: Trifft Ihre Abwehr erneut auf einen solchen Stoff, wird sie diesen als Krankheitserreger einstufen und eine allergische Reaktion auslösen.

STADIUM 3: *Explosion*

Von all dem haben sie bisher nichts gemerkt. Aber kurze Zeit später wird der Parkspaziergang zur Tortur. Ihre Nase gleicht einem tropischen Wasserfall, die Augen tränen, der Hals kratzt. Der erneute Kontakt mit den wild umherfliegenden Pollen löst jetzt die typischen Symptome der allergischen Rhinitis aus: „Die zuvor gebildeten Antikörper verbinden sich mit den Mastzellen. Das sind Zellen, die für die körpereigene Abwehr im Blut zuständig sind," so Weingard. Diese explodieren förmlich und setzen Botenstoffe für Entzündungsreaktionen frei: LEUKOTRIENE UND HISTAMIN SIGNALISIEREN IHREM ORGANISMUS NUN: ENTZÜNDUNG! Daher kommen auch die geröteten Augen: „Histamin ist ein Gewebshormon und bewirkt, dass sich kleine Blutgefäße erweitern. Es tritt Flüssigkeit aus und sorgt dafür, dass Schleimhäute anschwellen und die Augen gerötet sind."

STADIUM 4: *Erlösung*

Seit Wochen plagen Sie sich jetzt damit und fühlen sich nur noch schlapp. Kein Wunder: „Durch die ständigen Entzündungsreaktionen fühlt sich der Körper tatsächlich krank an." Sie können nur auf einen Schauer hoffen: DER REGEN LÄSST DIE POLLEN ZU BODEN SINKEN, SODASS SIE WIEDER FREI ATMEN KÖNNEN. Allerdings nicht lange, denn sobald das Geplätscher aufhört, geht das Geschniefe weiter. Sie können nur hoffen, dass die Pollenzeit bald vorbei ist, damit Sie und Ihr geschundener Körper endlich wieder zur Ruhe kommen.

ILLUSTRATION: JULIA HUMPFER; TEXT: SIMONE NEUFING

Dehnen

Welchen Sinn hat das Dehnen? Inwiefern Dehnübungen die körperliche Leistung beeinflussen, darüber gehen die Meinungen der Forscher – gelinde ausgedrückt – stark auseinander. Einig ist man sich heute allerdings darüber, dass das Dehnen kalter Muskeln tabu ist, manche Läufer und Trainer plädieren jedoch sehr für Dehnungsübungen nach dem Aufwärmen und vor dem Laufen.

Den neuesten Forschungsergebnisse, u. a. veröffentlicht im „British Journal of Sports Medicine", zufolge gibt es keinerlei wissenschaftlichen Beweis, dass Dehnen vor dem Training Verletzungen vorbeugt – und das gilt sowohl für Muskelrisse als auch für Überlastungssyndrome.

Angesichts dieser Tatsache und angesichts der wenig verlockenden Aussicht auf eine Dehnpause, wenn Sie viel lieber durchstarten wollen, bin ich zu einem Kompromiss gelangt und empfehle ebenso wie viele mir bekannte Laufexperten ein Aufwärmen vor dem Lauf (Seite 49–50) und ausgiebiges Dehnen *danach*. Allerdings gibt es dabei eine Ausnahme: Wenn Sie intensiv auf Tempo trainieren wollen oder ein Rennen vor sich haben, lege ich Ihnen ans Herz, vorher zu dehnen, da hier Ihren Muskeln und Gelenken ein sehr viel größerer Bewegungsradius abverlangt wird als üblich.

Während die Fachwelt noch über den Sinn von Dehnübungen *vor* dem Lauftraining streitet, kenne ich inzwischen sogar einige Sportwissenschaftler, die selbst *nach* dem Training vom Dehnen abraten. Es besteht wirklich der berechtigte Verdacht, dass Dehnen nicht nur Vorteile hat: Wie eine neue Studie feststellte, zeigten in einer Gruppe von Läufern die „Steifsten" die beste Laufökonomie, das heißt, sie liefen ein vorgegebenes Tempo bei einem geringeren Prozentsatz ihrer

Maximalleistung. Dennoch möchte ich beim heutigen Stand der Erkenntnisse jeder Läuferin empfehlen, nach dem Laufen zu dehnen. Die natürliche Flexibilität lässt bereits mit 25 Jahren nach, und wer es nicht darauf anlegt, seinen Bewegungsradius zu erweitern, wird ihn doch zumindest erhalten wollen.

Was bewirkt die Dehnung?

Beim Dehnen geht es nicht nur darum, die Muskeln zu verlängern, sondern auch darum, den vollen Bewegungsspielraum Ihrer Gelenke auszuschöpfen, sodass der gesamte Knorpel gut mit Nährstoffen versorgt wird und gesund bleibt. Wer dehnt, ist weniger steif und tut etwas für seine Haltung, die sehr unter den vielen Stunden leidet, die wir täglich gebeugt vor dem PC, zusammengekrümmt auf dem Sofa, hinter dem Lenkrad unseres Autos, usw. verbringen. Mit zunehmendem Alter wird die Beweglichkeit immer wichtiger, denn dann erschwert ein eingeschränkter Bewegungsradius die einfachsten Aufgaben, so etwa den Griff in ein hohes Regal.

Effektiv dehnen

Bitte beachten Sie die folgenden vier Punkte:

1 **Dehnen Sie richtig? Über das Pro und Contra verschiedener Dehnübungen ist schon viel Tinte geflossen. Besondere Techniken wie aktives Isolationsdehnen, PNF (propriozeptive neuromuskuläre Fazilitation) oder ballistisches Dehnen haben alle ihre Vorteile, doch verzichte ich hier darauf, weil Schwierigkeit, Zeitaufwand und Verletzungsrisiko höher sind und zum Teil ein Partner benötigt wird. Eine zusammenfassende Betrachtung von mehr als 60 Einzelstudien kam zu dem Schluss, dass statisches Dehnen, bei dem Sie bestimmte Positionen einnehmen und diese 15 bis 30 Sekunden pro Muskelgruppe halten, für die meisten von uns genügt. Auf**

Laufen **mit Köpfchen**

solchen Übungen baut mein Dehnprogramm auf. Sie dehnen so weit, bis Sie Spannung und ein leicht ziehendes (aber nicht schmerzhaftes!!) Gefühl in den Muskeln spüren. Halten Sie die Position, bis der Zug in den Muskeln abnimmt. Falls möglich, verstärken Sie nun die Dehnung etwas und halten sie noch etwas länger.

2 Dehnen Sie lang genug? Um Ihre Beweglichkeit zu verbessern, müssen Sie die Dehnung 15 bis 30 Sekunden halten und jede Dehnung am besten zweimal ausführen. Eine in der Zeitschrift *Physical Therapy* erschienene Studie berichtet, dass diejenigen, die jede Muskelgruppe 30 Sekunden täglich dehnten, ihren Bewegungsspielraum stärker erweitern konnten als diejenigen, die sich mit 15 Sekunden begnügten; eine 60 Sekunden lange Dehnung brachte jedoch keine weiteren Vorteile.

3 Dehnen Sie die richtigen Muskeln? Viele übersehen einige wichtige Muskeln. Das auf Läuferinnen zugeschnittene Programm „Daheim dehnen" berücksichtigt alles Nötige.

4 Dehnen Sie regelmäßig? Einige Profis empfehlen tägliches Dehnen. Der Nutzen ist sicher enorm, aber wahrscheinlich haben Sie oft Dringenderes zu tun. Nehmen Sie sich deshalb vor, nach jedem Lauf zu dehnen – ganz bestimmt!

Und noch etwas ...

Bob Smith, ein Triathlet der Spitzenklasse, Trainer und Dozent für Sportwissenschaft an der Universität Loughborough, verschreibt seinen Sportlerinnen die „Soap-Dehnung". Soap-Serien stehen mindestens dreimal die Woche auf dem Programm; wenn Sie also bei Ihrer Lieblingssoap immer ein halbes Stündchen dehnen, ist Ihr Beweglichkeitstraining schon gesichert. Vor dem Dehnen müssen die Muskeln natürlich warm sein, was nicht bedeutet, dass Sie vorher laufen müssen – baden oder duschen Sie heiß und schlüpfen Sie in lockere, bequeme Kleidung.

Auslaufen

Das Auslaufen oder „Cool-down" ist das Gegenstück zum Aufwärmen: Statt Ihren Körper für eine Anstrengung auf Touren zu bringen, bereiten Sie ihn nun auf eine Ruhephase vor. Stellen Sie sich vor, Sie würden nach einem Höchstleistungssprint zur Tür hereinkommen und sich sofort vor den Fernseher setzen. Ihr Herz pumpt noch wie wild, Sie sind noch außer Atem und schwitzen, damit Sie nicht überhitzen. Sie müssen vielmehr langsam zur Ruhe kommen. Das verhindert nicht nur einen Kollaps, weil sich Ihr Blut in den Adern staut und der Blutdruck plötzlich absackt, sondern fördert auch den Abbau von Milchsäure in den Muskeln, beugt Muskelkater und Krämpfen vor und beschleunigt die Regeneration.

Was tun Sie also? Verlangsamen Sie Ihr Tempo bis zu einem gemütlichen Trott und gehen Sie dann noch ein

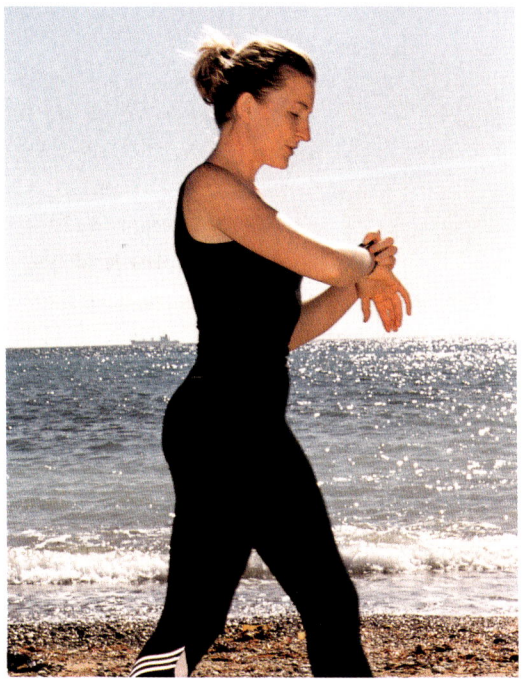

paar Minuten, bis sich Ihr Atem normalisiert hat. Haben Sie Zeit, wiederholen Sie ein paar Aufwärmübungen von Seite 50. Dann sind Sie bereit fürs Dehnen.

Daheim dehnen

Nicht nur Oberschenkel, Waden und Gesäß sind beim Laufen aktiv. Deshalb umfasst dieses Dehnprogramm jeden Muskel, den Sie beim Laufen einsetzen, angefangen bei den Füßen.

Halten Sie jede Dehnung 20 bis 30 Sekunden und führen Sie die Übung auf jeder Körperseite zweimal durch. Bei Zeitmangel wiederholen Sie nur die Übungen für die Gelenke oder Muskeln, die sich besonders verspannt anfühlen. Bei vielen Frauen sind das die Hüftbeuger, der Quadrizeps femoris und die hintere Oberschenkelmuskulatur (siehe auch die Abbildungen Seite 108–109).

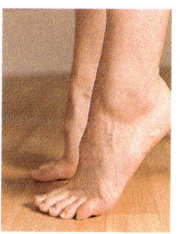

1 Füße (Plantarfaszie)

Setzen Sie sich barfuß – beide Füße flach am Boden – auf einen Stuhl. Auf die Fußballen steigen und die Zehen so stark anziehen, dass sie sich spreizen. Das dehnt die Plantarfaszie, ein Sehnenband, das sich von der Ferse zu allen Zehen spannt.

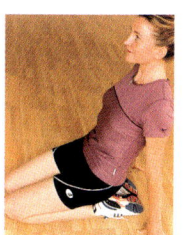

2 Schienbein (Tibialis anterior)

Setzen Sie sich mit am Boden liegenden Fußrücken auf Ihre Fersen; stützen Sie sich links und rechts leicht ab. Das rechte Knie heben, dabei den Knöchel und das Schienbein zum Boden drücken. Halten, dann auf der anderen Seite wiederholen.

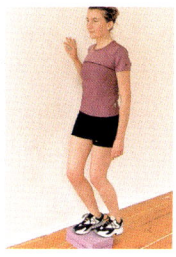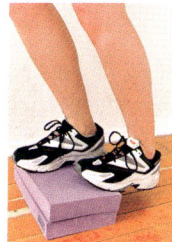

3 Achillessehne und untere Wade (Soleus)

Stellen Sie sich so auf einen flachen Absatz, dass die rechte Ferse über den Rand ragt. Knie und Hüften sind gebeugt, das meiste Gewicht lastet auf dem linken Bein. Behutsam die rechte Ferse nach unten drücken, gleichzeitig die Zehen anziehen. Halten, dann auf der anderen Seite wiederholen.

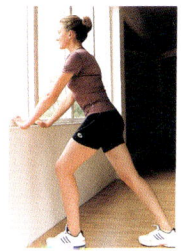

4 Obere Wade (Gastrocnemicus)

Stellen Sie sich vor eine Wand oder Stange und machen einen großen Ausfallschritt; das rechte Bein ist gestreckt, die Ferse am Boden. Beide Fußspitzen zeigen nach vorn oder leicht nach innen. Stützen Sie sich an der Wand ab, das Becken bleibt in einer Linie mit dem Rücken (nicht den Po rausstrecken!). Die Dehnung wird verstärkt, wenn Sie die Zehen anziehen. Halten, dann auf der anderen Seite wiederholen.

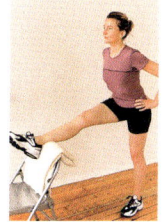

5 Oberschenkel hinten (Bizeps femoris, Semitendinosus, Semimembranosus)

Stellen Sie sich vor eine knie- bis hüfthohe Stütze. Ein Bein gestreckt hochlegen, der Fuß ist entspannt,

Laufen **mit Köpfchen**

das Standbein steht senkrecht. Nun aus der Hüfte heraus nach vorn beugen. Das Becken bleibt gerade, das Knie des gestreckten Beins durchgedrückt. Spüren Sie die Spannung hinten am Oberschenkel. Halten, dann auf der anderen Seite wiederholen.

Und noch etwas ...

Da die 3 genannten Muskeln alle an unterschiedlichen Punkten am Beckengürtel ansetzen, sollten Sie bei dieser Dehnung die Haltung variieren: Um den äußeren Muskel (Bizeps femoris) zu dehnen, verlagern Sie das gestreckte rechte Bein etwas nach links von der Körpermitte und drehen die Hüfte leicht nach innen. Um den inneren Muskel zu dehnen, drehen Sie das Hüftgelenk nach außen und schieben das rechte Bein etwas nach rechts von der Körpermitte. Zum Schluss das Standbein leicht beugen, um die Dehnung auf die oberen Muskelpartien zu konzentrieren.

Nachgefragt:

Warum spüre ich bei der Dehnung der hinteren Oberschenkelmuskulatur eine stärkere Spannung, wenn ich die Zehen anziehe?

Weil Sie dabei den Ischiasnerv mit dehnen. Das hat Vorteile, weil viele Läuferinnen Hexenschuss bekommen, wenn sich die Muskeln in der Kreuzregion verspannen. Diese Dehnung sollte jedoch behutsam erfolgen, nur 30 Sekunden dauern und nicht wiederholt werden. Optimal ist, wenn Sie den Anweisungen der Übung 5 folgen, die Zehen Richtung Schienbein ziehen, das Bein gestreckt halten, den Nacken beugen und das Kinn zur Brust ziehen.

6 Oberschenkel vorn: Quadrizeps (*Rectus femoris*, Vastusgruppe: *Medialis, Lateralis, Intermedius*)

Der Rectus femoris setzt oberhalb des Hüftgelenks an, sodass Sie ihn nur dann wirkungsvoll dehnen können, wenn Sie die Hüfte durchstrecken, was Sie mit den üblichen Dehnungsübungen nicht erreichen. Stellen Sie sich mit dem Rücken zum Sitz

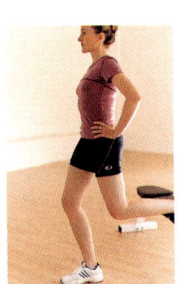

eines Stuhls und legen den rechten Fuß darauf. Linkes Knie beugen. Die rechte Hüfte bleibt hinter der Körpermittellinie, der Rücken gerade. Behutsam den rechten Oberschenkel nach unten drücken, bis Sie vorn die Dehnung des Rectus femoris spüren. Halten, dann auf der anderen Seite wiederholen. Dies dehnt auch die Hüftbeuger.

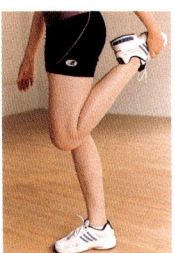

Dehnung der Vastusgruppe: Sie stehen hoch aufgerichtet, die Füße parallel. Rechte Ferse mit der rechten Hand fassen. Das Becken in eine neutrale Position bringen, dann den Fuß behutsam in die Hand hineindrücken. Die Knie bleiben zusammen. Es macht nichts, wenn der gedehnte Oberschenkel vor dem anderen ist – das ist nur ein Zeichen von Verspanntheit. Halten, dann auf der anderen Seite wiederholen.

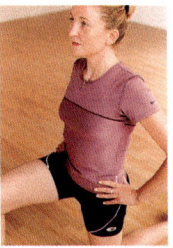

7 Hüftbeuger (*Iliopsoas, Rectus femoris*)

Einen großen Ausfallschritt machen. Aufs linke Knie knien, der Unterschenkel liegt gestreckt am Boden auf. Die

Position so weit korrigieren, dass das Becken in neutraler Stellung und das rechte Bein rechtwinklig gebeugt ist. Sie können sich mit den Händen am Boden oder am rechten Oberschenkel (nicht am Knie!) abstützen. Spüren Sie die Dehnung links an Hüfte und vorn am Oberschenkel. Halten, dann auf der anderen Seite wiederholen.

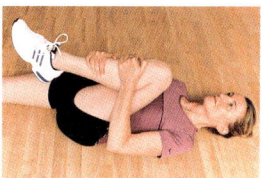

8 Gesäß (Gluteus maximus, medius und minimus)

In Rückenlage das rechte Schienbein umfassen und das voll abgewinkelte Knie zur Brust ziehen. Halten, lösen, dann das Knie zur linken Schulter ziehen und wieder halten. Auf der anderen Seite wiederholen.

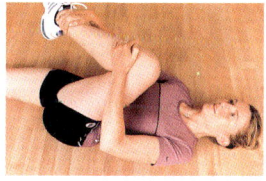

9 Hüftrotatoren (Piriformis)

In Rückenlage das rechte Knie zur rechten Schulter führen. Die rechte Hand stabilisiert das Knie, die Linke umfasst den Fuß und zieht ihn behutsam zur linken Schulter, bis Sie tief in der Hüfte die Dehnung spüren. Halten, auf der anderen Seite wiederholen. Diese Dehnung kann einen gereizten Ischiasnerv beruhigen.

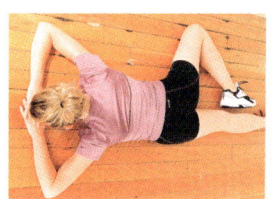

10 Hüfte außen (Iliotibialband, ITB)

Diese Dehnung ist schwierig, weil ein Großteil des Gewebes nicht gestretcht werden kann. Versuchen Sie die auf der nächsten Seite beschriebene Dehnung im Stand. Bei Misserfolg gibt es folgenden „Trick": Bauchlage auf hartem Boden, das rechte Bein angewinkelt, der rechte Fuß lehnt an der Innenseite des linken Schienbeins. Stellen Sie sich nun vor, das rechte Knie hochzuheben, und spannen Sie behutsam und kontinuierlich die Muskeln an. Da der Gegenspieler des ITB dafür hart arbeiten muss, wird das ITB zum Entspannen gezwungen. Auf der anderen Seite wiederholen.

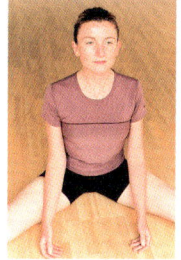

11 Oberschenkel innen (Adduktoren)

Setzen Sie sich an eine Wand, die Beine gestreckt und gespreizt. Rutschen Sie hin und her, bis Sie auf den Sitzbeinen sitzen (den Knochen unterm Po). Die Füße nach außen drehen, so dass die Knie auseinander zeigen. Die Beine so weit spreizen, bis Sie einen Zug innen an den Oberschenkeln spüren. Nicht nach vorn wippen.

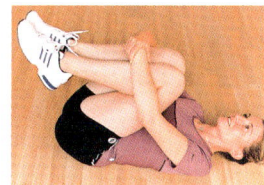

12 Kreuz (Erector spinae, Multifudus)

In Rückenlage die Schienbeine umfassen und die Knie zu den Schultern ziehen. Kleine Schaukelbewegungen zur Seite tun gut – eine Minimassage der Kreuzregion.

Laufen **mit Köpfchen**

Dehnen beim Laufen

Verspannungen, die Sie während des Laufens spüren, sollten Sie nicht ignorieren – eine kurze Dehnpause kann Ihr Lauftraining angenehmer und effektiver machen. Sie können die Dehnungsübung Nr. 5 an einer hüfthohen Mauer machen, die Quadrizepsdehnung auf einer Parkbank. Hier vier weitere Dehnungen:

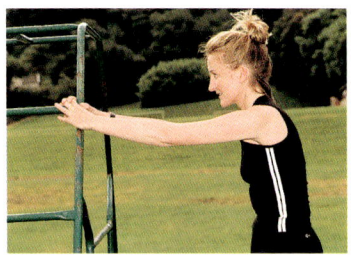

3 Baum umarmen – Rücken entspannen

Stellen Sie sich mit hüftbreit geöffneten Beinen vor einen Baum oder Ähnliches und stützen Sie sich in Schulterhöhe ab. Rücken rund machen, Oberkörper nach hinten ziehen, Kinn zur Brust ziehen.

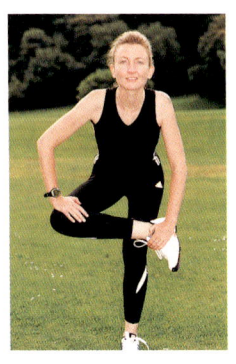

1 Hüft-Gesäß-Dehnung im Stand

Den rechten Fuß übers linke Knie legen, die Arme seitlich abstützen und das Knie des Standbeins langsam beugen, bis Sie den Zug in der Hüfte des angewinkelten Beins und im Po spüren. Auf der anderen Seite wiederholen.

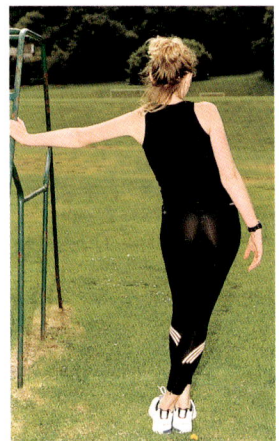

4 ITB-Dehnung am Laternenpfahl

Stellen Sie sich seitlich an einen Laternenpfahl oder eine Wand und kreuzen Sie das Außenbein hinten um das andere Bein. Lehnen Sie sich in die Hüfte des Außenbeins. Hüfte und Rücken bleiben in einer Ebene, Sie sinken nicht in die Hüfte, sondern wachsen in die Höhe. Auf der anderen Seite wiederholen.

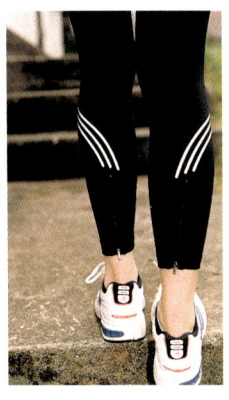

2 Wadendehnung am Bordstein

Stellen Sie sich so auf einen Bordstein, dass die Fersen in der Luft hängen. Linkes Bein beugen, das rechte bleibt gerade; die rechte Ferse kippt nach unten über den Bordstein. In Hüfte und Knie beugen, bis die Achillessehne gedehnt wird. Auf der anderen Seite wiederholen.

Dieses Kapitel wird Sie vom Dehnen überzeugen, wenn Sie die Tipps und Übungen befolgen! Mir selbst haben die Übungen sehr geholfen. Dehnen in Form von Yoga einmal die Woche gehört nun zu meinem regelmäßigen Fitnessprogramm. Wenn es Sie interessiert, wie Yoga beim Laufen helfen kann, blättern Sie vor auf Seite 118.

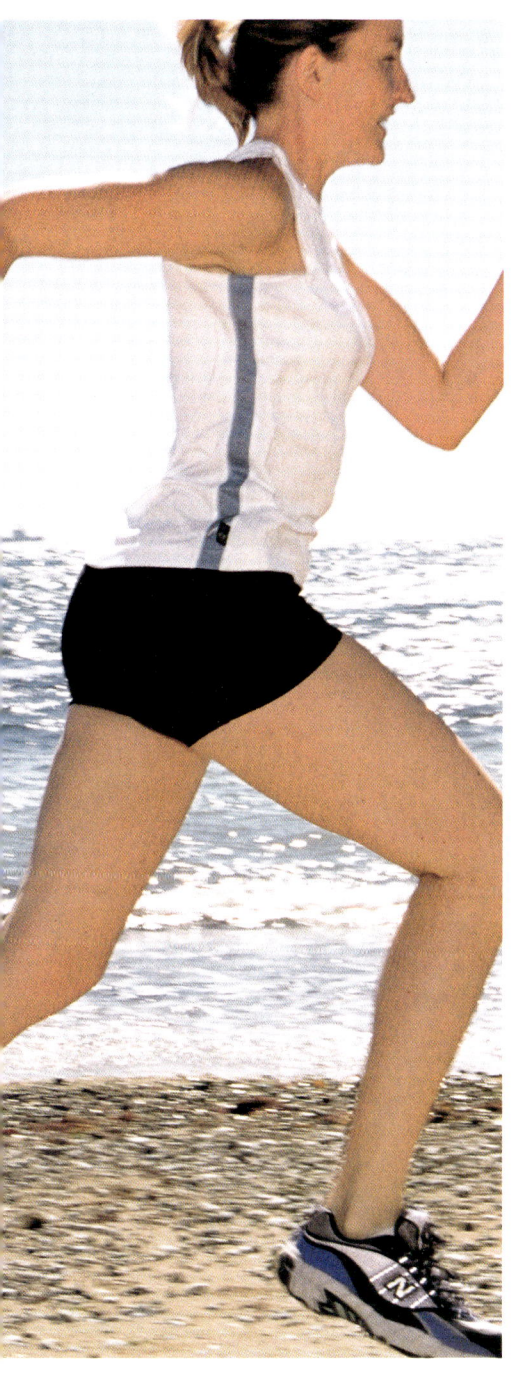

Persönliches Training
Ein maßgeschneidertes Laufprogramm

Jetzt laufen Sie also dreimal die Woche 30 Minuten ohne Unterbrechung – toll! Doch wenn Sie Ihre Fitness weiter steigern wollen, muss sich etwas ändern. Beim Training ist es wie in Beziehungen und im Beruf: Wenn Sie stets nur machen, was Sie immer schon getan haben, dann bekommen Sie auch nur, was Sie immer schon bekommen haben. Doch Sie wollen ja mehr! Was nicht heißt, dass Sie jede Woche mehr Zeit fürs Laufen abzweigen müssen. Vielmehr beginnt ein Spiel mit 4 Variablen: wie weit, wie lange, wie schnell und wie oft. Auch wenn Sie nicht vorhaben, jemals an einem Rennen teilzunehmen, ist es vorteilhaft, ein persönliches Laufprogramm aufzustellen. Das sorgt für Abwechslung, setzt Ziele und macht Ihre Fortschritte deutlich – und umso leichter bleiben Sie bei der Stange. Genauso wichtig: Sie stagnieren nicht auf einem bestimmten Leistungsniveau ohne Hoffnung auf weitere Verbesserung.

Wie geschickt Sie mit den 4 Variablen jonglieren, ist einer der entscheidenden Faktoren für Ihren Lauferfolg und unterscheidet Freizeitjoggerinnen von echten Sportlerinnen. Bevor wir uns damit beschäftigen, wenden wir uns den Eckpfeilern sportlichen Trainings zu. Dann verstehen Sie besser, wie Sie sich als Läuferin weiterentwickeln können.

Steigender Trainingsreiz

Um Ihren Körper fitter, kräftiger oder beweglicher zu machen, müssen Sie ihn an seine Leistungsgrenze führen. Auf genügend starke Trainingsreize reagiert der Körper mit Adaptation, um solchen Belastungen auch in Zukunft gewachsen zu sein. Diesen Effekt bezeichnet man als Superkompensation. Nach einer solchen Anpassung müssen Sie die Belastung erneut erhöhen, um weitere Fortschritte zu machen und die nächste Stufe

Laufen **mit Köpfchen**

zu erreichen. In der Praxis setzt sich die Belastung aus den bekannten Variablen „wie weit, wie lange, wie schnell und wie oft" zusammen. Sobald Sie einen Kilometer in 6 Minuten laufen, besteht Ihr nächstes Ziel darin, dieselbe Strecke schneller zu laufen oder in 6 Minuten eine weitere Strecke zurückzulegen. Erwarten Sie aber keine Erfolge über Nacht!

Anpassung

Erfolgreiche Anpassung ist das Ergebnis einer intelligent gesteigerten Belastung. Ihr Körper erkennt, dass er die Muskeln mit mehr Sauerstoff versorgen muss, und erhöht Anzahl sowie Größe der Mitochondrien (der Kraftwerke in den Muskelzellen). Wichtig zu wissen, dass diese Anpassung in der Ruhe- und Regenerationsphase stattfindet. Wenn Sie Ihrem Körper nicht die nötige Zeit gönnen, werden Sie nicht besser, sondern eventuell sogar schlechter! Was uns zum nächsten Eckpfeiler bringt: der Regeneration.

Regeneration

Nur weil Laufen gut ist, folgt daraus noch lange nicht, dass mehr Laufen noch besser ist. Ruhetage und langsame Läufe sind genauso wichtig im Trainingsplan wie intensives Training. Wenn Sie dem Körper keine Erholung gönnen oder ihm zu viel auf einmal zumuten, kann er die nötige Anpassung nicht mehr leisten. Umgekehrt sollten Sie die Füße nicht zu lange hochlegen, sonst verlieren Sie womöglich wieder die gewonnene Form.

Formverlust

Stimmt genau: Wer rastet, der rostet. Wer aufhört zu trainieren oder den Belastungsreiz nicht mehr steigert, wird an Form verlieren. Wie schnell tritt der Formverlust ein? Eine Studie an gut trainierten Läufern ergab, dass bei 2 Wochen völliger Inaktivität die Sauerstoffaufnahmefähigkeit (VO_2) um 5 Prozent und die Leistung um 9 Prozent abnahmen. Andere Studien haben gezeigt, dass Sie Ihre Fitness 2 bis 3 Wochen in etwa halten können, wenn Sie Ihr Training auf ein Drittel zurückschrauben. Wenig ist also wesentlich besser als gar nichts!

Spezialisierung

Radrennfahrer bereiten sich auf die Tour de France mit Rad fahren vor, Schwimmer auf ihre Wettkämpfe durch Schwimmen, Marathonläufer durch Laufen. Und das mit gutem Grund, denn der Körper passt sich spezifisch den an ihn gestellten Forderungen an. Dieses Prinzip gilt auch innerhalb einer Sportart: Wer einen Halbmarathon laufen will, hat nichts von einem Sprintertraining. Trotz diesen Wissens nimmt Crosstraining beim allgemeinen Lauftraining einen festen Platz ein. Spezialisierung ist vor allem angesagt, wenn Sie auf hohem Niveau an Wettkämpfen teilnehmen oder für ein bestimmtes Rennen, z. B. für ein Bergmarathon, trainieren wollen. Mehr über die Vorteile von Crosstraining auf den Seiten 116–122.

Umsetzung in die Praxis

Fassen wir zusammen: Um Fortschritte zu machen, müssen Sie den Trainingsreiz steigern („wie weit, wie lange, wie schnell und wie oft"), regelmäßig trainieren, Zeit für Regeneration und Anpassung einräumen und gezielt auf Ihre Ziele hinarbeiten. Klingt wie harte Arbeit? Das muss es nicht sein. Selbst wenn Sie *nie* öfter als dreimal die Woche laufen möchten, können Sie jeden der drei Läufe so gestalten, dass Sie den optimalen Trainingseffekt daraus ziehen. Aerobes Training unterschiedlicher Intensität ist die beste Methode zur Leistungssteigerung. Jede Belastungsstufe wirkt auf den Körper physiologisch anders, die Mischung macht's also. Die meisten von uns laufen auf einem mittleren Level, der uns weder unter- noch überfordert, und gehen nie darüber hinaus. Aber Sie brauchen keine Spitzensportlerin zu sein, um unterschiedliche Belastungsstufen in Ihr Training zu integrieren.

Nehmen wir als Beispiel die Frau, die dreimal die Woche läuft. Anstatt stets die 3 gleichen 30-Minuten-Läufe zu absolvieren, könnte sie einen längeren, langsameren Lauf einplanen mit dem Ziel, eine Stunde lang bei etwa 65 bis 75 Prozent ihrer maximalen Herzfrequenz zu trainieren. Das zweite Training könnte etwas intensiver ausfallen, bei etwa 80 Prozent der maximalen Herzfrequenz, dafür aber nur 15 Minuten lang sein. Beim dritten Mal könnte sie auf Höchstleistung setzen: 5 Minuten joggen zum Warmlaufen, dann fünfmal 2 Minuten Tempolauf, dazwischen je 1 Minute Erholung. Damit arbeitet sie in einer einzigen Woche an ihrer Ausdauer, an der Erhöhung ihrer Laktatschwelle und an der Verbesserung ihres Tempos – und das alles, ohne eine Minute länger unterwegs zu sein.

Doch Achtung: Wenn Sie gleichzeitig schneller, länger und öfter laufen, landen Sie auf dem schnellsten Weg beim Physiotherapeuten. Steigern Sie *immer nur eine* Variable pro Training. Dann hat Ihr Körper auch die Chance, sich der neuen Aufgabe anzupassen. Und nun im Einzelnen zur Steigerung von Strecke, Trainingsdauer, Tempo und Häufigkeit – und was Sie davon haben.

Und noch etwas ...

Weit verbreitet ist die Annahme, für Freizeitläufer wäre eine Steigerung der Laufzeit am wichtigsten. Das stimmt bis zu einem gewissen Punkt. Aber wenn Sie einmal 30 bis 40 Minuten mühelos laufen können, liegt der Schlüssel zum Fortschritt in der Qualität, nicht mehr in der Quantität.

Strecke und Trainingsdauer erhöhen

Ich behandle beide Variablen im Doppelpack, weil – gleichbleibendes Tempo vorausgesetzt – sie sich beide gleichzeitig im gleichen Maß erhöhen. Welche Variable Sie dabei kontrollieren, ist Ihre Sache, ich empfehle aber die Zeit. So ist es einfacher, die gewohnten Pfade zu verlassen, da Sie die Entfernungen nicht genau zu kennen brauchen, und Sie verbeißen sich auch nicht in die Zahl der zurückgelegten Kilometer (wie jemand, der eine Diät macht und zwanghaft jeden Tag auf die Waage steigt).

Welchen Nutzen haben Sie davon, wenn Sie länger auf den Beinen sind? Sie verbrennen mehr Energie, verbessern Ihre muskuläre und aerobe Ausdauer, er-

Laufen **mit Köpfchen**

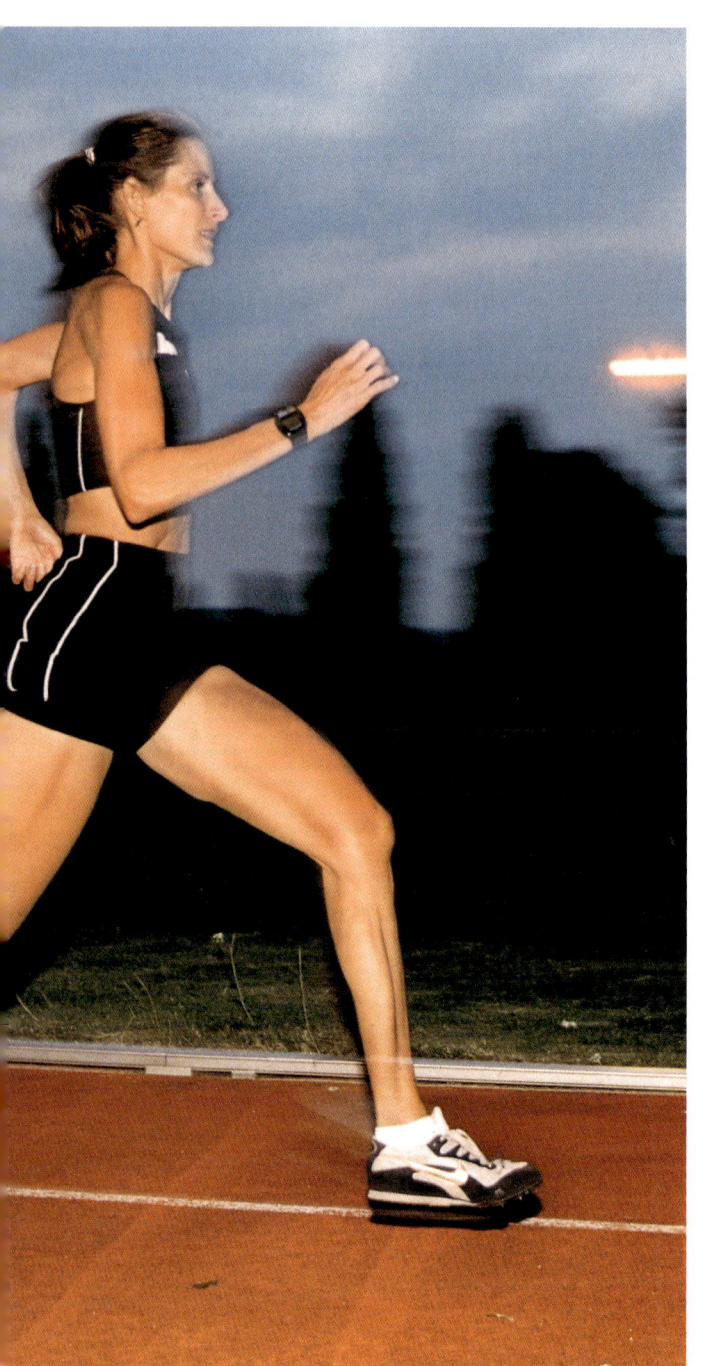

höhen die Effektivität Ihrer Fettverbrennung und gewöhnen sich an längeres Laufen. Auch Herz und Lungen werden's Ihnen danken. Außerdem können Sie nicht ständig an der Leistungsgrenze trainieren – das endet nur in Burnout oder einer Verletzung.

Höheres Tempo

Einer der weniger bekannten Vorteile von Tempoläufen ist die Verbesserung Ihrer Lauftechnik und Ihres läuferischen Selbstvertrauens. Sie werden Milchsäure (Laktat) besser abbauen und die Muskelkraft Ihrer Beine erhöhen – beides wirkt sich positiv aufs Laufen insgesamt aus. Tempoläufe erhöhen Ihre maximale aerobe Leistungsfähigkeit. Doch nicht vergessen: Nach Tempoläufen brauchen Sie eine längere Erholungsphase als nach langsameren Läufen.

Öfter laufen

Wer die Anzahl seiner Läufe pro Woche erhöht, kann mehr Abwechslung in sein Trainingsprogramm bringen und wird rascher fit, da sich der Trainingsumfang insgesamt erhöht. Viele Spitzensportler laufen zweimal täglich, und das fast die ganze Woche über; für den Rest der Menschheit ist einmal am Tag drei- bis fünfmal wöchentlich völlig ausreichend. Wer sich allerdings an einem Tag leichter zweimal 30 Minuten als einmal eine Stunde freimachen kann, könnte es mit der Teilung des geplanten Laufs versuchen.

Ihr persönlicher Trainingscocktail

Hier finden Sie alle „Zutaten" für Ihr Training mit Erläuterungen, die zu seiner Ausgewogenheit betragen sollen. Mit all diesen Tipps sollten Sie in der Lage sein, Ihr persönliches Trainingsprogramm zusammenzustellen.

Dauerläufe

Sie sind die Grundlage Ihres Laufprogramms. Ihretwegen haben Sie wahrscheinlich mit dem Laufen begonnen: Sie sind angenehm und werden im Plaudertempo durchgeführt. Ihr „langer Lauf" zählt ebenfalls dazu, liegt allerdings am unteren Ende der Belastungsskala. Die kürzeren Dauerläufe sind dagegen eher oben angesiedelt.

Was bringen Ihnen Dauerläufe?

Kreislauf und Atmung profitieren davon am meisten, doch Ihr Körper lernt auch, Sauerstoff effektiver zu verwerten und zur Energiegewinnung eher Fett als Kohlenhydrate zu verbrennen (Seite 38). Des Weiteren verbrauchen Dauerläufe jede Menge Kalorien, erhöhen die Ausdauer der arbeitenden Muskeln, die sich daran gewöhnen, den Körper über längere Zeiträume zu tragen, und kräftigt Bindegewebe wie Bänder, Sehnen und Knorpel.

Hügelläufe

Hügel sind das Geschenk der Natur fürs Ausdauertraining, weil Sie dabei gegen die Schwerkraft arbeiten und die Antriebsmuskeln starker trainieren. Übertreiben Sie's nicht: Nicht jeder Lauf muss über einen Hügel führen, und wenn, dann eher über längere flache Anstiege als Erhebungen vom Typ Mount Everest, vor allem, wenn Sie diese Art von Training nicht gewohnt sind. Hinauf sollten Sie schnell laufen, abwärts eher traben, sodass die An- und Abstiegszeit etwa gleich sind. Die Kenianer absolvieren einstündige Bergläufe, und das in großen Höhen. Sie dagegen sollten mit 30 Sekunden bis maximal 3 Minuten beginnen. Auch auf dem Laufband können Sie Hügelläufe simulieren. Doch gemach: Begnügen Sie sich mit 3 bis 5 Prozent Steigung (nicht 10 bis 12 Prozent!). Der Hügel sollte nicht so steil sein, dass Ihre Technik darunter leidet.

Nachgefragt:

Warum lange Dauerläufe, wenn ich keinen Marathon laufen will?

Der lange Dauerlauf ist immer eine lohnende Trainingsform. Wenn Sie andere Laufziele haben, laufen Sie ihn eben nicht jede Woche, sondern alle 14 Tage; 45 bis 60 Minuten genügen. Übrigens eine tolle Auszeit für Sie selbst oder für Gespräche mit befreundeten Läuferinnen bei viel frischer Luft.

Laufen **mit Köpfchen**

Nachgefragt:

Ich wohne inmitten von Hügeln; dann sind wohl alle meine Läufe Hügelläufe?

Nicht unbedingt. Beim Hügeltraining müssen Sie rasch bergauf laufen und dann eine Erholungsphase einlegen, damit das Training den vollen Nutzen entfalten kann. Deshalb ist es leichter, sich einen bestimmten Anstieg auszusuchen und ihn wiederholt zu laufen, als die Hügel zu nehmen, wie sie kommen. Beim Dauerlauf achten Sie dagegen auf gleich bleibende Anstrengung, laufen Hügel also etwas langsamer hoch.

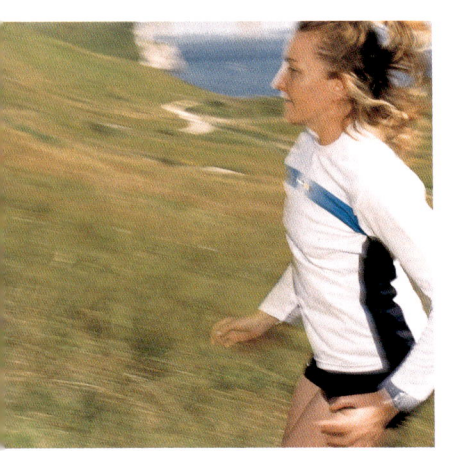

Was bringen Hügelläufe?

Sie bekommen einfach mehr fürs Geld! Das Training ist nicht allzu lang oder intensiv, bringt aber ein Plus an Kraft und aerober Ausdauer. Außerdem sind Ihre Gesäßmuskeln besonders gefordert, sodass Sie ganz nebenbei einen knackigen Po bekommen! Wenn Sie noch nicht so lange laufen, sollten Sie erst Hügel laufen und danach mit der Tempoarbeit beginnen, weil Hügelläufe Ihre Beine kräftigen und Sie an energieintensives Laufen gewöhnen.

Schwellentraining

Auf Seite 38 haben Sie von der anaeroben Schwelle oder Laktatschwelle erfahren. Beim Schwellentraining oder Tempodauerlauf traben Sie in gleichmäßigem Tempo immer in diesem Grenzbereich. Das erhöht Ihre Laktattoleranz, Ihre Fähigkeit, bei höherem Laktatspiegel zu trainieren. Auch Ihre Laufökonomie verbessert sich, das heißt, Sie können bei gleichem Energieaufwand schneller laufen; zusätzlich wächst Ihre Muskelkraft. Zwar werden beim Training an der Laktatschwelle Kohlenhydrate verbrannt (bei dieser hohen Trainingsintensität kann Fett nicht genutzt werden), dafür aber mehr Kalorien als beim Dauerlauf. Woher wissen Sie, wann Sie die Laktatschwelle erreichen? Es gibt Tests zur Laktatmessung, doch Sie können sich an die Faustregel halten, dass die Schwelle bei etwa 85 Prozent Ihrer maximalen Herzfrequenz erreicht ist – bei diesem Tempo, das Sie 15 bis 30 Minuten aufrechterhalten können, können Sie nicht mehr viel reden. Das mag entmutigend klingen, aber lassen Sie sich nicht abschrecken! Sie dürfen diesen Schwellenlauf anfangs halbieren und in der Mitte eine Pause machen. Wenn Sie 15 Minuten geplant hatten, laufen Sie also 7,5 Minuten intensiv, ruhen sich aus und führen das Training dann zu Ende.

Was bringt Ihnen Schwellentraining?

Viele Trainer halten diese Läufe für einen wesentlichen Teil jeden Laufprogramms. Damit erhöhen Sie Ihre Laktatschwelle, sodass Sie näher an Ihrer Maximalleistung trainieren können, ohne zu ermüden oder so viel Laktat aufzubauen, dass die Muskeln nicht mehr richtig arbeiten. Die Fließeigenschaften des Blutes verändern sich, die Aktivität der Stoffwechselenzyme nimmt zu, die Zahl der Muskelfasern erhöht sich. Selbst wenn Sie mehrmals rasch einen Kilometer laufen und Pausen dazwischen einlegen, können Sie Ihre Laktattoleranz und Laufökonomie steigern. Ihr Schwellentraining sollte höchstens 30 Minuten dauern, danach sollten Sie am Tempo, nicht an der Ausdauer arbeiten.

Tempoläufe

Hier überschreiten Sie endgültig die Grenze des Wohlbehagens, doch zum Glück nicht lange. Aber schließlich legen Sie nach jedem Sprint eine Erholungspause ein, in der Sie vergessen, wie hart der letzte Sprint war! Auch wer Tempoläufe für überflüssig hält, weil er nicht an Wettkämpfen teilnehmen will: Ein paar gute Gründe sprechen dafür.

Was bringen Ihnen Tempoläufe?

Erstens können Sie dadurch die Schallmauer, die Ihrer Fitness nach oben Grenzen setzt, durchbrechen. Zweitens verbessert sich Ihre Technik. Drittens erhöht sich Ihr Normaltempo bei den „gemütlichen" Läufen. Psychisch gesehen versetzen Tempoläufe Sie in die Lage, besser mit stärkerer Anstrengung umzugehen.

Wie Sie am Tempo arbeiten

Es gibt drei Methoden der Tempoarbeit: Intervalltraining, Wiederholungsläufe und Fartlek (Seite 64). Intervalltraining und Wiederholungsläufe unterscheiden sich dadurch, dass bei Ersteren eine bestimmte Zeitdauer, bei Letzteren eine bestimmte Strecke gelaufen wird. In der Praxis bestehen Wiederholungsläufe jedoch meist aus kurzen, kraftintensiven Sprints, Intervalltraining dagegen aus etwas längeren, harten Läufen. Der physiologische Trainingsnutzen erwächst aus der Laufdauer (Laufstrecke) und der anschließenden Erholung.

Wiederholte kurze Sprints von z. B. 30 Sekunden Dauer verbessern Laufeffektivität, Beinkraft und Tempo sowie Ihre anaerobe Fitness. Optimaler Nutzen ergibt sich durch die Kombination mit längeren Erholungspausen von jeweils 2 bis 3 Minuten. Längeres Durchhalten eines hohen Tempos trainieren Sie mit 30-Sekunden-Sprints und 30-Sekunden-Pausen dazwischen; Sie werden dadurch wesentlich mehr Wiederholungen

Von Frau zu Frau

„**Wenn du Wiederholungsläufe trainieren, aber nicht jede Woche auf die Bahn gehen willst, tust du das nur einmal, stoppst dich über verschiedene Strecken (dazwischen genügend ausruhen!) und verwendest die Zeiten als Orientierung bei deinen Wiederholungsläufen im Park oder anderswo.**" Sarah

„**Um als Anfängerin Geschmack an Tempoarbeit zu bekommen, solltest du's mal mit ‚Kurventraining' probieren. Das heißt, du rennst auf einer Bahn die geraden Strecken (oder auf einem Sportplatz die Breitseiten), in den Kurven (oder auf den Längsseiten) gehst du, um zu verschnaufen.**" Chris

„**Tempoläufe kommen einen allein wirklich hart an. Hier zahlt es sich aus, mit einer Freundin zu trainieren oder sich einer Laufgruppe anzuschließen.**" Annie

Laufen **mit Köpfchen**

Nachgefragt:

Welche Art von Tempoläufen ist am besten?

In einer dänischen Studie, an der über 36 Läufer teilnahmen, trainierte eine Gruppe 20 bis 30 Minuten harten Tempolauf, die zweite Gruppe 4 bis 6 4-Minuten-Wiederholungsläufe mit je 2 Minuten Pause, die dritte Gruppe 30 bis 40 15-Sekunden-Sprints mit je 15 Sekunden Pause. Alle liefen nahe ihrer Maximalleistung. Nach sechs Wochen hatten sich Laufökonomie und VO$_2$ max. nur bei den ersten beiden Gruppen verbessert. Die erste Gruppe schnitt am besten ab. Wenn Sie keine 20 bis 30 Minuten durchhalten, versuchen Sie's mit zweimal 10 Minuten und einer Erholungspause – der Effekt ist nahezu derselbe.

durchführen und mit einer geringeren Intensität laufen als beim reinen Tempodrill. Intervalltraining ist eine sehr effektive Methode, um die maximale Sauerstoffaufnahme und die Ausdauer zu erhöhen. Sie gewöhnen sich daran, bei einer höheren Herzfrequenz zu laufen, und leisten mehr energieintensive Arbeit, da Sie sich zwischen den Anstrengungen erholen können. Und weil mehrmaliger Tempowechsel Sie in die Lage versetzt länger zu laufen, verbrennen Sie trotz aller Erholungspausen jede Menge Kalorien.

Fartlek

Fartlek ist ein schwedischer Ausdruck und bedeutet Fahrtspiel, das Spiel mit Geschwindigkeiten – und genau darum geht es. Es gibt kein festes Schema, nur als Grundidee den Wechsel von Tempolauf und erholsamem Joggen, meist in abwechslungsreichem Gelände. Die Bodenverhältnisse können das Tempo diktieren – rennen Sie bergauf und traben Sie dann, bis Sie wieder zu Atem kommen, oder sprinten Sie zum übernächsten Laternenpfahl bzw. zur Parkbank – ein super Einstieg in die Tempoarbeit, unbelastet von Regeln. Besonders gut klappt's zu zweit oder zu dritt, wobei jeder Teilnehmer abwechselnd den nächsten Schritt vorgibt. Fartlek ist ein schöner Ersatz (kein Zusatz!) für die strukturierte Tempoarbeit im wöchentlichen Trainingsprogramm.

Goldene Regeln fürs Tempotraining

- **Mindestens 10 Minuten aufwärmen und einige Minuten dehnen – vor allem Oberschenkel, Knie, Waden und Achillessehnen.**
- **Der entscheidende Punkt: Wenig und nicht zu oft! Meist genügt einmal die Woche ein Tempolauf, für bequemere Naturen reicht auch einmal alle 14 Tage.**
- **Zügeln Sie sich! Für viele ist Tempoarbeit gleichbedeutend mit Sprinten – wann aber haben Sie zuletzt jemanden 800 Meter sprinten sehen? Alle Wiederholungsläufe sollten etwa gleich schnell sein oder sich jedes Mal etwas steigern. Wenn Sie für den ersten Lauf weniger als 3 Minuten brauchen, für die restlichen aber fast 4 Minuten, dann waren Sie beim ersten Mal zu schnell. Falls Sie einen Pulsmesser benutzen, setzen Sie sich etwa 85 bis 95 Prozent Ihrer maximalen Herzfrequenz zum Ziel. Neulinge beginnen am unteren Ende dieses Bereichs.**

- Passen Sie die Ruhephasen der Anstrengung an. Um sich von einem 200-Meter-Sprint zu erholen, brauchen Sie länger als nach einem zügigen 800-Meter-Lauf.

Und noch etwas …

Die Kombination von Gehen und Laufen ist eine Trainingsform, die in den letzten zehn Jahren immer mehr Anhänger unter Läufern gefunden hat, denen mehr an Gesundheit und Fitness liegt als an einer Marathonzeit unter 3 Stunden. Diese Trainingsform ist ein super Einstieg ins Laufen, doch nicht nur Anfänger profitieren davon. Der amerikanische Laufguru Jeff Galloway baut seine Seminare und Trainingscamps auf das Geh-Lauf-Konzept auf. Seiner Meinung nach können die Teilnehmer dadurch nicht nur ihrem Training mehr abgewinnen, sondern steigern auch ihre Leistung: Erfahrene Marathonläufer konnten ihre Zeit durchschnittlich um 13 Minuten verbessern.

Ich persönlich empfehle die Kombination Gehen-Laufen speziell für Ihren wöchentlichen langen Lauf. Warum? Sie können länger laufen, ohne sich zu überanstrengen. Und Ihnen wird nicht so sehr vor dem langen Training grausen …

Anfangs legen Sie nach jedem 8-minütigen Lauf eine 8-minütige Gehpause ein, die Sie allmählich auf 1 Minute alle 10 Minuten verkürzen. Das ist dann auch *die* Chance für einen Körpercheck (Seite 46).

Auch bei anderen Läufen können Sie Gehpausen einbauen, aber bitte nicht in jeden. Sonst wird Ihnen kontinuierliches Laufen immer schwerer fallen.

Maximale Herzfrequenz (MHF) und Trainingspuls

Zur Bestimmung dieser beiden Werte gibt es mehrere Methoden:

1 Sie können in einer sportmedizinischen Praxis oder einem Fitness-Center auf dem Fahrrad-Ergometer strampeln, bis Sie Ihre absolute Maximalleistung erreichen und vom Ergometer fallen (Achtung: Witz!). Dabei sind Sie an Messgeräte angeschlossen, die u. a. Ihre maximale Herzfrequenz ermitteln. Ein solcher Test kann nützlich sein, wird Anfängerinnen jedoch nicht empfohlen, da er sehr belastend und nicht ganz billig ist.

2 Die Formel „220 minus Alter". Das ist ein sehr grober Annäherungswert an die MHF, da der wirkliche Wert bis 20 Schläge abweichen kann.
Beispiel: Sie sind 35 Jahre alt. MHF = 220−35 = 185.
Jetzt berechnen Sie den Puls, der Ihrem Trainingsziel entspricht (z. B. 65 Prozent, 70 Prozent, 75 Prozent usw. Ihrer Maximalleistung):
Beispiel: Trainingspuls = 75 Prozent von 185 = 139 Schläge pro Minute.

3 Frauenspezifische Formel: Sie ist für viele Frauen besser geeignet, da sie auf unzähligen Leistungstests und der Bestimmung der wirklichen VO$_2$ max. beruht. Bei dieser Formel multiplizieren Sie Ihr Alter mit 0,9 und ziehen das Ergebnis von der Zahl 209 ab.
Beispiel: Sie sind 35 Jahre alt. MHF = 209−(35 × 0,9) = 177,5.

4 Karvonen-Formel. Sie ist eine etwas elegantere Methode zur Bestimmung Ihres Trainingspulses. Dazu müssen Sie Ihren Ruhepuls kennen (Ermittlung Seite 32) und Ihre

Laufen **mit Köpfchen**

altersabhängige (oder beim Arzt gemessene) maximale Herzfrequenz. Wenn Sie bei 65 Prozent Ihrer Maximalleistung trainieren wollen, rechnen Sie mit folgender Formel:

Trainingspuls = (MHF − Ruhepuls) × 0,65 + Ruhepuls

Beispiel: Sie sind 35 Jahre alt. Ihr Ruhepuls beträgt 60, Ihre altersabhängige maximale Herzfrequenz 185 Schläge pro Minute.

Trainingspuls = (185−60) × 0,65 + Ruhepuls

Trainingspuls = 125 × 0,65 + Ruhepuls = 81,25 + 60

Trainingspuls = 141 Schläge pro Minute

5 **Moderne Pulsmesser wie z. B. Polar Serie M können einen guten Schätzwert Ihrer maximalen Herzfrequenz liefern, der auf der Messung winziger Abweichungen zwischen Ihren einzelnen Herzschlägen bei submaximaler Anstrengung beruht. Auf Seite 90 finden Sie weitere Informationen.**

Wie man alles zusammensetzt

Jetzt wissen Sie also Bescheid über verschiedene Trainingsformen und kennen die Eckpfeiler eines sinnvollen Trainings. Nun wird es Zeit, alles in einem Plan zu integrieren. Ein allgemein verbindliches Laufprogramm gibt es nicht! Schneidern Sie sich vielmehr aus dem, was Sie über sich wissen, Ihren eigenen Trainingsplan. Kopieren Sie nicht einfach den Plan einer anderen Läuferin – was deren Bedürfnissen entspricht, könnte für Sie selbst völlig ungeeignet sein.

Beginnen Sie mit der Frage: „Wo stehe ich jetzt?" Wie viel Zeit widmen Sie momentan Ihrem Lauftraining? Wie fit sind Sie? (siehe Stufentest Seite 34). Ihre Antworten helfen Ihnen, die richtige Trainingsbelastung herauszufinden. Als Nächstes fragen Sie sich: „Welches Ziel habe ich?" Möchten Sie an einem 5-km-Rennen teilnehmen, möchten Sie einen Kilometer in 4,5 Minuten laufen, Ihre Marathonzeit verbessern oder 3 Kilogramm abnehmen? Sind Sie bereit, mehr Zeit in Ihr Training zu investieren? Was ist Ihnen am Laufen wichtig? Wenn Sie Ihre Ziele kennen, können Sie besser beurteilen, welche Trainingsformen für Sie am wichtigsten sind. Wenn Sie zum Beispiel für einen Marathon trainieren wollen, konzentrieren Sie sich darauf, immer länger und weiter zu laufen. Wenn Sie sich zu einer schnelleren 5-Kilometer-Läuferin entwickeln wollen, legen Sie den Schwerpunkt eher auf Tempotraining.

Nehmen wir einmal an, Ihr Ziel ist es, allgemein fitter zu werden. Sie laufen viermal die Woche. Wollen Sie nun je eine der oben beschriebenen Trainingsformen in Ihren Wochenplan aufnehmen – Dauerlauf, Hügellauf, Schwellentraining und Tempolauf? Das möchte ich nicht hoffen! Lesen Sie sich die goldenen Regeln unten durch, dann werden Sie schnell feststellen, dass eine solche Woche zu viel energieintensives Training und nicht genug Ausdauertraining enthält. Hügel- und Tempoläufe belasten den Körper und müssen zwischen ruhigeren Läufen und Erholungsphasen eingebettet sein. Auf der Grundlage von vier Läufen pro Woche können Sie zwei Dauerläufe (einer davon ist Ihr langer Wochenendlauf), ein Schwellentraining und ein paar 400-Meter-Wiederholungsläufe auf dem Sportplatz einplanen; die anstrengenden Läufe liegen zwischen Ruhetagen.

Und nun die goldenen Regeln eines ausgeglichenen Laufprogramms:

- **Dauerläufe bilden die Basis Ihres Trainingsplans.**
- **Schwellenläufe sind der zweitwichtigste Faktor zur Verbesserung Ihrer Fitness – möglichst einen pro Woche einplanen.**

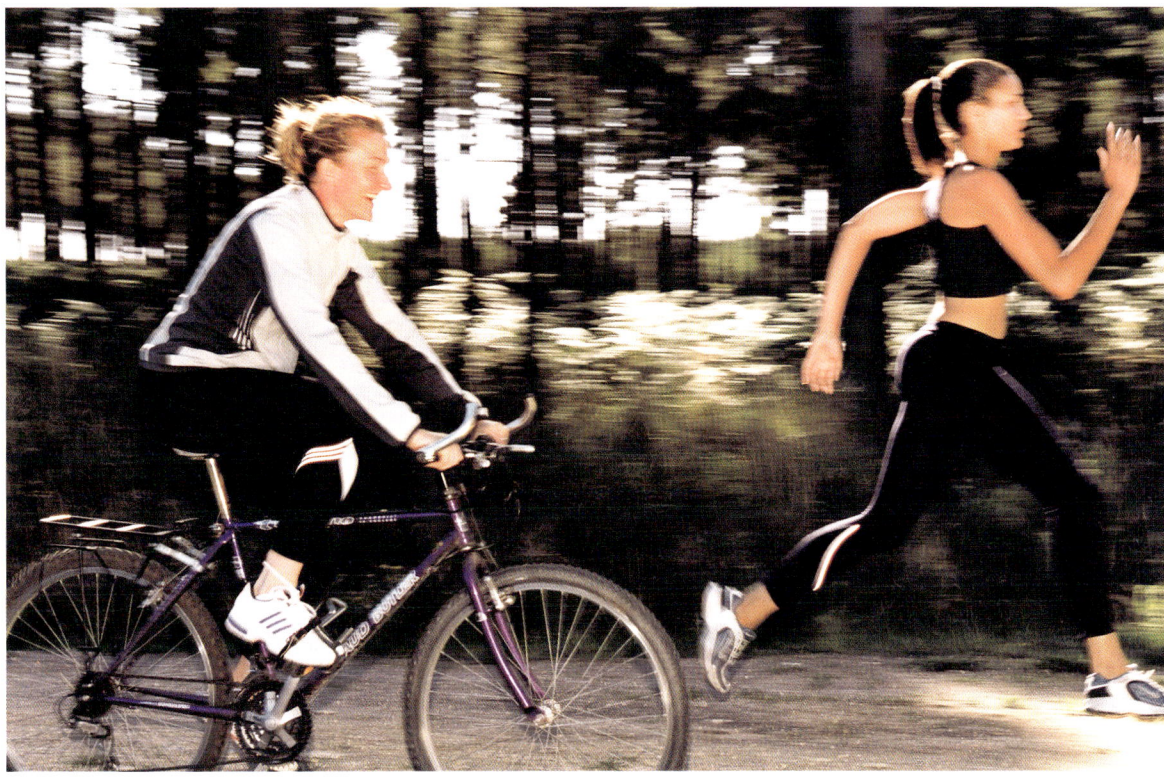

- Wöchentlich oder wenigstens alle 14 Tage einen langen Lauf planen (auch als Geh-Lauf-Training möglich, Weiteres siehe Seite 65).
- Wöchentlich *entweder* einen Hügellauf *oder* Tempotraining durchführen – nicht beides! Am besten bleiben Sie einige Wochen bei derselben Trainingsform, bevor Sie wechseln, damit das Training nicht so zerrissen ist. Zum Beispiel beginnen Sie mit 6-mal 2-Minuten-Hügelläufen und steigern sich in vier Wochen auf 10-mal. Dann wechseln Sie zu 400-Meter-Wiederholungsläufen auf der Bahn über und steigern sich wöchentlich um 1 bis 2 Läufe. Wem vor Hügeln und Tempo graut, versucht's mit einem Zwei-Wochen-Plan, damit das ungeliebte Training nur einmal alle 14 Tage fällig wird.

- Trainieren Sie nach der Maxime: „3 Wochen knackig, 1 Woche lax." So verschaffen Sie sich physisch wie mental jeden Monat eine Pause. Vielleicht legen Sie die leichte Woche mit Ihrer Menstruation oder sonstigen periodischen Leistungstiefs zusammen.
- Anstrengendes Training nie an zwei Tagen hintereinander!
- Immer *mindestens* einen, wenn nicht zwei Ruhetage die Woche einlegen!

Und das Tempo?

Woher wissen Sie, ob Sie mit der richtigen Intensität trainieren, wenn Sie keinen Pulsmesser besitzen? Verlassen Sie sich auf Ihre eigene Intuition und benutzen

Laufen **mit Köpfchen**

Sie die traditionelle Borg-Skala zur Bewertung subjektiv wahrgenommener Anstrengung. Die Skala reicht von „sehr leicht" bis „maximal". Das Gute daran: Die Borg-Skala ist wirklich individuell. Wenn Sie zum Beispiel mit einer Freundin laufen, empfinden Sie das Tempo vielleicht als extrem anstrengend, sie dagegen als leicht. Das ist ein Zeichen dafür, dass Sie langsamer laufen sollten.

Die ursprüngliche Borg-Skala hat 14 Stufen; um die Einschätzung zu erleichtern, habe ich sie auf fünf Stufen reduziert:

Stufe 0 – müheloses Tempo. Benutzen Sie es bei den Erholungsphasen von Intervalltraining und Fartlek oder für sehr einfache Läufe. Entspricht 60 bis 70 Prozent Ihrer MHF.

Stufe 1 – Plaudertempo. Richtig für Ihre Dauerläufe. Entspricht 75 bis 85 Prozent Ihrer MHF.

Stufe 2 – anstrengendes Tempo. Für Schwellentraining. Entspricht 75 bis 85 Prozent Ihrer MHF.

Stufe 3 – sehr anstrengendes Tempo. Für Hügelläufe und längere Wiederholungsläufe oder Intervalltraining. Entspricht 85 bis 90 Prozent Ihrer MHF.

Stufe 4 – Höchsttempo. Nur für kürzere Wiederholungsläufe (z. B. 200 Meter) – die Ruhephasen dazwischen müssen mindestens doppelt so lang sein wie die Sprintzeit. Entspricht 90 Prozent und mehr Ihrer MHF.

Last, not least ...

Noch ein Wort zu Ihrem Trainingsplan. Auch wenn Sie lange darüber gebrütet, viel herumjongliert und ihn schließlich zu Papier gebracht haben – halten Sie nicht verbissen daran fest! Bleiben Sie bei Ihrem Lauftraining flexibel und hören Sie auf Ihren Körper. Sonst warten am Ende womöglich Enttäuschungen

(zu anstrengend; zu viel hineingepackt) oder gar Verletzungen (nicht ausgewogenes Training) auf Sie. Beobachten Sie aufmerksam, wie Ihr Körper reagiert, und bleiben Sie offen für Veränderungen.

Fallstudie: Sarah

Sarah hat vor 6 Monaten mit meinem Programm begonnen und trainiert nun für ein 10-Kilometer-Rennen. So sieht ihr momentaner Trainingsplan aus:

Montag	Yoga
Dienstag	Schwellentraining: Zweimal 10 Minuten mit 2 Minuten Pause dazwischen
Mittwoch	Eventuell 30 Minuten Dauerlauf (fällt bei Müdigkeit aus)
Donnerstag	Ruhetag
Freitag	Jede Woche im Wechsel Hügeltraining (Achtmal 2-Minuten-Wiederholungsläufe mit je 2 Minuten Traben zur Erholung) und 40 Minuten Dauerlauf
Samstag	Ruhetag
Sonntag	Langer Dauerlauf von einer Stunde

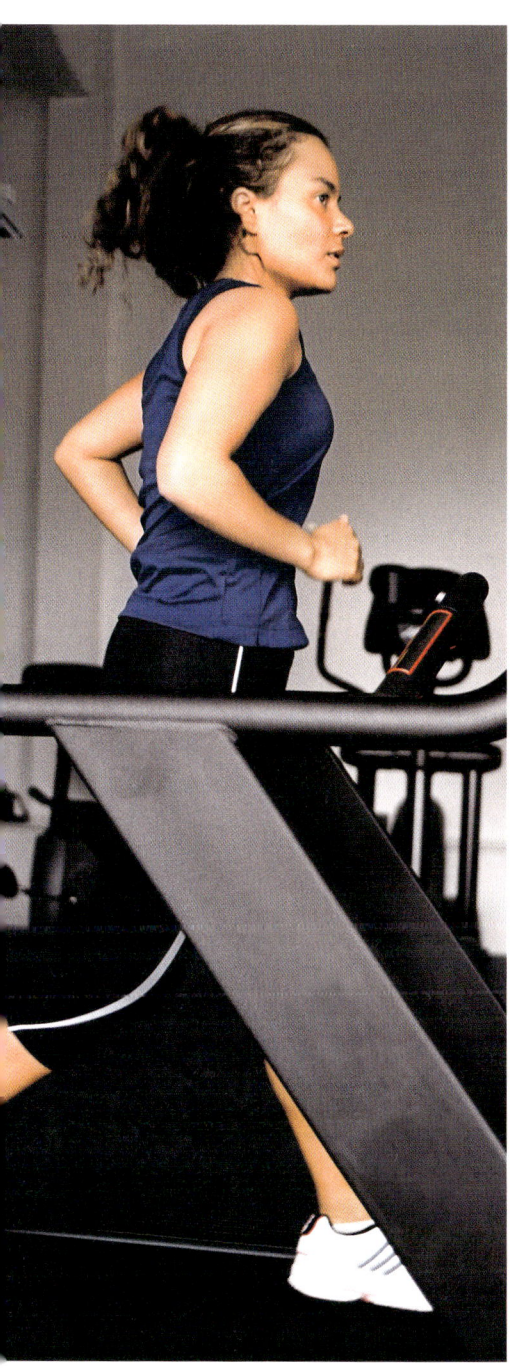

Zeit und Ort
Wo und wann Sie laufen

Umgebung und Untergrund haben maßgeblichen Anteil an Ihrem Lauferlebnis. Mit dem Motto „gleiche Stelle, gleiche Welle" rutschen Sie leicht in eine Routine hinein, die Sie der ganzen Sache schnell überdrüssig werden lässt. Abwechslung heißt hier das Zauberwort zum Motivationserhalt – und auch Ihrem Körper tut sie gut. Harter, unnachgiebiger Boden wie Steinpflaster ist für begrenzte Zeit in Ordnung, ja oft unvermeidlich, doch es gibt viele Alternativen, um Ihr Lauftraining vielfältig und interessant zu gestalten. Beginnen wir mit einem Ort, der häufig für die „ersten Schritte" in Frage kommt: das Laufband.

Das Laufband

Eine Laufband-Nutzerin wird beim ersten Lauf auf freier Piste aus allen Wolken fallen. Auch wenn die Bewegung auf bewegtem und unbewegtem Grund dieselbe ist, gibt es doch Unterschiede in der Körpermechanik, denn im ersten Fall laufen Sie ja stationär und bewegen den Körper nicht nach vorn. Außerdem schauen viele Läuferinnen nach unten auf ihre Füße oder aufs Display, sodass der Körper nicht mehr gerade aufgerichtet ist.

Drinnen gibt es keinen Windwiderstand zu überwinden, die glatte Bandfläche fordert Sie weit weniger als unebener Boden. Experten empfehlen, einen Anstieg von 0,5 bis 1 Prozent einzustellen, um natürlichere Bedingungen zu simulieren, doch selbst dann ist das Ergebnis nicht unbedingt dasselbe: Treffen Sie draußen auf einen Hügel, laufen Sie eben hinauf. Doch wenn Ihnen das Gefälle auf dem Laufband Mühe macht, ist die Versuchung nur allzu groß, per Knopfdruck die Belastung zu verringern. Und wie gut Sie sich auch fühlen, Ihr Training endet genau am vorprogrammierten Punkt. An der frischen Luft laufen Sie vielleicht, wenn Sie sich in Bombenform fühlen, noch 15 Minuten länger.

Unbestritten: das Band hat seine Vorteile. Allen Frauen, die beim Alleinlaufen Angst haben, garantiert es Sicherheit, und wer sich scheut, in aller

Laufen **mit Köpfchen**

Öffentlichkeit zu laufen, braucht nicht darauf zu verzichten. Natürlich ist das Band auch eine tolle Erfindung für Schön-Wetter-Läuferinnen, die Regen und Wind hassen.

Eine der Stärken des Laufbands besteht im Feedback, vor allem, was den Puls betrifft. Die meisten Laufbänder zeigen heute die Herzfrequenz an, manche werden sogar pulsabhängig schneller oder langsamer, wenn Sie Ihre Benutzerdaten einprogrammiert haben. Ein Laufband (Marke Tunturi) verändert Geschwindigkeit und Neigung automatisch so, dass Sie in Ihrem Trainingsbereich bleiben. Viele Läuferinnen motiviert es sehr, wenn sie die Früchte ihrer Anstrengung auf dem Display sehen: Wie weit sind sie gelaufen, bei welchem Durchschnittstempo, wie viele Kalorien haben sie verbraucht? Das alles lässt sich auf Knopfdruck abrufen.

Das Laufband ist auch als Rehabilitationshilfe nach einer Verletzung ideal, weil es die Belastung der Gelenke gering hält und das Risiko des Umknickens oder eines Sturzes auf der glatten Lauffläche minimal ist. Doch bitte laufen Sie nicht *ausschließlich* auf dem Band.

Nützlich kann das Laufband auch bei Schwellen- oder Intervalltraining sein. Wenn's hart wird, können Sie nicht kneifen, da das Tempo vorprogrammiert ist, draußen dagegen kann es passieren, dass Sie unbewusst langsamer werden. Ich benutze das Band für mein Schwellentraining, einen 20 bis 30 Minuten langen schnellen Lauf, weil ich dann eine bessere Kontrolle über mein Tempo habe.

Der größte Nachteil des Laufbands ist vielleicht die Langeweile. Immer dieselbe Aussicht, derselbe Boden, dasselbe Wetter … Dagegen hilft nur, das Band klug und nicht allzu oft einzusetzen.

Und noch etwas …

Manche lieben das Laufband, weil sie dabei nicht ans Laufen denken. Bis zum Ende des Trainings können sie einfach „abschalten". Wer so negativ übers Laufen denkt, sollte sich fragen, warum er überhaupt läuft. Meiner Erfahrung nach genießen Sportlerinnen, die sich innerlich konzentrieren, nicht nur das Laufbandtraining mehr, sondern erzielen auch bessere Trainingsergebnisse. Da sie nicht auf den Boden zu achten brauchen oder entscheiden müssen, auf welcher Strecke sie weiterlaufen, können sie sich voll auf Ihren Laufstil konzentrieren.

Stimmen Sie sich deshalb in Ihren Körperrhythmus ein, achten Sie darauf, wie Sie Ihre Füße aufsetzen, wie Sie atmen. Feilen Sie an Ihrer Technik und horchen Sie in Ihren Körper hinein, anstatt nur Zeit totzuschlagen. Hier kann Musik sinnvoll helfen – wählen Sie etwas, was Sie in Schwung bringt, und lassen Sie sich mitreißen. Eine Studie der University of Brunel zeigte, dass Läufer bei fetziger Musik länger laufen können als bei Stille.

Tipp

Wenn es Ihnen schwer fällt, vom Laufband wieder auf festen Boden umzusteigen oder wenn Ihnen beim Absteigen schwindlig wird, sollten Sie kurz die Augen schließen.

Der Kauf eines Laufbands

Wer nicht in der Nähe eines Sportstudios wohnt oder lieber zu Hause trainiert, möchte sich vielleicht ein eigenes Gerät zulegen. Denken Sie vor dem Kauf gründlich darüber nach, wie oft Sie es benutzen –

Laufbänder sind teuer, vor allem, wenn sie als Kleiderständer enden. Folgendes sollten Sie überlegen:

- **Wie viel Platz brauche ich dafür? Habe ich überhaupt so viel?**
- **Wie sind Aussicht und Belüftung im vorgesehenen Raum? Sie wollen schließlich nicht stundenlang die Wand anstarren oder beim Laufen schwitzen wie in den Tropen.**
- **Vor dem Kauf ein Probelauf! Gute Fachgeschäfte oder Hersteller erlauben Ihnen, die Modelle vor dem Kauf zu testen.**
- **Welche Funktionen möchten Sie haben? Kann man eine Steigung einstellen? Auch abwärts? Welche Höchstgeschwindigkeit erreicht das Gerät? Gibt es vorgegebene Programme?**
- **Wie ist das Design? Genügt Ihnen ein einfaches Display oder hätten Sie gern etwas Komplexeres? Möchten Sie ein Geländer? Ist Ihnen ein Getränkehalter wichtig?**
- **Wenn alle Fragen beantwortet sind, geben Sie ruhig so viel aus, wie Sie sich leisten können. Entscheiden Sie sich für eine gute Marke, ein Modell von genügender Breite und Länge mit flüssiger Bandbewegung und leicht bedienbaren Knöpfen, das beim Laufen leise summt und nicht ohrenbetäubend jault.**

Die Bahn

Ich war schon weit über 20, als ich zum ersten Mal den Fuß auf eine Laufbahn setzte – und sofort hingerissen. Diese schnurgeraden weißen Linien, die federnde Oberfläche und die anregende Atmosphäre … Viele lassen sich von einer Bahn einschüchtern – völlig grundlos! Zwar rennen die Sprinter hin und her, Vereinsläufer absolvieren 800-Meter-Läufe, Trainer brüllen, aber es gibt auch genügend Walker, Jogger und Läufer aller Leistungsklassen und unterschiedlichster Am-

bitionen. Stellen Sie sich erst gar nicht vor, dass Sie nun die Welt des Leistungssports betreten, sondern betrachten Sie die Bahn einfach als ebene Trainingsstrecke mit griffiger Oberfläche und gut messbaren Entfernungen. Bei der Standardbahn ist eine Runde 400 Meter lang. Ist das nicht einfacher, als jede Strecke mit dem Auto abzufahren, um sie zu messen? Ein weiterer Vorteil: Sie können ein Getränk stehen lassen und jedes Mal beim Vorbeikommen einen Schluck trinken, ein Kleidungsstück ablegen oder auf die Toilette verschwinden.

Benimm auf der Bahn

- **Walker und Jogger benutzen die Außenbahnen. Die inneren Bahnen sind für die Sprinter reserviert.**
- **Wenn jemand von hinten schreit: „Bahn frei!", weichen Sie schleunigst nach außen aus, weil Sie gleich überholt werden.**
- **Laufen Sie immer gegen den Uhrzeigersinn.**
- **Bleiben Sie auf der Bahn nicht stehen oder fangen dort an zu dehnen; lassen Sie nichts herumliegen.**

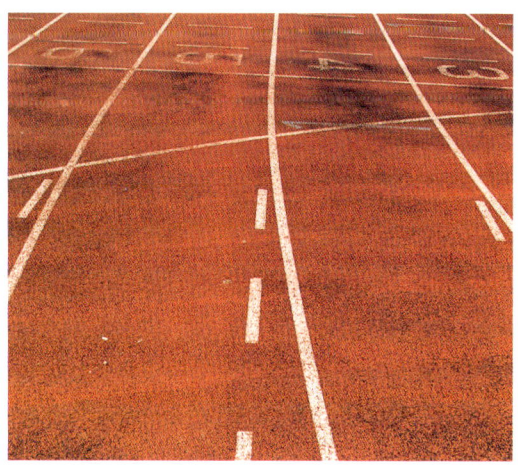

Laufen **mit Köpfchen**

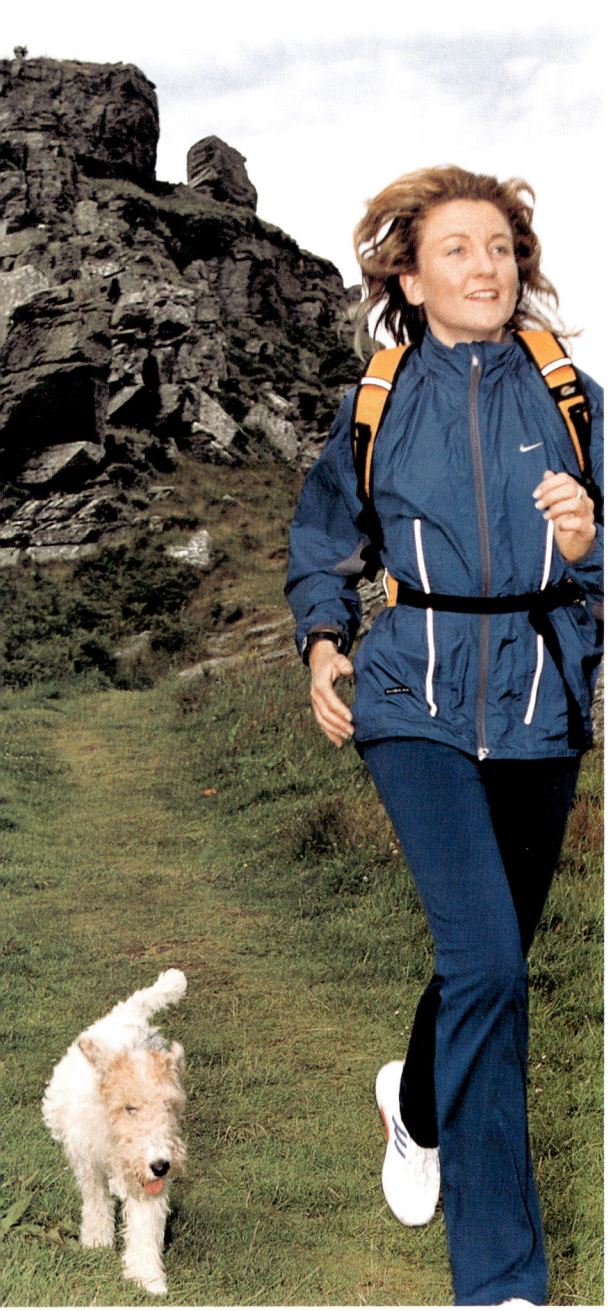

Auf dem Trail

Anfangs sind wir beim Laufen vollständig mit unserem Körper beschäftigt – unser Herz schlägt, unsere Füße stoßen sich ab, die Lungen dehnen sich, die Arme ziehen durch. Aber die Zeit kommt, da Laufen eher zu einem mentalen oder gar spirituellen Erlebnis wird. Und an diesem Punkt wird die Umgebung immens wichtig. Auf die Frage nach ihrer Lieblingsroute wird kaum eine erfahrene Läuferin verklärt vom Einbahnsystem im Stadtzentrum schwärmen oder von der Befriedigung, die ihr das „Piep-piep-piep" am Ende eines Laufbandtrainings vermittelt. Der Reiz des Laufens liegt zum großen Teil darin, dass es uns Flucht aus dem Alltag, Erkundungstouren und Abenteuer ermöglicht – all das können wir nur im Gelände, in freier Natur erleben.

Geländelauf ist anders

Abseits der Straßen laufen können Sie überall – auf Wanderwegen, an Stränden, in Parks und Wäldern. Hier ist nicht alles verbaut, das abwechslungsreiche Terrain führt auf und ab – Sie werden auch mit einer anderen inneren Einstellung laufen. Eine Straßenläuferin ist vollkommen von ihrer Stoppuhr und den absolvierten Streckenkilometern gefesselt, sie wird kaum stehen bleiben, um eine schöne Aussicht zu bewundern. Wer in der Natur läuft, darf sich nicht daran stören, wenn er anhalten und die Karte studieren muss. Wenn er Pinkelpausen einlegt oder spielende Kaninchen beobachtet, hält er – entsetzliche Vorstellung! – nicht einmal seine Uhr dabei an! Streckenlänge und Tempo verlieren an Bedeutung, die Abenteuerlust tritt in den Vordergrund.

Am Strand

Nichts ist schöner, als am Strand zu laufen! Die Sonne auf dem Wasser, das Rauschen der Wellen, die Meeresbrise … bei allem Genuss gibt es ein paar Punkte zu beachten. Laufen Sie nicht immer in dieselbe Richtung, denn der Strand neigt sich zum Wasser hin, und wenn Sie immer nur in eine Richtung laufen, belasten Sie sich einseitig und können Probleme bekommen (dasselbe gilt fürs Laufen auf gewölbtem Fahrbahnquerschnitt). Zweitens: Widerstehen Sie der Versuchung, die Schuhe von sich zu schleudern. Ein paar Hundert Meter barfuß laufen ist in Ordnung (siehe Seite 82), doch nasser Sand gibt nur wenig nach. Wenn Sie im weichen trockenen Sand laufen, sollten Sie sich auf kurze Sprints beschränken, da Ihre Füße einsinken und die Wadenmuskeln und Achillessehnen stärker belastet werden. Weicher Sand ist übrigens der größte Kalorienfresser, also „gönnen" Sie sich ein paar kurze, harte Wiederholungsläufe.

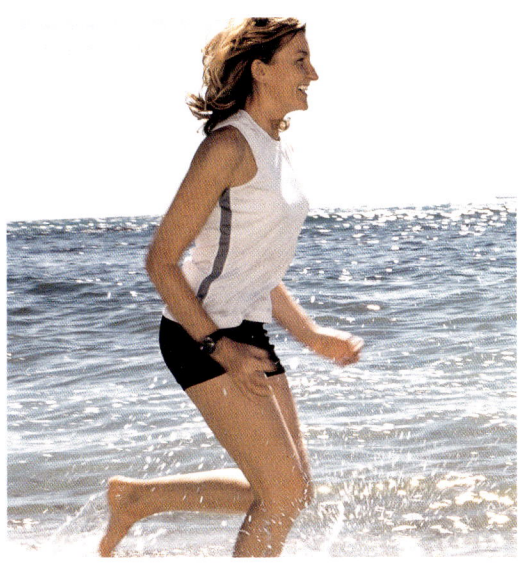

Routen finden

Selbst wenn Sie mitten in der Stadt wohnen, bieten sich Gelegenheiten. Vielleicht gibt es einen Fluss oder Kanal mit Treidelpfad, einen großen Park oder Sie erforschen die Umgebung. Ich habe jahrelang in London gelebt und fand überall schöne Laufwege – in Richmond Park, an der Themse entlang … Am besten kaufen Sie sich eine detaillierte Karte mit kleinem Maßstab und planen eine Route, die Sie durch möglichst viel Grün führt. Ob eine Strecke schön zu laufen ist, lässt sich auch mit dem Fahrrad oder sogar mit dem Auto erkunden. Damit Sie nicht denselben Weg zurücklaufen müssen, können Sie sich an einem Treffpunkt abholen lassen oder mit dem Zug oder Bus ins Grüne fahren und zurücklaufen.

Vorzüge des Geländelaufs

Offroad profitieren Sie mehr vom Training als auf der Straße oder dem Laufband. Eine Studie, die Straßen und unebenes Gelände verglich, ermittelte für Naturstrecken einen um 26 Prozent höheren Energieverbrauch (im Klartext: Kalorienverbrennung!). Gras fordert Sie stärker als Asphalt, weicher Sand oder Schlamm sind noch anstrengender. Die Muskeln in den Unterschenkeln müssen verstärkt arbeiten, um auf unebenen Flächen die Balance zu halten, bei jedem Schritt müssen Sie die Füße höher heben. Ihre Beweglichkeit verbessert sich, da Sie öfter Pfützen, Baumstämmen, Kuhfladen und Steinen ausweichen müssen. Wenn es

Laufen **mit Köpfchen**

Nachgefragt:

Wie weiß ich, wie weit ich gelaufen bin?

Machen Sie sich nicht allzu viele Gedanken darüber, welche Strecke Sie beim Geländelauf zurückgelegt haben.

Zum Abschätzen eignen sich folgende Methoden:

- **Sie können die meisten Trails mit einem Mountainbike abfahren, das mit einem Tacho ausgerüstet ist.**
- **Es gibt einige Utensilien vom Schrittzähler bis zum digitalen Geschwindigkeitsmesser, mit deren Hilfe Sie anschließend Ihre Laufstrecke überschlagen können – mehr dazu auf Seite 91.**
- **Nehmen Sie Ihr Durchschnittstempo und schlagen pro Kilometer 40 Sekunden drauf. Beispiel: Ihr normaler Kilometerschnitt beträgt 5 Minuten; für Trails rechnen Sie mit 5 Minuten 40 Sekunden.**
- **Am allereinfachsten messen Sie Ihre Route auf der Karte mit einem Bindfaden ab und berechnen dann damit die Strecke.**

windig ist, umso besser: Mäßiger Gegenwind erhöht den Energiebedarf um 3 bis 9 Prozent.

Obwohl das Laufen auf freier Strecke etwas anstrengender ist als auf der Straße, bleibt es nicht den fitteren Läuferinnen vorbehalten. Hügel oder sumpfige Stellen zwingen manchmal zum Gehen, Sie klettern über Zäune und schließen Tore – alles prima Verschnaufpausen! Und wozu sollten Sie in der Natur laufen, wenn Sie nicht stehen bleiben dürfen, um die Aussicht zu genießen?

Und noch etwas ...

Mein Bauch sagt mir, dass frische Luft, Ruhe und grüne Landschaft besser für mich sind als Kunstlicht, laute Musik und verschwitzte Massen – und alle Studien über die Wirkung der Natur auf unser Wohlbefinden geben mir Recht. Täglicher Kontakt mit der Natur, sei es im Park oder auf einer sturmgepeitschten Klippe, ist Balsam für Körper und Seele; bei unserem industrialisierten Lebensstil reduziert sich dieser Kontakt mehr und mehr. Sieben von zehn Personen sind der Meinung, dass wir durch Aktivitäten in der Natur Stress besser abbauen als durch Aktivitäten drinnen. Eine australische Studie hat's bewiesen: Im Gegensatz zum Laufen auf dem Laufband führt Laufen im Freien zu einem Abbau von Spannungen, Erschöpfung und Depressionen; der Endorphinspiegel ist messbar höher. Die vielen negativ geladenen Ionen an der frischen Luft (vor allem in Höhenlagen und an fließenden Gewässern) beeinflussen unsere Stimmung positiv, wir fühlen uns wacher und erfrischt.

Draußen laufen auch im Winter

- **Sie verbrennen dabei mehr Kalorien. Eine Studie der University of Tennessee ergab, dass beim selben Training draußen 12 Prozent mehr Kalorien (und 32 Prozent mehr Fett) verbrannt wurden als drinnen. Warum? Allein um die Körpertemperatur aufrecht zu erhalten, sind zusätzliche Kalorien nötig.**
- **Wenn Sie sich dem Tageslicht aussetzen, bekommen Sie nicht so leicht eine Winterdepression und nehmen mehr Vitamin D auf.**
- **Sie können schneller laufen als im Sommer. Hitze setzt sogar den Elite-Marathonläufern zu, die im Sommer bis zu 10 Prozent langsamer laufen als im Winter.**

Wann laufen Sie am besten?

Gibt es dafür überhaupt eine beste Zeit? Ja und nein. Die meisten Olympiarekorde wurden zwischen 16 und 19 Uhr aufgestellt, Studien bestätigen, dass der Körper dann besonders leistungsbereit ist. Seit neuestem gibt es Anhaltspunkte dafür, dass ein frühmorgendliches Training Ihr Immunsystem sogar schwächen und Sie infektanfälliger machen kann. Das hat mit den täglichen Hormonschwankungen und mit dem Speichel zu tun, der die Schleimhäute gegen Keime aus der Luft schützt – morgens ist die Speichelmenge geringer.

Aber – und dieses Aber ist wirklich großgeschrieben – die beste Laufzeit ist *die Zeit, die Ihnen am besten passt*. Vielleicht stehen Sie einfach morgens gern auf und laufen. Dann weiter so! Andere Studien zeigen, dass Läufer, die morgens trainieren, eher am Ball bleiben als diejenigen, die später am Tag laufen (und mehr dazu neigen, es ganz aufzugeben). Und wenn Sie arbeiten oder eine Familie versorgen müssen (und wer muss das nicht?), dann hat sich Ihr Lauftraining nach Ihrem Tagesablauf zu richten, egal, was die Wissenschaft dazu meint.

So können physiologische Veränderungen im Tagesablauf Ihr Training beeinflussen:

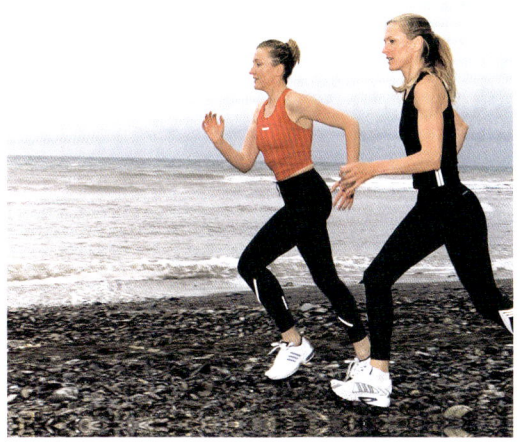

- **Beim Aufwachen** Die Körpertemperatur ist am niedrigsten, die Gelenke steif und „trocken". Puls und Sauerstoffverbrauch sind niedrig. Die Lunge arbeitet noch auf Sparflamme, für Asthmatiker ist dies ein schlechter Zeitpunkt.
  Zu beachten: Länger aufwärmen und, wenn möglich, kein hartes Training durchführen, da die Verletzungsgefahr größer ist. Gehen Sie nicht im Halbschlaf aus dem Haus, sonst übersehen Sie Gefahrenstellen, z. B. durch den Verkehr oder unebenen Boden.

- **Vormittag bis Mittag** Der Adrenalin- und Kortisonspiegel ist hoch, daher sollten Sie wach und konzentrationsfähig sein. Die Körpertemperatur steigt ebenfalls.
  Zu beachten: Körperlich und psychisch sind Sie besser für einen Lauf gerüstet als frühmorgens, haben aber Ihr körperliches Leistungshoch noch nicht erreicht. Doch vielleicht fühlen Sie sich sehr motiviert und können daher ein längeres oder anstrengenderes Training bewältigen.

- **Nach dem Mittagessen** Das Blut strömt in den Verdauungstrakt, Sie fühlen sich träge. Selbst wenn Sie nichts essen, sackt Ihre Leistungskurve ab.
  Zu beachten: Gleich nach dem Mittagessen wollen Sie sowieso nicht durchstarten, doch auch am frühen Nachmittag ist es schwierig, Energie und Motivation für einen Lauf zu mobilisieren.

- **Früher Abend** Muskelkraft und -flexibilität, Körpertemperatur und anaerobe Kapazität erreichen zwischen 16:00 und 19:00 Uhr einen Gipfel.
  Zu beachten: Jetzt ist die beste Laufzeit. Die Herzleistung ist am größten, was Ihre Ausdauer verbessert, das Kräftehoch Ihrer Muskeln erlaubt auch anstrengendere Tem포läufe.

Laufen **mit Köpfchen**

- **Später Abend** Vielleicht haben Sie die Meinung gehört, dass ein Lauf kurz vor dem Schlafengehen Sie wach halten wird. Das trifft nicht zu, wenn Sie nicht zu intensiv trainieren. Ein Lauf spät am Abend fördert sogar den Schlaf, Sie schlafen rascher ein und Ihr Schlaf wird erholsamer.

  Zu beachten: Am besten ist ein Lauf mittlerer Intensität, die anschließenden Dehnübungen entspannen.

Einmal im Monat . . .

Wirkt sich die Periode negativ auf Ihre Laufleistung aus oder legt Sie sogar völlig lahm? Die Menstruation hat auf Frauen die unterschiedlichsten Wirkungen – manche registrieren sie kaum, andere werden so lethargisch, dass sie sich nur mühsam durchs Training schleppen, haben schmerzhafte Krämpfe oder druckempfindliche Brüste. Wenn nicht die Menstruation selbst, kann Ihnen auch PMS (das prämenstruelle Syndrom) zusetzen. 40 Prozent der Frauen leiden an Symptomen wie Heißhunger, Reizbarkeit, Blähungen und Stimmungsschwankungen.

Erst die guten Nachrichten: Aktive Frauen leiden bei ihrer Periode am wenigsten unter Schmerzen, Krämpfen, Blähungen und schmerzempfindlichen Brüsten; schon drei Monate regelmäßigen Trainings verringern PMS-Symptome. Leider nicht bei allen Frauen. Manche würden sich am liebsten jeden Monat für eine Woche oder sogar länger unter der Bettdecke verkriechen. Geht es Ihnen auch so? Dann sollten Sie Ihre Ernährung unter die Lupe nehmen. Als unbestritten gilt, dass der Menstruationszyklus einige Tage lang Ihren Energiebedarf um bis zu 500 Kalorien erhöhen kann. Wenn Sie gegen Ihr Essbedürfnis ankämpfen, kann das zu Reizbarkeit, Schlappheit und Fressattacken führen. Periodenschmerzen können mit Magnesiummangel zu tun haben, Vitamin B$_6$ kann bei PMS helfen. Die regelmäßige Einnahme von Nachtkerzenöl kann nach einigen Wochen die Schmerzempfindlichkeit der Brüste reduzieren.

Die australische Sportwissenschaftlerin Precilla Choi sieht keinen Grund, zu bestimmten Zeiten des Zyklus nicht zur trainieren. „Einen normalen Zyklus vorausgesetzt, gibt es keine Hinweise darauf, dass die Laufleistung einer Frau zu irgendeinem Zeitpunkt des Zyklus absacken sollte. Manchmal läuft sie während der Periode sogar besser!" Chois Erkenntnissen zufolge können Frauen in der zweiten Hälfte des Zyklus (den zwei Wochen vor dem Einsetzen der Blutung) sogar länger trainieren ohne zu ermüden, weil als Brennstoff mehr Fett herangezogen wird. Interessant ist die Beobachtung, dass zwei Drittel der Frauen, die Olympisches Gold gewonnen haben, ihre Medaillen in der ersten Woche *nach* ihrer Periode geholt haben. Es gibt also keinen Grund, warum Sie nicht während des gesamten Zyklus laufen sollten – aber das steht natürlich bei Ihnen. Gegen Menstruationsschmerzen hilft Ibuprofen mit seinen entzündungs- und prostaglandinhemmenden Eigenschaften. Nehmen Sie es gleich zu Beginn Ihrer Periode ein. Wenn Sie einen sehr regelmäßigen Zyklus haben, lohnt sich der Versuch, das Medikament schon einen Tag vor Einsetzen der Blutung zu nehmen und den Ibuprofenspiegel während der Periode auf gleicher Höhe zu halten.

Tipp

Wenn Sie nicht sicher sind, ob Ihre Leistungs- und Energiehöhen und -tiefen mit Ihrem Zyklus zusammenhängen, notieren Sie Ihren Zyklus auch in Ihrem Trainingstagebuch. Vielleicht finden Sie zu Ihrer Überraschung heraus, dass Sie sich immer zu einem bestimmten Zeitpunkt im Monat erschöpft fühlen.

Laufen und Pille

Einer neuen Studie war zu entnehmen, dass Frauen, die die Pille nehmen und Sportarten wie Laufen treiben, bei dem der Körper mit Gewicht belastet wird, bezüglich der Knochendichte nicht so stark davon profitieren wie die Läuferinnen, die auf die Pille verzichten. Frauen zwischen 18 und 30 Jahren, die die Pille nahmen, wurden über 2 Jahre hinweg untersucht; sie verloren an Hüften und Wirbelsäule mehr Knochensubstanz als die inaktive Kontrollgruppe. Dieser Befund wurde in den Medien breitgetreten. Weitgehend verschwiegen wurde die Tatsache, dass nur diejenigen Frauen, die zu wenig Kalzium zu sich nahmen, einen Verlust an Knochendichte erlitten, nicht aber die Frauen, die die empfohlene Tagesdosis Kalzium zu sich nahmen. Die Autorin der Studie, Dr. Connie Weaver, empfiehlt allen aktiven Frauen, die die Pille nehmen, eine ausreichende Kalziumzufuhr mit der Nahrung oder durch Ergänzungspräparate.

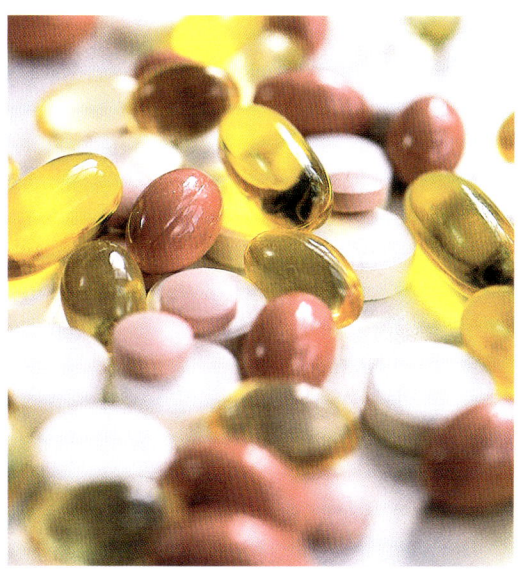

Von Frau zu Frau

„Jede Läuferin, die ich kenne, kriegt in der Woche vor ihrer Periode Bleibeine. Aber egal, wie schlecht du läufst, wenigstens bist du draußen auf der Piste. Ich tröste mich immer damit, dass ich noch viel schlimmere Krämpfe und Blähungen hätte, wenn ich nicht so fit wäre." Kate

„Ich laufe immer am ersten Tag meiner Periode, weil ich mich dann tausendmal besser fühle." Jackie

„Steck dir einen Tampon in die Socke, wenn du befürchtest, mitten im Training oder bei einem Wettlauf von der Periode überrascht zu werden."
Sue

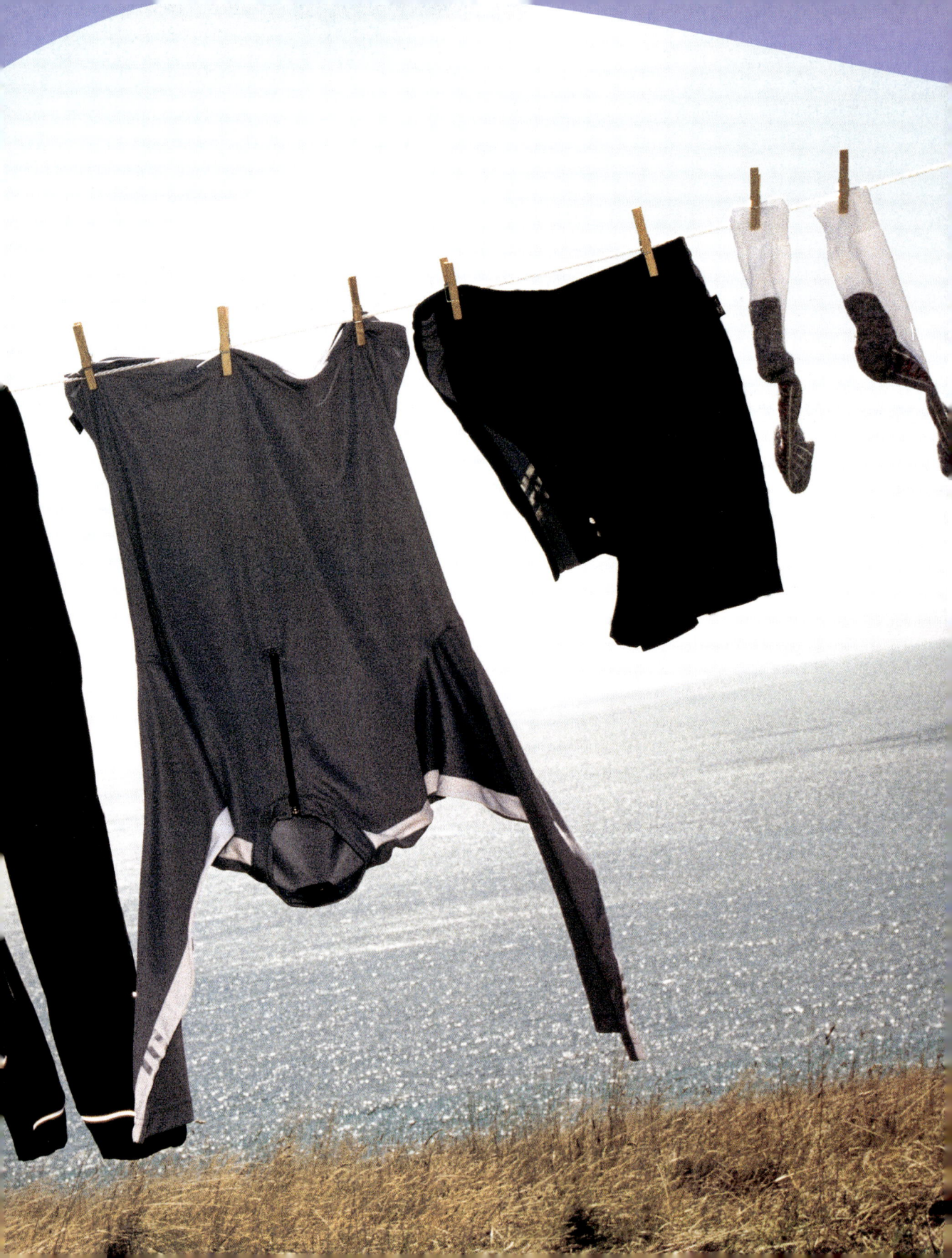

Laufen **in der Praxis**

Laufen **in der Praxis**

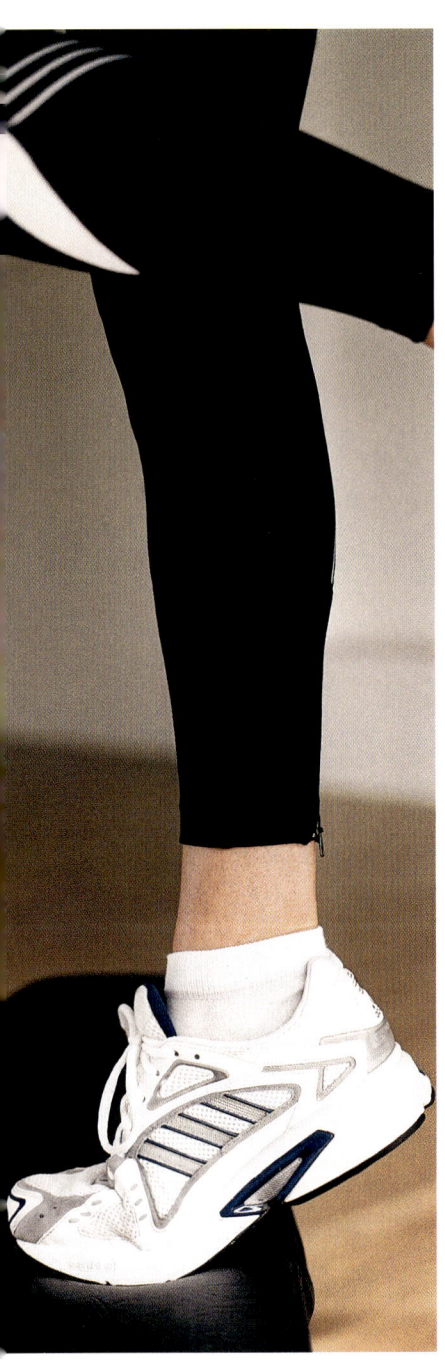

Die wichtigste Entscheidung

Wie Sie die richtigen Laufschuhe finden

Schuhkauf ist eine Beschäftigung, der Frauen seit Generationen mit größtem Vergnügen nachgehen. Und dennoch: Halten Sie dieses Kapitel bitte nicht für überflüssig, denn für Laufschuhe gelten ganz andere Maßstäbe als für sonstiges Schuhwerk! Als Erstes möchte ich Ihnen empfehlen, bei der Anprobe einen weiten Bogen um jeden Spiegel zu machen. Ein Laufschuh kann noch so windschnittig wirken, sein schickes Aussehen hilft Ihnen beim Laufen kein bisschen weiter.

Vergessen Sie nie, dass enorme Kräfte auf Ihren Körper wirken: Bei einem Gewicht von 60 kg müssen Ihre Beine und Wirbelsäule einen Aufprall von 20 bis 40 Tonnen *pro Minute* abfangen. Deshalb sind bei einem Schuh Stoßdämpfung und Stabilisierung auch so wichtig. Die Dämpfungssysteme bestehen aus Luftkammern sowie Schaum- oder Gelpolstern, während die Stabilisierung oder „Bewegungsführung" von der Konstruktion des Schuhs abhängt, und zwar vor allem von der Zwischensohle.

Angesichts des Laufschuh-Fachjargons raucht einem schnell der Kopf: Brauchen Sie einen leicht gebogenen Leisten, eine feste Fersenkappe und eine aggressive Laufsohle? Ist der Anti-Pronationskeil groß genug? Am besten lassen Sie sich in einem Lauf-Shop beraten (nicht im „normalen" Sportgeschäft!) und machen sich darauf gefasst, unzählige Schuhpaare anzuprobieren. Die folgenden Tipps in Verbindung mit gesundem Menschenverstand werden Ihnen helfen, Ihre wichtigste Wahl richtig zu treffen.

Viele Hersteller bieten heute Damenschuhe an, die tatsächlich eigens für Frauen konstruiert sind – vor ein paar Jahren bekam frau lediglich Männermodelle in femineren Farben und kleineren Größen. Frauen haben aber nicht nur anders geformte Füße, auch ihr Körperschwerpunkt liegt woanders. Außerdem neigen sie eher zur Überpronation, d. h. der Fuß knickt beim Laufen zu weit nach innen ab. Das muss allerdings nicht für

Sie gelten! Entscheiden Sie sich daher ruhig für ein Männermodell, wenn es besser passt und bequemer sitzt. Und kaufen Sie nicht automatisch Größe 6, weil alle Ihre anderen Schuhe diese Größe haben. Kaufen Sie, was Ihnen am besten passt – das kann Größe 7 ebenso sein wie Größe 5.

Wenn Sie erst in den Laufsport einsteigen oder sich beim Laufen noch nie Verletzungen zugezogen haben und mit Ihren Laufschuhen bisher prima zurechtgekommen sind, brauchen Sie sich keine Gedanken über Spezialschuhe zu machen. Wer mit seiner Lauftechnik bisher keine Probleme hatte, könnte sie sich durch solche Spezialschuhe, die z. B. das Abrollverhalten „korrigieren", erst schaffen. Wer sich beim Laufen jedoch bereits Verletzungen zugezogen hat, sollte sich vom Sportorthopäden untersuchen lassen und sich an seinen Schuhempfehlungen orientieren. Eventuell brauchen Sie maßgefertigte Einlagen, die statt der Innensohlen eingelegt werden (Seite 84).

Früher ließen die Verschleißspuren alter Laufschuhe Rückschlüsse auf den eigenen Laufstil zu, doch die Technologie ist heute so weit fortgeschritten, dass das Abnutzungsverhalten nicht mehr viel verrät. Die Verwendung schützender, aber kurzlebigerer Materialien kann bewirken, dass der Schuh abgetragen ist, ehe sich Abnutzungsspuren abzeichnen konnten. Immerhin es gibt ein paar Tricks, wie Sie Ihren persönlichen Laufschuh-Bedürfnissen auf die Spur kommen können.

Die Fußkonturen

Lachen Sie jetzt nicht über diesen Tipp, aber da Ihr Fuß in den Schuh hinein muss, liegt doch der Gedanke nahe, dass beide in etwa dieselbe Form haben sollten. Schuhe werden nach einem „Leisten" gebaut, einer

Test: der nasse Fußabdruck

Dieser Test stellt natürlich keinen Ersatz für eine orthopädische Untersuchung dar, liefert aber Hinweise darauf, wie Ihr Fuß auf dem Boden aufkommt. Tauchen Sie Ihre Füße in Wasser und gehen Sie über eine glatte Fläche wie Beton, harten Sand oder ein Stück Pappe. Sehen Sie den ganzen Fuß oder nur Teile davon?

Zehen, Ballen, Ferse, dazwischen wenig sichtbar
Ein Hohlfuß neigt zur Supination (Unterpronation).

Ganzer Fuß sichtbar
Beim Senk-Spreizfuß (Plattfuß) ist oft Überpronation zu beobachten.

Zehen, Ballen und Fersen sind durch ein breites Band verbunden
Normale oder „neutrale" Abrollbewegung.

Laufen **in der Praxis**

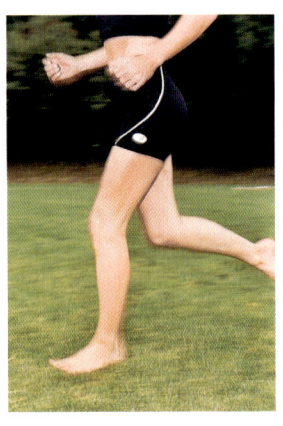

Barfuß laufen

Während Schuhhersteller Millionen in die Forschung und die Laufschuh-Technologie investieren, zeigt eine in *Sportscience* veröffentlichte Studie, dass barfuß weniger Unterschenkelverletzungen akuter und chronischer Art auftreten (dazu gehören auch so häufige Leiden wie Plantarfaszitis und verstauchte Knöchel) als mit Schuhen. Die Autoren der Studie vermuten, dass moderne Laufschuhe das sensorische Feedback verringern und sich so die Läufer der Bewegung ihrer Füße und ihres ganzen Körpers weniger bewusst sind. Werfen Sie Ihre Laufschuhe aber nicht gleich weg: Andere Studien belegen, dass Laufschuhe die Aufprallkräfte immens abdämpfen können. Wer Barfußlaufen ausprobieren möchte, sollte anfangs 30 Minuten täglich ohne Schuhe in der Wohnung herumgehen, damit sich seine Füße daran gewöhnen können. Tun Sie das drei bis vier Wochen lang, und zwar auch über raue Oberflächen. Wenn Sie barfuß im Freien laufen wollen, suchen Sie sich eine ebene Grasfläche und kontrollieren sie auf scharfe Steine, Glassplitter, usw., bevor Sie die Schuhe ausziehen. Laufen Sie anfangs drei- bis viermal 50 Meter und steigern Sie sich langsam auf größere Strecken, jedoch nicht über 1,5 Kilometer.

Form, die im Grunde wie ein Fuß aussieht. Dieser Leisten ist von Hersteller zu Hersteller verschieden – manche benutzen eine eckige Zehenbox, andere eine rundere, bei manchen ist der Vorfußbereich breiter. Malen Sie die Umrisse Ihrer nackten Füße auf Papier, nehmen Sie dieses Schnittmuster zum Schuhkauf mit und vergleichen Sie es mit der Form der Innensohlen.

Adidas Fußscanner

Etliche Laufgeschäfte setzen heute auf dieses Gerät, bei dem von Ihrem Fuß ein digitales Bild angefertigt wird, das zeigt, wo der Druck beim Aufprall am größten ist. Dafür laufen Sie über eine druckempfindliche Matte, während Ihre Fußbewegungen 500-mal pro Sekunde erfasst werden. So ergibt sich ein digitales Bild, das Rückschlüsse auf den für Sie am besten geeigneten Schuhtyp zulässt.

Checkliste für den Schuhkauf

Sie wollen also Schuhe kaufen. Gehen Sie ja nicht los, bevor Sie die folgenden Tipps gelesen haben! Rechnen Sie für ein gutes Markenmodell mit mindestens 70 €, wahrscheinlich eher 80–120 €.

Gute Schuhe halten nicht unbedingt länger als billigere, sind aber wie ein Rennwagen im Vergleich zum Pkw: Sie bringen einfach die bessere Leistung!

- **Gehen Sie am Nachmittag, oder noch besser nach einem Training zum Schuhkauf, dann sind Ihre Füße etwas angeschwollen und deshalb größer.**
- **Beurteilen Sie die Passform im Stehen, nicht im Sitzen – Sie brauchen etwa 10 Millimeter Spielraum vor der längsten Zehe (die nicht immer der Großzeh ist).**

Porträt eines Laufschuhs

Fersenrand mit Spoiler
Der hintere Abschluss des Schuhs, der am Knöchel anliegt, darf nicht reiben oder auf die Achillessehne drücken.

Innensohle
Sie lässt sich herausnehmen und durch Einlagen ersetzen.

Schnürsenkel
Bei Klettverschlüssen müssen Sie auf die Schnürtricks verzichten, die den Sitz des Schuhs verbessern können (siehe nächste Seite).

Zehenbox
Oberer Schuhteil, der die Zehen umschließt. Er muss zur Form Ihrer Zehen passen. Wenn Sie viel off-road laufen, sollte die Zehenbox verstärkt sein.

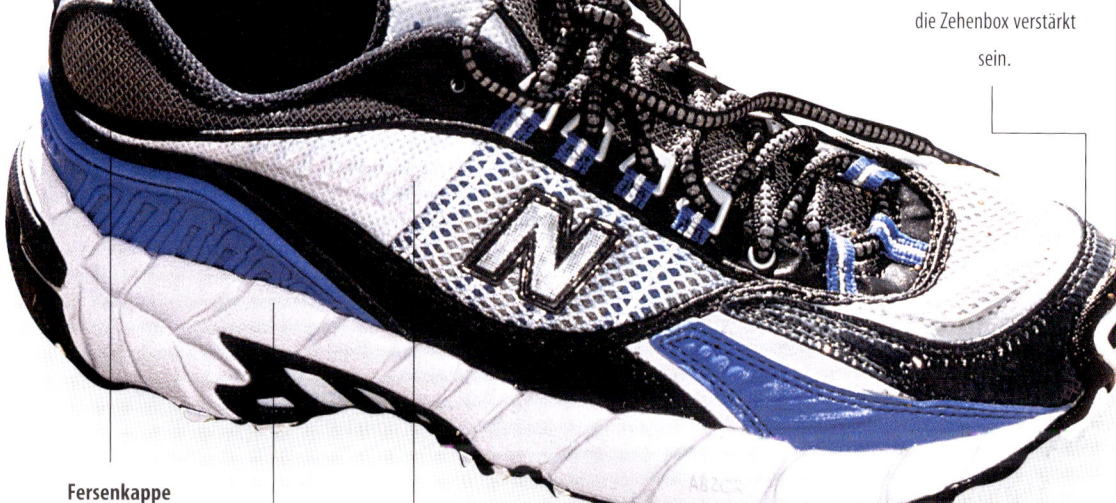

Fersenkappe
Sie sollte stabil sein, um Sie zu stützen, und wie ein Handschuh passen.

Obermaterial
Der Teil des Schuhs, der den Fuß umschließt.

Profil
Kleine Erhöhungen auf der Laufsohle, die auch bei rutschigem, matschigem Gelände Halt geben.

Zwischensohle Hier sind alle Mechanismen, die dem Schutz und der Stabilität dienen, untergebracht. Eventuell ist ein Anti-Pronationskeil eingearbeitet, um ein Nach-innen-Knicken des Fußes zu verhindern. Er besteht aus festerem Schaumstoff oder sogar Plastik und befindet sich im hinteren inneren Bereich der Zwischensohle.

Laufsohle Die Unterseite der Sohle besteht entweder aus geschäumtem Gummi (tolle Stoßdämpfung, aber nicht sehr haltbar) oder Karbonfasern (nicht so komfortabel, dafür lange Lebensdauer) oder einer Kombination von beidem.

Laufen **in der Praxis**

Nachgefragt:

Woran merke ich, dass ich neue Laufschuhe brauche?

Umfassen Sie einen Schuh um Ferse und Mittelfuß und verdrehen Sie ihn versuchsweise. Wenn er nachgibt, ist die Zwischensohle abgenutzt und Sie sollten an den Kauf neuer Schuhe denken. Durchschnittlich rechnet man bei Laufschuhen mit einer Lebensdauer von 500 bis 800 Kilometern, je nachdem, wie schwer Sie sind und auf welchem Terrain Sie laufen.

Ideal ist abwechselndes Tragen von 2 Paar Laufschuhen. So kann sich die Zwischensohle, die beim Laufen zusammengepresst wird, wieder entfalten. Die Schuhe können außerdem besser auslüften und entwickeln keine so intensive „Duftmarke".

Brauche ich orthopädische Einlagen?

Das kann Ihnen nur ein Orthopäde oder Orthopädie-Schuhtechniker beantworten. Relativ günstige Fertigeinlagen können bei kleineren biomechanischen Problemen helfen, doch für größere Fehlstellungen brauchen Sie maßgefertigte Einlagen, für die Sie etwas tiefer in die Tasche greifen müssen. Allerdings sind sie sehr haltbar.

Was ist das Besondere an Trail-Schuhen?

Der Hauptvorzug des Trail-Schuhs ist die besonders griffige Laufsohle, die durch ihr extrem grobes Profil auch auf schlüpfrigem, unebenem Gelände Halt gibt. Die Zehenbox ist oft stabiler, um Ihre Füße vor Wurzeln und Steinen zu schützen, das Obermaterial insgesamt fester, damit es Regen, Schlamm und Untergrund verschiedenster Beschaffenheit aushält. Allerdings sind die meisten Trail-Schuhe für ein normales Fußabrollverhalten gebaut, wenn Sie zu Überpronation neigen und eine stabilere Bewegungsführung brauchen, müssen Sie nach Spezialmodellen suchen. Und wenn Sie abwechselnd auf Straßen und im Gelände unterwegs sind, brauchen Sie zwei Paar Laufschuhe.

- Die Passform ist alles. Besonders wichtig ist der perfekte Sitz der Fersenkappe. Sie sollte haargenau passen, wenn Sie Probleme mit Knöcheln und Knien vermeiden wollen.
- Die Bequemlichkeit ist entscheidend. Wenn Sie sich nicht sofort wohl im anprobierten Schuh fühlen, kaufen Sie ihn nicht. „Einlaufen" bedeutet Kilometer voller Blasen und Jammer.
- Kaufen Sie keine extra weiten Schuhe, wenn Sie normal breite Füße haben. Ihre Füße werden sonst nur darin herumrutschen.
- Falls möglich, laufen Sie ein wenig im Laden herum (manche Geschäfte haben zu diesem Zweck sogar Laufbänder aufgestellt).
- Tragen Sie beim Anprobieren Sportsocken und gegebenenfalls Ihre Einlagen. Feinstrumpfhosen taugen nicht zum Probieren!

Gut geschnürt

Nichts ist schlimmer, als wenn sich beim Laufen ständig die Schnürsenkel lösen (es sei denn, Sie freuen sich über einen legitimen Vorwand für kleine Verschnaufpausen). Senkel mit rundem oder ovalem Querschnitt, die heute von den meisten Herstellern bevorzugt werden, gehen viel schneller auf als die altmodischen flachen Bänder. Tauschen Sie lästige Schnürsenkel deshalb einfach aus. Flache Senkel sind wiederum schwierig

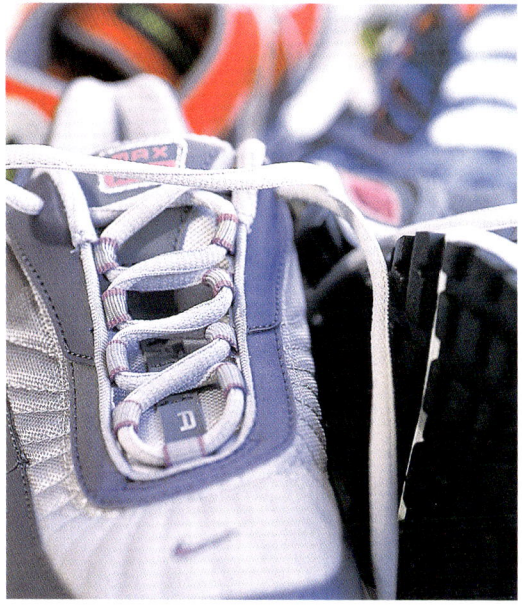

aufzuknüpfen, wenn sie nass und vielleicht auch noch mit einem todsicheren Doppelknoten festgezurrt sind. Ein Trick: Statt mit Doppelknoten mit Leukosilk sichern.

Durch gezieltes Schnüren können Sie den Sitz Ihrer Schuhe leicht verändern. Hier drei Tricks:

Ferse zu locker Normal über Kreuz schnüren bis zum vorletzten Loch. Dann jeden Senkel auf der jeweils *eigenen* Seite durchs letzte Loch fädeln, zu einer kleinen Schlinge lockern. Die Enden über Kreuz durch diese Schlingen stecken und festziehen.

Schuh zu weit Etwa bis zur Mitte über Kreuz schnüren. Dann wie oben jeden Senkel auf der *eigenen* Seite durchs nächste Loch fädeln und eine kleine Schlinge bilden. Die Senkel durch diese Schlingen stecken und festziehen. Bis zum Ende normal über Kreuz weiterschnüren.

Schuh zu eng Etwas mehr Fußraum entsteht, wenn Sie die Schnürsenkel ganz herausziehen und sie erst ab dem dritten oder vierten Loch wieder einfädeln.

Von Frau zu Frau

„Wenn Du den perfekten Laufschuh findest, kauf gleich noch ein zweites Paar. Mindestens. Die Schuhhersteller haben die dumme Angewohnheit, jedes Jahr die Modelle zu wechseln. Ich heule immer noch meinen *New Balance 851* von früher nach." Sam

„Trag Deine Laufschuhe nicht schneller auf als nötig. Zieh' sie deshalb nur zum Laufen an." Angela

„Trag Deine Laufschuhe nie ohne Socken, wenn sie nicht scheußlich stinken sollen. Und steck sie vor allem nie in die Waschmaschine oder lasse sie auf der Heizung trocknen. Wenn sie schmutzig sind und schlecht riechen, nimmst Du die Innensohlen heraus und reinigst die Innensohlen und das Obermaterial mit Bürste und Seifenwasser. Lass alles an der Luft trocknen. Wenn Du die Schuhe mit Zeitungspapier ausstopfst, bleiben sie besser in Form." Sarah

„Schnür die Schuhe nie zu fest. Nach einem langen Lauf können sonst die Sehnen auf dem Fußrist höllisch weh tun." Rae

„Vaseline hilft super gegen Wundscheuern. Schmier sie an die Ränder der Achseln, unter die Brüste, an die Innenseiten der Oberschenkel und vielleicht auch um den Nabel. Aber nie an die Füße! Die Vaseline wird heiß und Deine Füße rutschen in den Schuhen nur noch herum." Mona

Laufen **in der Praxis**

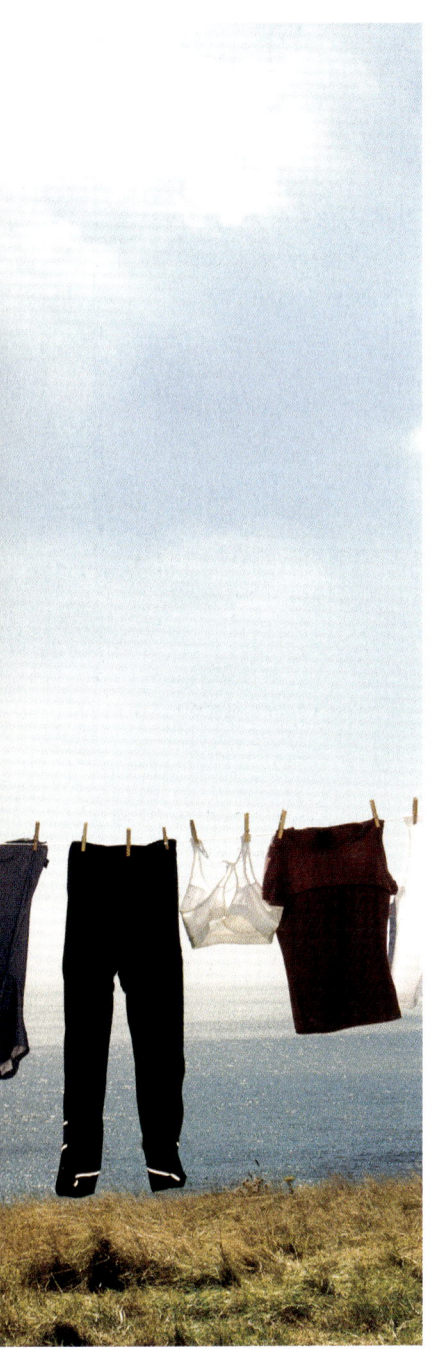

Was zieh' ich an?
Laufgarderobe für alle Jahreszeiten

Sie können eigentlich in jeder Kleidung laufen – Jogginghose, weites T-Shirt, Leggings –, doch wahrscheinlich wollen Sie sich irgendwann „richtige" Laufbekleidung zulegen. Ein Baumwoll-T-Shirt eignet sich wunderbar für einen Frühlingsspaziergang, aber wenn Sie laufen, trieft es vor Schweiß, und da es den Wasserdampf nicht abtransportiert, klebt es bald auf Ihrer Haut und reibt vielleicht sogar. High-Tech-Fasern leiten die Feuchtigkeit über 50 Prozent schneller von der Haut weg als Baumwolle. Mit einem richtigen Lauf-Outfit sehen Sie nicht nur wie eine Läuferin aus (und fühlen sich auch so), es ist auch bequem und vereinigt Vorzüge wie leichtes Material, stromlinienförmigen Schnitt, bessere Atmungsaktivität und Strapazierfähigkeit sowie nützliche Extras wie Leuchtstreifen, Schlüsseltäschchen und Lüftungssysteme.

Laufkleidung kostet kein Vermögen, und ein neues Outfit ist auch nicht jedes Jahr notwendig. Sie brauchen nur ein paar Basics und bei guter Pflege werden sie etliche Kilometer halten (zur Pflege siehe Seite 88). Auf Seite 89 finden Sie meine Sommer- und Winter-Grundausstattung, dazu ein paar Extras für unverbesserliche Shopper. Doch als Erstes ein paar Worte über den wichtigsten Teil Ihrer Sportbekleidung: den Sport-BH.

Strategie der Unterstützung

Ein Sport-BH zählt nicht gerade zu den attraktivsten Dessous und ist auch nicht sonderlich bequem, aber selbst bei Cup A bewegen sich Ihre Brüste bei intensivem Training um mehr als 4 Zentimeter hin und her. Schon deshalb sollte ein Sport-BH ein Muss sein, obwohl er nur von 65 Prozent der Frauen beim Training getragen wird.

Die Brüste bewegen sich beim Laufen horizontal und vertikal hin und her, genau genommen in Form einer „Achterbahn". Dabei werden die Cooperschen Bänder gedehnt – das sind breite, fasrige Bänder, die das

Brustgewebe überziehen und stützen –, und diese Dehnung lässt sich nicht rückgängig machen. Die Brüste sacken mit der Zeit ohnehin etwas nach unten, doch ohne Sport-BH wird dieser Vorgang mit Sicherheit beschleunigt. Es steht fest, dass sich die Brustbewegung durch einen Sport-BH um 56 Prozent verringern lässt – ganz bestimmt besser als nichts.

Der zweite gute Grund für einen Sport-BH (ein Hängebusen ist eigentlich Grund genug) ist die Verhinderung von Brustschmerzen, unter der beim Sport über 50 Prozent der Frauen, vor allem die üppiger Bestückten, leiden – und da gibt es kein besseres Mittel als einen Sport-BH.

Der richtige Sport-BH für Ihre Bedürfnisse

Es gibt grundsätzlich zwei Typen von Sport-BHs. Körbchen-BHs stützen jede Brust separat und sind manchmal durch einen Bügel verstärkt. Stramm anliegende Bustiermodelle drücken die Brüste gegen die Rippen, um deren Bewegung zu verhindern. Letztere eignen sich eher für Frauen mit kleinen Brüsten, Körbchen-BHs für Frauen mit größeren Brüsten. Am besten probieren Sie beides aus, bevor Sie sich entscheiden

Die meisten Frauen spüren, wie sich im Lauf des Zyklus ihre Brüste verändern. Vor der Periode können sie fast einen ganzen Cup größer sein als danach; vielleicht ist es da sinnvoll, 2 BHs in verschiedenen Größen zu kaufen, um den monatlichen Veränderungen gerecht zu werden (siehe Adressen).

Von Frau zu Frau

„Wenn du einen großen Busen hast, ist ein Enell-Sport-BH aus den USA eine gute Investition. Ich möchte ja nicht übertreiben, aber er hat mein Leben wirklich verändert. Nichts hüpft mehr, wenn ich laufe." Fiona

„Scheuern deine Brüste? Schieb ein Stück Schaumstoff-Fußpflaster darunter. Auch wenn du schwitzt, löst es sich nicht ab. Bei mir hat es einen ganzen Marathon durchgehalten." Elisabeth

„Im Winter habe ich mir Wattepads in meinen Sport-BH gestopft, um meine Brüste warm zu halten; so haben sich die Brustwarzen nicht entzündet." Peta

Worauf Sie achten sollten

- **Bequemlichkeit und guter Sitz** Der BH sollte gut anliegen, aber nicht so eng sein, dass er Ihre Atmung behindert. Ringsherum gleich breite BHs haben sich besser bewährt als solche, die im Rücken höher geschnitten sind. Flache Nähte beugen Wundscheuern vor.
- **Träger** Die Träger sollten verstellbar sein sowie so weich und breit sein, dass sie nicht einschneiden.
- **Material** Suchen Sie nach Hightech-Material wie Coolmax oder Supplex, die den Schweiß vom Körper ableiten. Bei einigen Marken ist ein Silberfaden eingearbeitet, der antibakterielle Eigenschaften besitzt.

Laufen **in der Praxis**

Und noch etwas ...

Traurig, aber wahr: Es gibt keine Übung zur Straffung der Brüste, da sie keine Muskeln enthalten. Eine Kräftigung der Brustmuskeln kann vielleicht die Form etwas verbessern, doch am Besten hilft, wenn Sie an einer perfekten Haltung arbeiten und nie ohne Sport-BH zu Ihren Laufschuhen greifen.

Pflege der Laufkleidung

- **Lassen Sie verschwitzte Laufkleidung nicht ungewaschen liegen – das Gewebe zersetzt sich rascher und verliert seine günstigen Eigenschaften.**
- **Waschen Sie die Sachen von links, um Leuchtstreifen und Aufdrucke zu schonen.**
- **Nach der Feinwäsche bei niedrigen Temperaturen lassen Sie die Sachen an der Luft trocknen. Sie sollten sie nicht bügeln.**

ABC der neuen Textilien

Wer Laufkleidung kauft, wird auf ganz neue Begriffe für neu entwickelte Textilien stoßen. Hier eine kleine Übersicht der häufigsten Begriffe.

PCM (Phase Change Material): Ein neues Gewebe, das sich bei 38 °C (leicht oberhalb Körpertemperatur) verflüssigt. PCM speichert Körperwärme und hält warm.

Coolmax und Supplex: Beide Gewebe zeichnen sich durch Atmungsaktivität und Schweißableitung aus. Supplex ist außerdem dehnbar.

Lycra und Tactel: Diese Fasern halten Kleidungsstücke in Form. Sie sind so leicht und dehnbar, dass Sie sich ungehindert bewegen können, sind aber nicht atmungsaktiv oder schweißableitend.

Teflon: Teflonbeschichtung macht wasserdicht.

SunPaque: Dieses Gewebe schützt vor schädlichen UV-Strahlen durch einen in den Polyesterfaden eingearbeiteten Keramikkern mit hoher Dichte.

X-Static: Ein silberbeschichtetes Garn, das Bakterienwachstum, Geruchsbildung sowie das Risiko von Hautreizungen und -infektionen verringern soll.

Ganz von den Socken

Irgendwelche alten Socken erfüllen zwar ihren Zweck, aber wer den Komfort guter Laufsocken erst einmal entdeckt hat, wird sie nicht mehr missen wollen: keine Nähte, die reiben und Blasen verursachen, Schweißableitung, Fußpilzprävention, bessere Passform und Extra-Polsterung.

Wenn Sie oft an Blasen leiden, sollten Sie an die üblichen Baumwollsportsocken nicht einmal denken. Zwar nehmen sie die Feuchtigkeit hervorragend auf, leiten diese aber nicht weiter, sodass die Fasern aufquellen und Reibung erzeugen. Ein Vergleich von Baumwoll- und Acrylsocken ergab, dass sich die Naturfasern dehnten und während des Trainings aus der Form gingen sowie Wülste und Falten bildeten – der perfekte Nährboden für Blasen. Acryl schnitt viel besser ab und hielt die Füße der Läufer trocken – eine gute Nachricht, da der Durchschnittsfuß bis zu 570 ml Schweiß täglich absondern kann. Laufsocken holen Sie sich aus dem Laufshop oder dem Outdoor-Geschäft.

Die Lauf-Grund-garderobe

Sommer-Basics

Ihren Sport-BH haben Sie jetzt also. Darüber tragen Sie je nach Bedarf ein T-Shirt aus Hightech-Material, Shorts für den Straßenlauf, eine leichte lange Hose für Naturwege (als Beinschutz), eine Baseballmütze als Sonnenschutz, ein leichtes lang-ärmliges Shirt für kühlere Tage. Schützen Sie sich auch bei diffuser Sonnenstrahlung unbedingt mit Sonnencreme (Seite 136). Eine Sport-Sonnenbrille (Seite 91) ist eine lohnende Investition. Sie schützt nicht nur gegen grauen Star, sondern lässt Sie auch cool aussehen und wahrt Ihre Anonymität.

Winter-Basics

Ihre Winterausstattung muss etwas dicker ausfallen, aber verfallen Sie nicht in den klassischen Fehler, sich zu warm anzuziehen. Zwiebelschichten sind das Geheimnis des Winterlaufs. Auch bei knackiger Kälte wird Ihnen ein dickes Sweatshirt nach einem Kilometer zu stickig. Besser eignen sich ein, zwei leichte Shirts (eines davon aus Thermostoff, wenn es wirklich kalt ist) und eine Weste, in der sich viel Nützliches verstauen lässt, ohne dass Sie beschwert oder in Ihrer Bewegung eingeschränkt werden, oder eine richtige Jacke. Ist es für gefütterte Kleidungsstücke zu warm, genügt ein langärmeliges Hightech-Hemd. Eine Mütze (mehr als die Hälfte Ihrer Körperwärme wird über den Kopf abgegeben!) und ein paar Handschuhe sind meist Kälteschutz genug und bei Bedarf leicht in der Tasche oder im Bauchgurt zu verstauen. Ich verstecke sie manchmal unter einer Hecke und nehme sie auf dem Rückweg wieder mit. Alles in allem trage ich an einem kalten Tag eine lange Hose (gefüttert, wenn es *wirklich* kalt ist), ein langärmeliges Shirt, eine Weste, eine Mütze und Handschuhe. Sieht's nach Regen aus? Dann nehme ich statt der Weste eine wasserdichte Jacke. Auf Seite 136 finden Sie Tipps zum Laufen bei extremem Wetter.

Von Frau zu Frau

„Mach dich mit den Verkäufern im nächsten Laufshop bekannt. Meine beraten mich über neue Produkte, legen mir Dinge zurück, wenn ich erst ein paar Tage später vorbeikommen kann, gaben mir die Adresse eines ausgezeichneten Osteopathen und informieren mich über anstehende Rennen, usw." Sue

„Wenn deine Haare zum Zusammenbinden zu kurz sind und dir beim Laufen lästig ins Gesicht fallen, hilft ein Stirnband. Es bändigt die Haare und schützt bei großer Hitze sogar den Kopf vor der Sonne; außerdem kannst du dir damit auch den Schweiß abwischen." Charlotte

Laufen **in der Praxis**

„Aufrüsten"
(Un-)nötige Uten-silien und Laufhilfen

Wer will, kann ein kleines Vermögen für – viel-leicht – hilfreiches Trainingszubehör loswerden. Hier ein paar Infos zu Produkten, mit denen Sie eventuell liebäugeln.

Pulsuhren

Wenn Sie sich etwas kaufen, dann das! Dieses schlaue Gerät macht Schluss mit dem Raten, welches Tempo bei einer bestimmten Trainingsform für Sie richtig ist.

Von einem einfachen Modell können Sie nur Ihren momentanen Puls und ihre bisherige Laufzeit ablesen, doch der Markt hat noch weit Raffinierteres zu bieten: Modelle, die piepen, wenn Sie zu langsam oder zu schnell laufen, die Ihnen nach dem Training die durchschnittliche Herzfrequenz und die Zahl der verbrannten Kalorien mitteilen, Modelle, mit denen Sie alle Trainingsdaten auf Ihren PC laden können, um eindrucksvolle Grafiken und aussagekräftige Tabellen über Ihre Fortschritte zu erstellen.

Fast alle Herzfrequenzmesser haben einen Brustgurt, dessen Elektroden vor dem Festziehen angefeuchtet werden müssen, und eine Uhr, auf die Ihre Pulsdaten übertragen werden. Doch gibt es bereits einige Modelle ohne Gurt, zum Beispiel das Mio. Zur Pulsmessung legen Sie einfach zwei Finger auf den Sensor des Displays.

Im oberen Marktsegment sind Modelle wie die M-Serie von Polar angesiedelt, mit denen Sie Ihre Fitness kontrollieren können: Nach einem zehnminütigen Test unterhalb Ihrer Maximalleistung erhalten Sie einen Schätzwert für Ihren Trainingspuls (mit Unter- und Obergrenze); zur ungefähren Ermittlung Ihres VO$_2$ max. brauchen Sie nur 5 Minuten ruhig dazuliegen.

Bei der Wahl eines Pulsmessers sollten Sie sich überlegen, welche Funktionen Sie wirklich brauchen, anstatt sich von ihrer Vielfalt beeindrucken zu lassen. So kommen Sie nicht in Versuchung, viel Geld für etwas auszugeben, was Sie nie benutzen werden. Und schließlich sollte der Pulsmesser einfach anzulegen und zu bedienen sein, sonst landet er bald ganz unten in Ihrer Lauftasche.

Sportuhren

Alle Pulsmesser haben auch eine Zeitfunktion, was Ihnen eventuell genügt. Aber wenn Sie Ihre Kilometer- oder Bahnzeit beim Training oder Wettrennen aufzeichnen möchten, frühere Läufe mit dem jetzigen vergleichen wollen oder Zeitsignale nützlich finden (z. B. einen Piepton alle 3 Minuten), brauchen Sie eine Sport- oder Stoppuhr.

Wichtig sind leicht zu drückende Knöpfe und einfache Bedienung – schließlich wollen Sie nicht mittendrin stehen bleiben, um die richtige Funktion zu finden. Beleuchtung ist hilfreich fürs Training am Abend, und wer die Uhr bei jedem Sport oder täglich tragen möchte, wählt am besten ein wasserdichtes Modell. Sportuhren brauchen nicht teuer zu sein und viele sind so attraktiv, dass sie sich auch im Alltag sehen lassen können.

Atemmuskeltrainer

Geräte wie Powerbreathe, die die Einatmungsmuskulatur kräftigen, zielen auf eine Steigerung der Atem- und Lungenleistung ab. Dahinter steckt die Theorie, dass auf Ausdauer trainierte Atemmuskeln weniger sauerstoffreiches Blut von den aktiven Gliedmaßen für sich selbst abzweigen müssen und Sie dadurch mehr leisten können. Das Gerät ähnelt einem Staubsauger-Zubehörteil; Sie atmen zweimal täglich 30-mal durch das Mundstück, das mit einem Widerstand versehen ist, und tragen dabei eine Nasenklammer.

Studien konnten bei Ruderern und Rennradfahrern nach 4 Wochen Atemtraining eine Leistungssteigerung nachweisen. Das gilt für Läufer sicher auch, vorausgesetzt, Sie trainieren lange und regelmäßig genug.

Trinkbehälter

Abgesehen von kurzen Läufen sollten Sie unterwegs trinken – entweder aus einer einfachen Flasche am Handgelenk, einem aufwändigeren Trinksystem wie der Bauchgurtflasche oder dem Rucksack mit Wassercontainer und Trinkschlauch, der zu Ihrem Mund führt.

Ihr Bedarf orientiert sich stark danach, wie lange und wo Sie laufen, doch nehmen Sie nur mit, was Sie wirklich brauchen, nicht einen Vorrat für alle Fälle. Trinksysteme sollten Sie erst auf ihre Bequemlichkeit testen. Die Träger dürfen nicht reiben und müssen den Rucksack so dicht am Körper befestigen, dass er beim Laufen nicht auf und ab hüpft. Sie können sich auch einen speziellen Bauchgurt kaufen, der unterhalb der Taille sitzt und in einer Rückentasche Raum für ein paar Getränke und andere nützliche Dinge wie eine Landkarte, Sonnencreme, Geld und Powerriegel bietet. Außer bei wirklich langen Läufen, wenn ich über einen Liter brauche, finde ich so eine Tasche ideal. Viele Sportgetränke und Gels sind heute in Portionspacks erhältlich, die Sie nach Gebrauch (naturschonend!) entsorgen können.

Sonnenbrille

Ihre normale Sonnenbrille könnte Ihnen von der Nase rutschen, wenn Sie zu schwitzen beginnen. Richtige Sportsonnenbrillen haben einen 100 prozentigen UVA- und UVB-Schutz, splitterfreie Gläser und sind so konzipiert, dass die Sonne seitlich nicht einfallen kann und die Brille auch in Bewegung gut sitzt.

Tempo- und Entfernungsmesser

Der einfachste Form des Entfernungsmessers ist ein Schrittzähler. Anhand Ihrer zuvor ermittelten Schrittlänge errechnet er die Gesamtstrecke, die Sie beim Training laufen. Der Monitor wird in der Nähe des Hüftknochens befestigt, am besten am Bund Ihrer Shorts oder Hose. Die genauesten Ergebnisse erzielt man auf ebenen Strecken, da die Schrittlänge bei Hügeln und kupiertem Gelände stark variiert.

Timex und Nike haben vor kurzem Messgeräte auf den Markt gebracht, die außer der gelaufenen Strecke auch noch Ihre Geschwindigkeit und Ihr Kilometertempo angeben. Diese Geräte bestehen aus zwei Teilen: einem Monitor, den Sie an sich selbst oder einem Schnürsenkel befestigen, und einer Uhr, die die Daten empfängt und anzeigt. Diese Messgeräte sind relativ teuer, aber wenn Sie wirklich wissen möchten, wie schnell und wie weit Sie laufen (vor allem, wenn Sie auf nie genau messbaren Naturpfaden laufen), lohnt sich die Ausgabe. Die Genauigkeit ist jedenfalls beeindruckend.

Auch mit einem digitalen Kartenleser können Sie Ihre Laufstrecke ermitteln, falls Ihre Route auf einer Karte nachvollziehbar ist. Sie geben den Maßstab der Karte ein, „radeln" Ihre Route mit dem Rädchen ab und gleich spuckt der Rechner die Entfernung aus.

Einlagen

Die Innensohlen Ihrer Laufschuhe lassen sich durch spezielle stoßdämpfende Einlagen ersetzen, die die Gelenke beim Laufen schonen. Einer der größten Einlagenhersteller wirbt damit, dass seine Produkte den Aufprall um 94 Prozent dämpfen. Solche Einlagen sind allerdings relativ schwer, und Läuferinnen, die aufs Tempo drücken, müssen mit einer Einbuße von etlichen Sekunden rechnen.

Nasenpflaster

Ursprünglich sollten Nasenpflaster durch eine Weitung der Nasenflügel das Schnarchen unterbinden, doch bald wurden sie von findigen Sportlern zweckentfremdet, die sich von der Verringerung des Luftwiderstand in den oberen Luftwegen eine bessere Leistung versprachen. Sie haben bei größeren Rennen sicherlich schon genug Läufer mit Nasenpflaster gesehen, um an den Sinn der Dinger zu glauben, doch die Forschung konnte den „externen Nasendilatatoren" bisher keine Vorzüge abgewinnen: Ein in *Sportscience* erschienener Bericht ergab keinerlei Hinweise auf eine Verbesserung der Sauerstoffnutzung, der Atmung und der Erschöpfungs- bzw. Leistungsspanne. Der einzig messbare Vorteil bestand darin, dass der stärkere Luftstrom durch die Nase bei heißem, feuchtem Wetter die Kopfarterien kühlte und daher die Körpertemperatur nicht so rasch anstieg. Wie dem auch sei – Pflastergläubige haben zumindest einen psychologischen Nutzen!

Laufen **in der Praxis**

Bandagen

Ich muss gestehen, dass ich früher vor dem Laufen regelmäßig elastische Kniebandagen überstreifte – „nur so für den Fall". Doch die Sportmediziner sind heute einhellig der Meinung, dass die minimale Stützwirkung solcher Bandagen bei wirklichen Problemen nicht hilft und die Sache manchmal sogar verschlimmern kann. Wenn nämlich Ihre Knieschmerzen auf eine Entzündung hinter der Patella (Kniescheibe) zurückgehen, reizt jeder Druck nur noch weiter. Nach Meinung meines Physiotherapeuten besitzen solche Bandagen eine Stützwirkung von vor allem psychologischer Natur. Stabilere orthopädische Bandagen mit Metalleinsätzen und einer Patellaführung, die die Bewegung und Neigung der Kniescheibe kontrolliert, stützen wesentlich besser, sind aber beschwerlich zu tragen – außerdem müssen Sie einiges dafür hinblättern.

Nützlich sind elastische Bandagen jedoch für die PECH-Versorgung (Seite 141) bei Akutverletzungen: Die gleichzeitige Anwendung von Eis und Druck mittels Bandage kann einer Entzündung und Schwellung sehr wirksam vorbeugen bzw. sie verringern.

Größeren Nutzen versprechen Bandagen und Stützen für die Knöchel. Wenn Sie zum Umknicken neigen, sind Sie vielleicht versucht, zur Vorbeugung einen solchen Schutz zu tragen. Er verhindert zwar das Umknicken, doch auf die Dauer ist es besser, Verletzungen durch Physiotherapie auszukurieren, die Muskeln zu kräftigen und das Problembewusstsein zu verbessern, anstatt das Handicap mit einer Stütze zu verschleiern.

Massagerolle

Diese Massagehilfe erfreut sich bei vielen Physiotherapeuten und Spitzensportlern großer Beliebtheit. Sie ist im Grunde nichts anderes als ein aufgemotztes Nudelholz, mit dem Sie die Muskeln entlang rollen. Die Massage geht tiefer als eine Massage mit den Händen und hilft besonders bei verspannten Iliotibialbändern.

Höhenkammern

Höhentraining gehört zum Vorbereitungsprogramm vieler Weltklassesportler. Schließt Ihr Budget und Zeitplan einen Spontanbesuch in Kenya oder Colorado aus, können Sie ein Training in einer Höhenkammer bei sauerstoffreduzierter Luft in Erwägung ziehen. Angesichts der Kosten von 5000 Euro werden Sie wahrscheinlich keine Höhenkammer kaufen wollen, aber manche Sportclubs und Fitnessstudios verfügen über eine mit Laufbändern, in der die Bedingungen des Höhentrainings simuliert werden. Die besten Ergebnisse erzielen Sie, wenn Sie 3 Wochen lang täglich in der Höhenkammer trainieren. Ihre Leistungssteigerung hält dann etwa drei Wochen an und ist dann schnell wieder dahin. Höhentraining ist also nur als Vorbereitung für ein Rennen sinnvoll.

Fußkreisel

Wenn Sie sich jemals den Knöchel verstaucht haben oder Ihr Gleichgewichtssinn zu wünschen übrig lässt, kann Ihnen ein Fußkreisel bei der Verbesserung der Eigenwahrnehmung (Ihres Körpers im Raum) und der Stabilität helfen. Er besteht aus einer Scheibe mit zwei runden Kufen oder einem halben Ball darunter. Wenn Sie darauf stehen, müssen Sie ständig sein Gewackel ausgleichen, um nicht umzukippen.

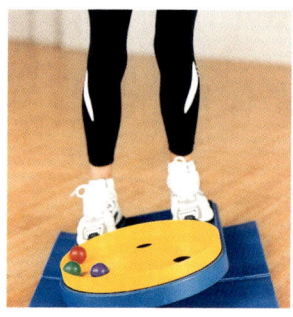

Übungen können Sie sehr gut in routinemäßige Tätigkeiten des täglichen Lebens integrieren, z. B. beim Zähneputzen auf dem Fußkreisel.

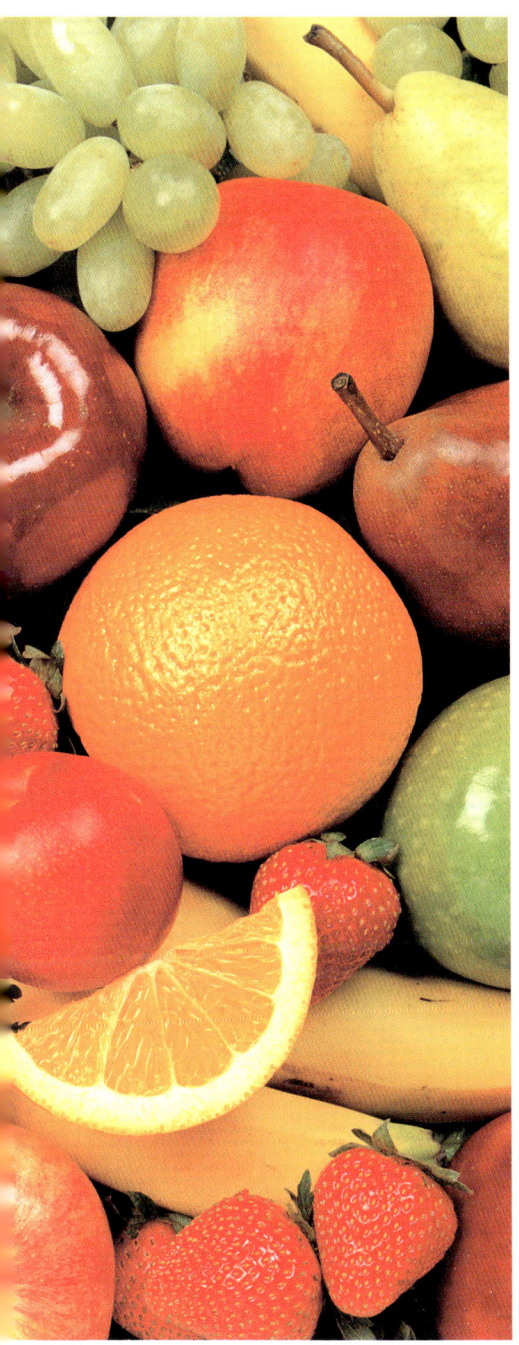

Guten Appetit
Ernährung für Läuferinnen

Jeden Aspekt der Ernährung und Gewichtskontrolle auszuloten würde dieses Buch sprengen. Aber was Sie essen, kann Ihre Laufleistung so sehr beeinflussen, dass Sie sich wenigstens mit den Grundregeln einer gesunden Ernährung auseinander setzen sollten.

Jede Frau sollte sich gesund und ausgewogen ernähren, umso mehr eine Läuferin, die regelmäßig bedeutend mehr Energie verbrennt und ein Mehr an Vitaminen und Mineralstoffen braucht. Grundsätzlich gilt für alle: Decken Sie Ihren Kalorienbedarf vor allem durch Kohlenhydrate, essen Sie ausreichend Eiweiß und täglich mindestens 5 Portionen Obst und Gemüse. Wer läuft, braucht manchmal mehr von einem bestimmten Nährstoff, um die Leistung und die Regeneration zu fördern.

Nahrung gibt Energie

Was ist Sinn und Zweck des Essens über den reinen Genuss hinaus? Vorrangig geht es um Energiegewinn. Auch wenn Sie nie mehr laufen oder sogar sich nie mehr aus dem Bett erheben würden, brauchen Sie Energie, damit Ihr Körper weiter funktioniert. Die Energiemenge, die rein zur Aufrechterhaltung Ihres Lebens nötig ist, wird als Ihr Grundumsatz bezeichnet, und entgegen aller landläufigen Ansicht gibt es hier keine so großen individuellen Unterschiede wie beim Körpergewicht und der Muskelmasse. Da Sie trainieren, brauchen Sie mehr Energie als eine Nichtläuferin, damit alle physiologischen und metabolischen Veränderungen stattfinden können, über die Sie auf den Seiten 36–39 gelesen haben.

Es gibt 4 verschiedene Energielieferanten: Kohlenhydrate, Fett, Eiweiß und Alkohol. Aus allen kann Energie gewonnen werden (obwohl Alkohol, wie Sie später sehen werden, nicht die beste Wahl ist). Jeder Brennstoff wird in seine Bestandteile abgebaut, die die Spaltung des „Energiemoleküls" Adenosintriphosphat (ATP) und die Freisetzung von Energie ermöglichen. Ein Teil der produzierten Energie wird fürs Training (oder jede Art Bewegung) verbraucht, der Rest als Wärme abgegeben.

Laufen **in der Praxis**

Die Energiemenge, die nötig ist, um 1 Gramm Wasser um 1 °C zu erwärmen, wird als 1 Kalorie bezeichnet. 1000 Kalorien ergeben 1 Kilokalorie (kcal), die Maßeinheit, die wir bei Nährwertangaben meist sehen. Wenn Sie an Kilojoules (kJ) gewöhnt sind, multiplizieren Sie die Kilokalorie-Angabe mit 4,2.

Zwar können alle vier Energielieferanten zur Energieproduktion herangezogen werden, doch sie haben ein unterschiedliches Energiepotential. So enthält

1 g Fett	9 kcal
1 g Protein	4 kcal
1 g Kohlenhydrate	4 kcal
1 g Alkohol	7 kcal

Die meisten Nahrungsmittel bestehen nicht nur aus einem Brennstofftyp, sondern sind eine Mischung z. B. aus Eiweiß und Fett oder Kohlenhydraten und Fett.

Wie viel Energie brauchen Sie?

Ihr Energiebedarf hängt von Ihrem Grundumsatz ab, dazu kommt die Energie, die Sie für Ihre täglichen Aktivitäten benötigen. Wenn Sie sechsmal die Woche laufen, brauchen Sie natürlich viel mehr als Ihre Freundin, die überall mit dem Auto hinfährt und Training für einen obszönen Ausdruck hält.

Um eine ungefähre Vorstellung Ihres Kalorienbedarfs zu bekommen, führen Sie bitte folgende Berechnung durch:

1 **Bestimmen Sie Ihr Gewicht in Kilogramm**

2 **Setzen Sie Ihr Gewicht in eine der beiden folgenden Formeln ein. So erhalten Sie Ihren Grundumsatz:**
   18–30 Jahre: Gewicht $\times$ 14,7 + 496 = Grundumsatz
   31–60 Jahre: Gewicht $\times$ 8,7 + 829 = Grundumsatz

3 **Nun multiplizieren Sie den Grundumsatz mit derjenigen von den drei unten stehenden Zahlen, die Ihrem *täglichen* Aktivitätsgrad am nächsten kommt. Ihr Training wird hierbei nicht einbezogen, nur alles, was Sie sonst so tun.**
   Kaum aktiv (sitzt oder steht den größten Teil des Tages)   1,4
   Mäßig aktiv (etwas Gehen täglich,
   dazu regelmäßige Aktivität in der Freizeit)   1,7
   Sehr aktiv (täglich körperlich aktiv)   2,0

4 **Jetzt schätzen Sie ab, wie viele Kalorien Sie *pro Woche* fürs Laufen und andere Formen mäßiger bis intensiver sportlicher Bewegung brauchen. Sie können davon ausgehen, dass Sie beim Laufen auf ebener Strecke pro Kilogramm Körpergewicht und pro Kilometer 1 Kilokalorie verbrennen.**

Kohlenhydrate

Der Körper speichert die Kohlenhydrate, die Sie essen, in der Form von Glykogen in der Leber und in den Muskeln. Ein kleiner Teil davon verbleibt als Glukose im Blut.

Wenn Sie Laufzeitschriften lesen oder sich viel mit anderen Läufern unterhalten, wird Ihnen auffallen, dass ständig von Kohlenhydraten die Rede ist. Warum sind sie so wichtig? Ganz einfach: Kohlenhydrate sind die Lieblingsenergiequelle Ihrer Muskeln. Aber da der Körper sie nur begrenzt speichern kann, müssen Sie regelmäßig für Nachschub sorgen, damit die Speicher gefüllt bleiben. Wenn Sie das nicht tun, weil Sie zum Beispiel eine der eiweißreichen, kohlenhydratarmen Diäten machen, die gerade in Mode sind, werden Sie sich bald schlapp fühlen und ganz und gar nicht in Laufstimmung. Wie viele Kohlenhydrate brauchen wir also? 55 bis 65 Prozent unserer täglichen Kalorienaufnahme sollten aus Kohlenhydraten stammen – manche Sporternährungsexperten empfehlen sogar 70 Prozent, doch dann wird es schwierig, genügend andere Nährstoffe, Fett und Eiweiß zu sich zu nehmen. 60 Prozent ist eine gute Zielvorgabe.

Wie viele Kohlenhydrate Sie konkret brauchen, hängt davon ab, wie viel Sie trainieren. Sie brauchen nur die folgende Tabelle mit Ihrem Gewicht in Kilogramm zu multipliziereh:

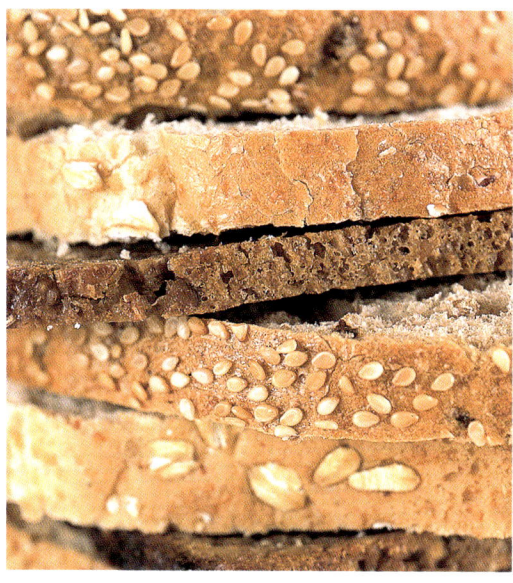

Sie trainieren …	Sie brauchen …
2–5 Stunden wöchentlich	4–5 g/kg/Tag
5–7 Stunden wöchentlich	5–6 g/kg/Tag
1–2 Stunden täglich	6–7 g/kg/Tag
2 und mehr Stunden täglich	8–10 g/kg/Tag

Wenn Sie zum Beispiel insgesamt drei Stunden pro Woche laufen und 60 Kilogramm wiegen, benötigen Sie etwa 240 bis 300 g Kohlenhydrate am Tag.

Doch die Kohlenhydrate sind nicht alle gleich. Es gibt 2 Grundtypen: komplexe Stärken mit Ballaststoffen und Einfachzucker. Sie unterscheiden sich in ihrer chemischen Struktur: Stärken sind aus vielen, zu langen Ketten verknüpften Molekülen aufgebaut, während Zucker aus kleineren Molekülen und kurzen Ketten von höchstens zwei Einheiten besteht. Stärkereiche Lebensmittel – Nudeln, Reis, Kartoffeln und Brot – wurden immer als klassische Läufernahrung gepriesen, während Einfachzucker eine schlechte Presse hatte, weil er einen kurzen, gewaltigen Energieschub liefert und Sie dann in ein „Loch" plumpsen lässt. Doch so einfach ist die Sache nicht. Viele Lebensmittel enthalten erstens eine Mischung aus Stärke und Einfachzuckern, und zweitens eventuell noch weitere Nährstoffe wie Fett oder Eiweiß oder andere Bestandteile wie Ballaststoffe, die mit entscheiden, wie schnell oder langsam die Energie freigesetzt wird.

Mit Hilfe des glykämischen Index (GI) lässt sich besser beurteilen, wie schnell ein Lebensmittel Energie bereitstellt. Der GI ist eine Skala von 0 bis 100, die angibt, wie rasch ein Nahrungsmittel den Blutzuckerspiegel im Vergleich zu reiner Glukose (Traubenzucker) erhöht. Ein niedriger GI liegt unter 50, ein mittlerer zwischen 50 und 70, ein hoher über 70. Sie werden überrascht sein, dass man einem Nahrungsmittel seinen GI regelrecht ansieht: Schokolade zum Beispiel hat einen niedrigen GI, obwohl sie viel Zucker und Fett enthält, weißer Reis dagegen, der große Hit bei Läufern, hat einen hohen GI.

Laufen **in der Praxis**

Es gibt viele schlaue Bücher zum glykämischen Index, wir wollen den GI hier nur kurz im Zusammenhang mit der Trainingsleistung unter die Lupe nehmen.

Vor dem Training

Studien aus den frühen neunziger Jahren empfahlen vor dem Training Mahlzeiten oder Snacks mit niedrigem GI, um das Energieniveau konstant zu halten. Spätere Studien konnten diese Theorie entkräften: Die Trainingsleistung ist nach einer Mahlzeit mit niedrigen und mit hohem GI dieselbe. Um Ballaststoffreiches wie Kleie oder Vollkornprodukte sollten Sie jedoch einen Bogen machen, weil sie ein Völlegefühl erzeugen, langsamer verdaut werden und daher Bauchgrimmen verursachen können.

Während des Trainings

Fast alles deutet darauf hin, dass Sie während des Trainings Energie in leicht und rasch zugänglicher Form benötigen, also Snacks mit hohem GI. Das heißt aber nicht, dass Sie sich bei jedem Lauf einen Rucksack voller Powerriegel und Sportgetränke umschnallen müssen. Wenn Sie nicht länger als eine Stunde laufen, brauchen Sie nichts zum Essen, sondern nur ein Getränk. Laufen Sie weniger als 45 Minuten, genügt sogar einfaches Wasser.

Nach dem Training

Langes oder intensives Laufen zapft die Glykogenspeicher an; nach einem 75-Minuten-Lauf bei 80 Prozent der MHF sind die Glykogenspeicher nahezu erschöpft. Günstigerweise können Ihre Muskeln in den ersten zwei Stunden nach dem Lauf, vor allem aber in der ersten halben Stunde besonders gut „nachtanken", essen Sie also unbedingt etwas Kohlenhydratreiches,

bevor Sie auf dem Sofa zusammensacken oder in die Arbeit düsen – im Idealfall sollten Sie innerhalb dieses Zeitfensters pro Kilogramm Körpergewicht 1 Gramm Kohlenhydrate zu sich nehmen. Lebensmittel mit mittlerem oder hohem GI eignen sich zum Auffüllen der Glykogenspeicher besser als solche mit niedrigem GI, was für Sie aber nur von Bedeutung ist, wenn Sie täglich trainieren. Viele Freizeitläufer begehen sogar den Fehler des Überkompensierens und befolgen die Ernährungsempfehlungen für Spitzensportler, die sie in Lauf- und Fitnessmagazinen gelesen haben. Wenn Sie keinen besonders langen oder harten Lauf hinter sich gebracht haben oder nicht gleich am nächsten Tag wieder laufen wollen, können Sie es Ihrem Körper gut selbst überlassen, seine Speicher wieder aufzufüllen.

Und noch etwas ...

Obwohl Kohlenhydrate die Basisnahrung für Läufer sind, wurde uns das dermaßen eingebläut, dass viele Läuferinnen sich auf Kosten anderer Nährstoffe damit voll stopfen. Es ist nicht notwendig, sich eine Diät aus Nudeln, Brot, Kartoffeln und Sportgetränken zu verschreiben. Gemüse, Milchprodukte, Hülsenfrüchte und Obst sind ebenfalls reich an Kohlenhydraten und haben darüber hinaus noch eine Menge Weiteres zu bieten.

Eiweiß

Eiweiß wird kaum gespeichert, sondern gleich in die Muskeln und Organe eingebaut. Als Brennstoffe bevorzugt Ihr Körper Kohlenhydrate und Fett, doch in manchen Situationen, wenn die Glykogenspeicher leer sind oder wenn Sie nicht genug Kohlenhydrate essen, kann der Körper Energie auch aus Eiweiß gewinnen. Jahrelang haben sich Bodybuilder und Sport-

Glykämischer Index

Niedriger GI (unter 50)	Mittlerer GI (50–70)	Hoher GI (über 70)
Haferbrei	Bananen	Ofenkartoffel
Joghurt	Mais	Weißbrot
Linsen	neue Kartoffeln (gekocht)	Honig
Orangensaft	Special K Flocken	Sportgetränke
Spaghetti	Brauner Reis	Weißer Reis
Äpfel	Roggenknäcke	Möhren
Getrocknete Aprikosen	Vollkornbrot	Wassermelone
Kidneybohnen	Rosinen	Semmeln
Schokolade	Ananas	Gummibärchen
Weiße Bohnen in Tomatensauce	Erdbeermarmelade	Baguette

ler von Hühnerbrust, Steak und Tunfisch ernährt, da sie ihr Muskelgewebe durch Training überstrapazieren und mehr Protein als der Durchschnittsmensch benötigen, um es zu regenerieren – glaubte man jedenfalls. Stimmt das überhaupt? Nachdem diese These in den letzten Jahren umstritten war, scheint sich das Blatt wieder zu wenden und die Ernährungsexperten empfehlen Sportlern heute wieder eine erhöhte Eiweißzufuhr. Nichtaktiven genügen täglich 0,75 Gramm Eiweiß pro Kilogramm Körpergewicht, regelmäßig Aktive sollten dagegen 1,2 bis 1,4 Gramm täglich zu sich nehmen. Wenn Sie regelmäßig Krafttraining oder kräftezehrenden Sport wie Klettern betreiben, gilt eher die Obergrenze. Ihr Eiweißverbrauch sollte etwa 15 Prozent Ihres gesamten Kalorienverbrauchs ausmachen.

Fett

Als ob Sie's nicht schon längst wüssten: Fett wird im ganzen Körper gespeichert, in der Form von Triglyzeriden im Fettgewebe, ein Teil auch in den Muskeln selbst (intramuskuläres Fett). Die meisten Frauen lagern etwa 200.000 kcal Fett in ihren Depots. Wenn daraus Energie gewonnen werden soll, stimuliert Adrenalin ein Enzym namens Lipase, das die Triglyzeridmoleküle in seine Bestandteile spaltet: Fettsäuren und Glyzerin. Die Fettsäuren gehen ins Blut über und werden zu den arbeitenden Muskeln transportiert.

Für viele von uns mag Fett ein Schimpfwort sein, doch Sie tun Ihrer Gesundheit und Leistungsfähigkeit nichts Gutes, wenn Sie zu wenig davon essen. In seiner letzten Stellungnahme verkündete das American College of Sports Medicine, eine Einschränkung des Fettverzehrs auf weniger als 15 Prozent des gesamten Kalorienverbrauchs brächte keinerlei Gesundheits- oder Leistungsvorteile. Ein realistischeres Ziel wären 20 bis 25 Prozent.

Die 1-Million-Euro-Frage

Wenn wir nun so viel Fett mit uns herumtragen, warum können wir unsere Energie dann nicht daraus beziehen statt aus den kostbareren, weniger im Übermaß vorhandenen Nährstoffen wie Kohlenhydrate und Eiweiß?

Welchen Brennstoff Ihr Körper beim Training heranzieht, hängt ganz von Ihnen bzw. von der Dauer und der Intensität Ihres Trainings ab. Bei niedrigerer Intensität ist Fett die bevorzugte Energiequelle, bei stärkerer Anstrengung sind es Kohlenhydrate. In gewissem Maß entscheidet auch Ihre Fitness. Durch regelmäßiges Training lernt Ihr Körper, sich sein Glykogen zu erhalten und statt dessen Fett abzubauen. Wie das vor sich geht, wissen Sie ja schon (Seite 38): Je fitter Sie werden, desto höher wird Ihre Laktatschwelle,

Laufen **in der Praxis**

Nachgefragt:

Ich habe von „Kohlenhydratmast" gehört. Was ist denn das?

Diese Diät kam in den sechziger Jahren als Wettkampfvorbereitung auf. Etwa eine Woche vor dem Rennen verzichteten die Sportler 3 bis 4 Tage auf Kohlenhydrate, um die Glykogenspeicher vollständig zu leeren (dabei fühlten sie sich ziemlich mies!); in den letzten 3 bis 4 Tagen vor dem Rennen stopften sie sich dann mit Kohlenhydraten voll. Dahinter steckt folgende Theorie: Verpass deinen Glykogenspeichern durch Leerung einen Schock, damit sie überkompensieren und mehr Glykogen als zuvor einlagern.

Heute überspringen die meisten Sportler die Leerungsphase, mästen sich aber in den letzten Tagen vor dem Rennen mit Kohlenhydraten, eine durchaus sinnvolle Strategie. Eine Studie wies nach, dass Läufer, die drei Tage vor dem Rennen ihren Kohlenhydratverzehr erhöhten und ihr Training verringerten, tatsächlich mehr Glykogen speichern konnten. Achtung Falle: Was Sie essen, darf allerdings *nur* kohlenhydratreich, aber keine Fettbombe sein. Pizza, Spaghetti mit Sahnesauce und Knoblauchbrot haben mehr Fett als Kohlenhydrate.

konnten zeigen, dass aerob fitte Menschen nicht nur mehr Fettsäuren ins Blut abgeben, sondern dass die Muskeln auch mehr von diesen Fettsäuren nutzen. Bei weniger Fitten werden die Triglyzeride zwar auch oft ins Blut freigesetzt, doch nicht vollständig genutzt und kehren dann in ihre Depots zurück.

Laufen und abnehmen

Bisher haben wir untersucht, wie viel Energie Sie brauchen, um Ihr Gewicht zu halten. Wenn Sie aber abnehmen wollen? Sagen wir lieber, überschüssiges Fett loswerden, denn Sie wollen ja weder Muskeln, Wasser noch Knochenmasse verlieren.

Die erste Frage: Sind Sie sicher, dass Sie Ihr Gewicht reduzieren sollten? Jede Übertreibung gefährdet Ihre Gesundheit (ziehen Sie auf jeden Fall den BMI auf Seite 27 zu Rate).

Wenn Sie Körperfett abbauen und gleichzeitig Energie zum Laufen haben möchten, müssen Sie eine „negative Energiebilanz" schaffen, also entweder mehr Energie durch Training verbrennen oder weniger Energie durch Essen und Trinken zu sich nehmen. Am besten ist eine Kombination aus beidem; behalten Sie aber immer die Trainingsprinzipien von Seite 57–58 im Kopf und erhöhen Sie die Strecke oder das Tempo nicht plötzlich. Damit Sie keine wertvolle Muskelmasse verlieren oder mit halb leer geplünderten Glykogenspeichern dastehen, sollten Sie Ihre Kalorienzufuhr mäßig, aber konsequent um nicht mehr als 15 Prozent reduzieren. Darunter werden weder Ihre Energie noch Ihre Leistung leiden. Gewöhnlich werden Sie zu hören bekommen, dass Sie, um ein halbes Kilo Fett zu verlieren, 4500 Kalorien pro Woche einsparen müssen (auf

das heißt, Sie produzieren nicht mehr so viel Milchsäure. Die Forschung hat festgestellt, dass Milchsäure die Wirkung des Adrenalins blockiert, des Hormons also, das eine wichtige Rolle beim Fettabbau spielt. Je länger und intensiver Sie unterhalb der Laktatschwelle oder aerob trainieren können, desto mehr Energie gewinnt folglich Ihr Körper aus Fett. Studien

Abnehmen und dabei gut laufen

- Berechnen Sie mit den Formeln von Seite 94 Ihren individuellen Energiebedarf.
- Führen Sie 3 Tage lang ein Ernährungstagebuch und überschlagen Sie mit Hilfe von Tabellen, wie viele Kalorien und Nährstoffe Sie täglich zu sich nehmen. Oder lassen Sie das von einer Ernährungsberaterin bzw. Diätassistentin für sich erledigen.
- Berechnen Sie 15 Prozent Ihres Tagesverzehrs und versuchen Sie, um so viel weniger zu essen.
- Essen Sie bevorzugt Kohlenhydratreiches, das viele Ballaststoffe hat. Eine Orange sättigt zum Beispiel mehr und enthält mehr Ballaststoffe als ein Glas Orangensaft.
- Suppen sind eine leichte, sättigende Mahlzeit. Ein Teller Möhrensuppe sättigt zum Beispiel mehr als 2 rohe Möhren.
- Halten Sie sich bei Sportgetränken und Powerriegeln zurück. Ich kenne viele Läuferinnen, die genauso viel davon zu sich nehmen wie Weltklassesportlerinnen.
- Überlegen Sie, ob Sie Krafttraining in Ihren Trainingsplan aufnehmen können. Ein Mehr an Muskelmasse erhöht Ihren Grundumsatz.
- Trinken Sie ausreichend. Der Körper hält manchmal Durst irrtümlich für Hunger, so dass Sie essen, wenn Sie eigentlich bloß ein Glas Wasser gebraucht hätten.

Abnehmen und *nicht* gut laufen

- Lassen Sie ganze Mahlzeiten ausfallen.
- Versuchen Sie es mit Fasten oder Blitzdiäten.
- Versuchen Sie, mehr als 0,5 Kilogramm die Woche abzunehmen.
- Beschränken Sie die Kohlenhydrate auf ein Minimum.
- Nehmen Sie hauptsächlich Kaffee, Diätgetränke und Äpfel zu sich.
- Fangen Sie an zu rauchen.
- Wechseln Sie zwischen strenger Diät und Fressorgien ab.
- Erhöhen Sie plötzlich Ihre wöchentliche Laufstrecke, um mehr Kalorien zu verbrennen.

Von Frau zu Frau

„Überleg dir, was du nach dem Training essen willst, und bereite es vor. Wenn du hungrig heim kommst und nichts ist fertig, wirst du wahrscheinlich wie ein Wolf im Kühlschrank wüten." Sally

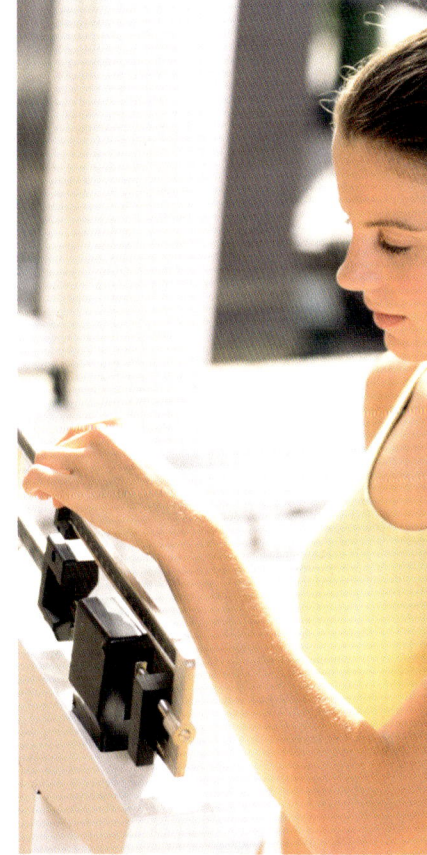

Laufen **in der Praxis**

Grund der Tatsache, dass 1 Gramm Fett 9 kcal enthält, 500 Gramm Fett also 4500 kcal). Ein so großes Defizit wird bei jeder aktiven Läuferin nur zu Erschöpfung und Heißhunger führen.

Ein Beispiel: Mein eigener täglicher Energiebedarf beträgt 2300 kcal. Wenn ich 0,5 Kilogramm in der Woche abnehmen wollte, müsste ich meine Kalorienzufuhr um 4500 kcal wöchentlich oder 643 kcal täglich verringern, was 28 Prozent meiner Energiebedarfs entspricht. Reduziere ich dagegen nur um 15 Prozent, muss ich 345 kcal einsparen, ein wesentlich realistischeres Ziel, da ich immer noch viel Energie zum Laufen, zur optimalen Glykogenspeicherung und Proteinversorgung brauche, damit meine Muskeln gut in Schuss bleiben.

Nach dieser Methode dauert das Abnehmen vielleicht ein bisschen länger, aber Sie werden glücklicher, fitter und energiegeladen bei Ihrem Ziel ankommen.

Nie dünn genug?

Lassen Sie die Weltklasseläuferinnen Revue passieren und Sie werden an keiner ein überflüssiges Gramm entdecken. Da Laufen ein Sport ist, bei dem Sie Ihr eigenes Körpergewicht „tragen" müssen, überrascht es nicht, wie viel Bedeutung dem Gewicht beigemessen wird. Aber müssen Sie denn dürr sein, um gut zu laufen? Absolut nicht. In einer Studie über Langstreckenläuferinnen reichte der Körperfettanteil von 5,9 bis 35,4 Prozent, der Durchschnitt lag bei 15,2 Prozent. Die Läuferinnen an beiden Enden der Skala waren äußerst erfolgreich; es lebe der individuelle Unterschied!

Von Natur aus schlanke Läuferinnen haben einen Vorteil, was ihr Gewicht und ihre Körperzusammensetzung angeht. Doch wenn Sie versuchen, entgegen Ihrer ererbten Veranlagung einen niedrigen Körper-

Und noch etwas ...

Sie haben vielleicht gehört, dass weniger intensives Training mehr Fett verbrennt als intensiveres Training, und glauben daher, dass Sie zum Abnehmen lieber langsamer laufen sollten, um Ihre Fettreserven anzugreifen. Das ist ein Trugschluss. Der Körper verwendet stets alle drei Brennstoffe, lediglich in unterschiedlichem Verhältnis, das sich nach der Intensität der Anstrengung richtet. Wenn Sie eine halbe Stunde gemächlich laufen (bei einem Tempo von einem Kilometer in 9,5 Minuten), verbrennen Sie etwa 200 kcal, davon etwa 60 Prozent Fett (120 kcal). Wenn Sie eine halbe Stunde härter trainieren (bei einem Tempo von einem Kilometer in 5 Minuten), verbrennen Sie an die 350 kcal, von denen nur 40 Prozent aus Fett erzeugt werden, aber immerhin sind es 140 kcal. *Insgesamt* verbrennen Sie beim intensiveren Workout also immer noch mehr Fett. Wichtiger noch: Während Sie fitter werden, lernt Ihr Körper, mehr Fett zur Energiegewinnung heranzuziehen, um seine begrenzten Kohlenhydratspeicher zu schonen.

fettanteil zu erzwingen, können Sie Ihrer Gesundheit und Ihrer Laufleistung großen Schaden zufügen. Womöglich unterbrechen Sie Ihren Menstruationszyklus, was sich auf die Gesundheit Ihrer Knochen auswirkt, riskieren Verletzungen des Bewegungsapparats, übertrainieren, verlieren Ihren Essrhythmus bis hin zu ausgeprägten Essstörungen. Anfang der neunziger Jahre tauchte ein sportlerinnenspezifisches Dreier-Syndrom auf: Amenorrhöe (ein gestörter Menstruationszyklus), gepaart mit Essstörungen und einer vorzeitigen Osteoporose. Diese Störungen können auch einzeln auftreten. Bei Amenorrhöe sollten Sie immer ärztlichen Rat suchen, und wenn Essmuster zwanghaft werden, brauchen Sie medizinische Hilfe.

Vitamine, Mineralien und leistungssteigernde Nahrungs-ergänzungsstoffe

Die Frage, ob Läuferinnen oder andere aktive Frauen einen höheren Bedarf an bestimmten Vitaminen und Mineralstoffen haben als nichtaktive, wird immer noch diskutiert. Im Allgemeinen heißt es, so lange Sie sich ausgewogen und abwechslungsreich ernähren, brauchen Sie keine Zusatzstoffe.

Nur Sie können beurteilen, ob Ihre Ernährung diesen Kriterien genügt. Wenn nicht, dann sollten Sie ein gutes Multivitamin- und Mineralstoffpräparat einnehmen, das Ihren Tagesbedarf deckt. Würden Sie alle Vitamine, Mineralstoffe und Nahrungsergänzungen zu sich nehmen, denen je eine leistungssteigernde Wirkung nachgesagt wurde, dann würde es bei jedem Schritt aus Ihnen herausrieseln!

Es ist längst nicht *erwiesen,* dass irgendein einzelner Nährstoff in höherer Dosierung als der empfohlene Tagesbedarf Nutzen bringt, doch es gibt hierzu einige interessante Forschungsergebnisse. Es folgt ein rascher Überblick, was Sie nehmen könnten und warum.

Vitamin C

Eine Studie der Loughborough University ergab, dass Vitamin-C-Gaben vor intensiver Anstrengung die Muskelschäden verringert und die Regeneration beschleunigt. Empfohlen werden 12 Tage lang zweimal täglich 200 Milligramm, also mehr als der dreifache Tagesbedarf.

Vitamin E

Mehrere Studien haben gezeigt, dass zusätzliches Vitamin E die Oxidationsschäden, die bei intensivem Training entstehen, verringert (Vitamin E gehört zu den Antioxidantien).

Eisen

Eisen spielt beim Laufen eine wichtige Rolle. Es ist Bestandteil sowohl des Hämoglobins, das den Sauerstoff im Blut transportiert, als auch des Myoglobins, das eine kleine Menge Sauerstoff im Muskel selbst speichert. Jede Frau sollte täglich 14,8 Milligramm Eisen zu sich nehmen. Eisenmangel führt zu Müdigkeit, Schwäche und Blässe und kann Anämie auslösen. 12 Prozent der Frauen haben einen niedrigen Eisenspiegel, ohne anämisch zu sein, was sich dennoch negativ auf aerobes Training auswirkt. Hier kann ein Eisenpräparat die Leistung spürbar steigern.

Frauen verlieren durch die Menstruation durchschnittlich 35 Milliliter Blut im Monat. Wahrscheinlich erhöht sich der Eisenverlust noch etwas durch den stetigen Aufprall beim Laufen, durch den rote Blutkörperchen zerstört werden. Eine Läuferin braucht wohl mehr Eisen als der Durchschnitt, besonders während der Periode. Australische Gesundheitsbehörden empfehlen Frauen, die regelmäßig Ausdauersport treiben, eine tägliche Dosis von 17 Milligramm Eisen, die während der Menstruation auf 23 mg zu erhöhen ist.

Am größten ist das Risiko eines Eisenmangels bei Frauen, die Diät halten, bei Vegetarierinnen und Veganerinnen sowie bei allen Frauen, die eine sehr starke Menstruation haben oder sehr hart trainieren. Wenn Sie den Verdacht haben, an Eisenmangel zu leiden, sollten Sie Ihren Arzt um die Bestimmung Ihres Ferritins (eines eisentragenden Proteins) und Hämoglobins bitten oder für kurze Zeit ein Eisenpräparat einnehmen und beobachten, ob Sie sich daraufhin besser fühlen.

Laufen **in der Praxis**

- **Eisen aus nicht tierischen Lebensmitteln wird besser verwertet, wenn Sie gleichzeitig Vitamin C zu sich nehmen.**
- **Halten Sie Ausschau nach Lebensmitteln mit Eisenzusatz, zum Beispiel Getreideflocken.**
- **Wenn Sie Eisenhaltiges essen, sollten Sie keinen Schwarztee dazu trinken, weil er die Eisenaufnahme hemmt.**

Kalzium

Als Frau wissen Sie wahrscheinlich, wie wichtig Kalzium für kräftige Knochen ist, denn Kalzium ist ein Hauptbaustein der Knochenmasse. Wenn Sie zu wenig Kalzium essen, werden neu gebildete Knochen nicht stabil genug und Sie verlieren zusätzlich Knochenmasse. Frauen bis 19 Jahre sollten täglich 1200 Milligramm Kalzium, danach lebenslang 1000 Milligramm, auch in der Schwangerschaft und Stillzeit zu sich nehmen (Empfehlungen der Deutschen Gesellschaft für Ernährung). Milchprodukte sind die beste Kalziumquelle; wer keine Milchprodukte isst, findet guten Ersatz.

Zehn gute Kalziumquellen:

Magermilch (200 ml)	250 mg
Cheddarkäse (20 g)	160 mg
Lachs in der Dose (100 g, mit Gräten)	310 mg
Sardinen in der Dose (100 g)	380 mg
Gedünsteter Spinat (100 g)	170 mg
Naturjoghurt (200 g)	420 mg
Tofu (100 g)	130 mg
Kichererbsen (100 g)	160 mg
Getrocknete Feigen	115 mg
Sojamilch (200 ml)	220 mg

Glucosaminsulphat und Chondroitin

Diese beiden Substanzen sollen den Knorpel gesund erhalten, Verschleißerscheinungen vorbeugen und die Heilung bei Gelenksverletzungen beschleunigen. Am besten wählen Sie ein Kombinationspräparat und nehmen täglich mindestens 1000 Milligramm Glucosamin und 800 Milligramm Chondroitin ein.

Kreatin

Kreatin oder Phosphokreatin ist eine natürlich vorkommende Substanz, ein wichtiger, wenn auch kleiner Energiespeicher in den Muskelzellen. Bei intensivem Training wird Phosphokreatin in seine Bestandteile Kreatin und Phosphat aufgespalten, wobei Energie frei wird – die allerdings für höchstens 30 Sekunden intensive Aktivität reicht.

So sind findige Menschen auf die Idee gekommen, mehr davon zu sich zu nehmen, um mehr Energie für große Anstrengungen zur Verfügung zu haben, zum Beispiel für einen Sprint oder den Endspurt vor dem Ziel. Dafür und für ständige Stop-and-Go-Bewegungen wie beim Tennis und Fußball bringt ein Kreatinpräparat tatsächlich Vorteile, nicht aber für Ausdauerleistungen. Eine der Nebenwirkungen besteht in Gewichtszunahme, was Dauerlaufen eher beschwerlicher macht.

Koffein

Eines der am leichtesten zugänglichen Mittel zur Leistungssteigerung wartet im täglichen Tässchen Kaffee oder Tee: das Koffein. Es gilt als erwiesen, dass Koffein die Ausdauerleistung steigert und die Spürbarkeit der Anstrengung dämpft, indem es das zentrale Nervensystem anregt und möglicherweise auch die Nutzung von Fett fördert, so dass die Glykogenspeicher für später geschont bleiben.

Wenn Sie vor Ihrem Lauf 4 Milligramm Koffein pro Kilogramm Körpergewicht einnehmen, sollten Sie einen leistungssteigernden Effekt bemerken – wenn Sie 60 Kilogramm wiegen, wären das 240 Milligramm Koffein, was zwei Tassen Kaffee entspricht. Sie brauchen keine Angst vor der entwässernden Wirkung des Kaffees zu haben, sodass Sie ständig die Blase entleeren müssen, denn die körperliche Anstrengung hebt diese Nebenwirkungen auf.

Bei Eisenmangel sollte jedoch bedacht werden, dass bestimmte Bestandteile in Kaffee und Tee die Eisenresorption hemmen können. In diesem Fall wären Koffeintabletten, die diese Bestandteile nicht enthalten, zur Leistungssteigerung vorzuziehen. Und beachten Sie bitte auch, dass das letzte Wort über die Auswirkung von Koffein auf die allgemeine Gesundheit noch nicht gesprochen ist.

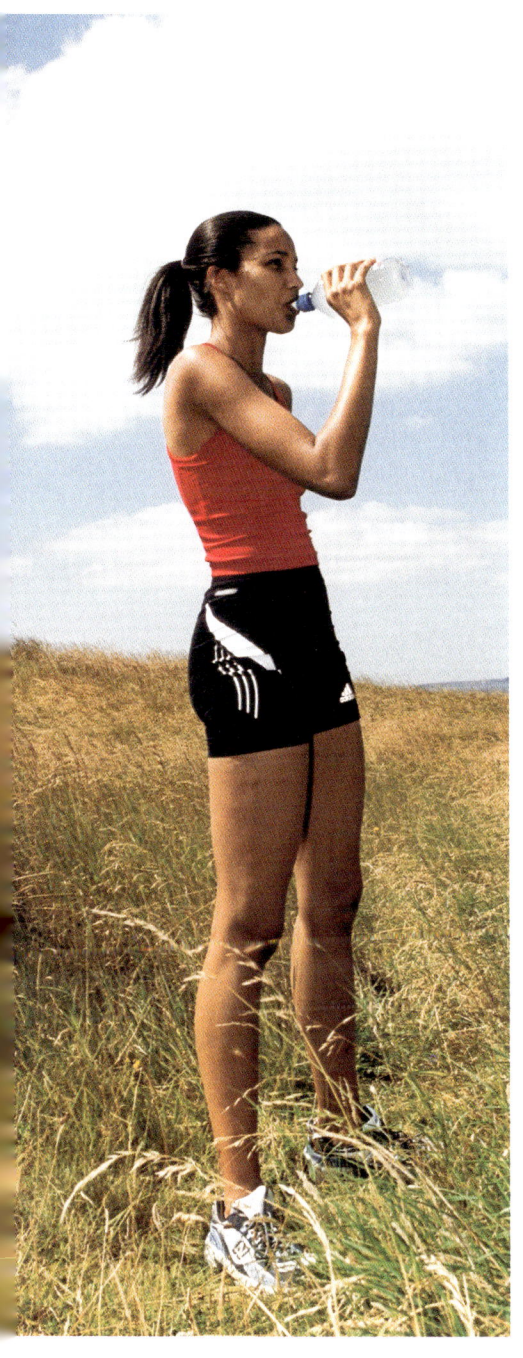

Ausreichend Flüssigkeit
Trinken beim Laufen

Unser Körper besteht zu fast zwei Dritteln aus Wasser. 55 Prozent unseres Bluts sind Wasser, jede Körperzelle wird davon umspült, fast kein Vorgang im Körper kommt ohne Wasser aus, vom Energiestoffwechsel über die Verdauung bis zur Muskelkontraktion. Jeder, egal wie aktiv, braucht etwa 2 Liter Flüssigkeit am Tag; wenn Ihr Kalorienbedarf deutlich über 2000 kcal täglich liegt, dann brauchen Sie auch mehr Wasser, egal wie viel Sie trainieren.

Warum brauchen Läuferinnen mehr Wasser?

Der Körper verliert bei mäßigem bis intensivem Training bemerkenswert schnell an Wasser, selbst bei kühlem Wetter; wer einen ganzen Marathon läuft, büßt bis zu 5 Liter ein. Anstrengung erzeugt Wärme im Körper. Diese Wärme müssen wir irgendwie ableiten, damit unsere Körpertemperatur nicht ansteigt. Die bevorzugte Methode dafür ist das Schwitzen, Wasserverlust durch die Haut. Pro Stunde Training verlieren wir 500–1500 Milliliter Flüssigkeit. Schon ein Verlust von 2 Prozent Ihrer Körperflüssigkeit bremst Ihre Laufleistung. Ein Verlust von 4 Prozent, und Sie werden 25 Prozent weniger leisten. Bei einer solchen „Austrocknung" des Körpers steigt der Puls, das Blut wird „zäher", die Anstrengung mühsamer. Auch geistig werden Sie erlahmen.

Vielleicht haben Sie das Gefühl, Sie laufen eigentlich auch ohne zusätzliches Wasser ganz gut. Wenn Sie brav 2 Liter täglich trinken und nie länger als eine halbe Stunde laufen, dann mag das zutreffen, wenn nicht, dann könnten Sie wahrscheinlich um Klassen besser sein. Haben Sie nach einem großen Glas Wasser immer so ein unangenehmes „Schwappgefühl" oder müssen dauernd die Toilette aufsuchen? Dann sollten Sie vielleicht kurz vor dem Aufbruch keine Wassermengen hinunterstürzen,

Laufen **in der Praxis**

Tipp

Um festzustellen, wie viel Wasser Ihr Körper beim Training verloren hat, wiegen Sie sich einfach vor und nach dem Lauf. Der Unterschied in kg entspricht dem Flüssigkeitsverlust in Litern. Wiegen Sie sich leicht bekleidet und trocknen Sie vor dem zweiten Wiegen Ihren Schweiß ab.

Alles über Sportgetränke

- Optimal zur raschen Aufnahme ins Blut ist eine sechs- bis achtprozentige Kohlenhydratlösung.
- Elektrolyte (Natrium und Kalium) ersetzen die durchs Schwitzen verlorenen Salze.
- Geschmack und Konsistenz (Gel, Konzentrat, Pulver) nach Belieben. Der Geschmack entscheidet letztlich, wie viel Sie trinken. Zitrone ist bei weitem am beliebtesten.

sondern ein Getränk zum Laufen mitnehmen und immer wieder einen Schluck davon trinken. Wer sich angewöhnt, beim Laufen zu trinken, hat die Schlacht schon halb gewonnen.

Um den beim Training oder Rennen entstehenden Flüssigkeitsverlust auszugleichen, trinken Sie vorher, während und nachher. Wie viel und was brauchen Sie? Das American College of Sports Medicine empfiehlt folgende Richtlinien:

Vorher

Trinken Sie 15 bis 30 Minuten vor Ihrem Workout 300 bis 500 Milliliter. Es muss ja nicht in einem Zug sein! Wenn Sie einen langen Lauf vor sich haben, probieren Sie's mit einem verdünnten Sportgetränk.

Während

Bemühen Sie sich, alle 15 Minuten beim Laufen 125 bis 250 Milliliter zu trinken. Warten Sie nicht, bis Sie Durst haben – dieses Signal gibt ein entwässerter Körper beim Training erst ganz zum Schluss. Es gibt viele Hinweise, dass isotone Sportgetränke, die Elektrolyte wie Natrium und Kalium sowie leicht verdauliche Kohlenhydrate und Wasser enthalten, die Erschöpfung besser hinauszögern und die Leistung mehr steigern als reines Wasser. Eine Studie über Freizeitläufer stellte fest, dass die mit einem isotonen Getränk versorgten Läufer 27 Prozent länger laufen konnten als die Kontrollgruppe mit Placebo. Solche Getränke brauchen Sie aber erst, wenn Sie länger als eine Stunde trainieren; sonst genügt wirklich Wasser.

Nachher

Nach einem harten Training tut ein Sportgetränk gut oder ein kohlenhydratreiches Getränk wie Orangensaft oder Limonade. Egal, wie lang oder intensiv Ihr Lauf war, danach sollten Sie auf jeden Fall mindestens 500 Milliliter trinken. Wer eine Stunde trainiert hat, braucht eher einen ganzen Liter. Trinken Sie regelmäßig in den nächsten Stunden, bis Ihr Urin so hell wie Stroh oder noch heller ist.

Nicht übertreiben!

Man kann tatsächlich auch zu viel trinken: Bei 21 der über 5000 Teilnehmer des Houston Marathon im Jahr 2000 wurde eine Hyponaträmie festgestellt, da ihr Blut mit so viel Wasser verdünnt war, dass der Natriumspiegel zu weit absank. Je länger die Läufer für die Strecke brauchten, desto größer wurde das Risiko einer Hyponaträmie, da sie bei jeder Wasserstation Halt machten. Zu den Symptomen gehören Schwindel, Erschöpfung und Verwirrung; Hyponaträmie kann bis zum Koma und sogar zum Tod führen.

Und noch etwas ...

Wer viel Alkohol und Kaffee trinkt, sollte zum Ausgleich für die entwässernde Wirkung dieser Getränke mehr Wasser zu sich nehmen. 6 Tassen Kaffee täglich erhöhen die Urinausscheidung um 750 Milliliter! Eine Daumenregel besagt: ein Glas Wasser für jedes koffeinhaltige oder alkoholische Getränk, dann stimmt die Bilanz.

Laufen und Alkohol

Die meisten von uns trinken gern ab und zu ein Gläschen, und auch Läuferinnen dürfen ruhig Alkohol in Maßen genießen, solange sie an ein paar Punkte denken. Erstens: 25 Milliliter Alkohol enthalten etwa 175 kcal (7 kcal pro Gramm). Zweitens: Alkohol kann von den Muskeln nicht direkt genutzt werden, sondern geht sofort ins Blut über, wo er abgebaut werden muss, bevor der Körper bessere Energiequellen wie Kohlenhydrate oder Fett anzapfen kann. Drittens: Alkohol entwässert, sodass die Gefahr einer Austrocknung steigt. Viertens: Wenn Sie 24 bis 36 Stunden nach hartem Training oder einem Rennen Alkohol trinken, bremst das die Regeneration.

Nachgefragt:

Kann ich meinen Kater durch Laufen loswerden?

Viele „schwören" auf einen schön verschwitzten Lauf als Wundermittel gegen Kater, doch damit tun Sie sich keinen Gefallen. Warum? Ein Zuviel an Alkohol kann Herzrasen verursachen, die Temperaturkontrolle des Körpers durcheinander bringen, die Reflexe und Wahrnehmung trüben und zu Austrocknung führen. Noch dazu sind Sie wahrscheinlich übermüdet. Verzichten Sie lieber auf den Lauf, trinken viel Wasser, essen etwas Nahrhaftes und gehen spazieren.

Tipp

Wasser wird am besten aufgenommen, wenn wir es nicht eiskalt, sondern temperiert trinken. Der Hauptgrund, warum wir zu wenig Wasser trinken, ist der Geschmack – oder vielmehr der Mangel an Geschmack. Wenn Ihnen Wasser allein zu fad ist, peppen Sie es mit einem Spritzer Limetten- oder Zitronensaft oder einer Scheibe Ingwer auf.

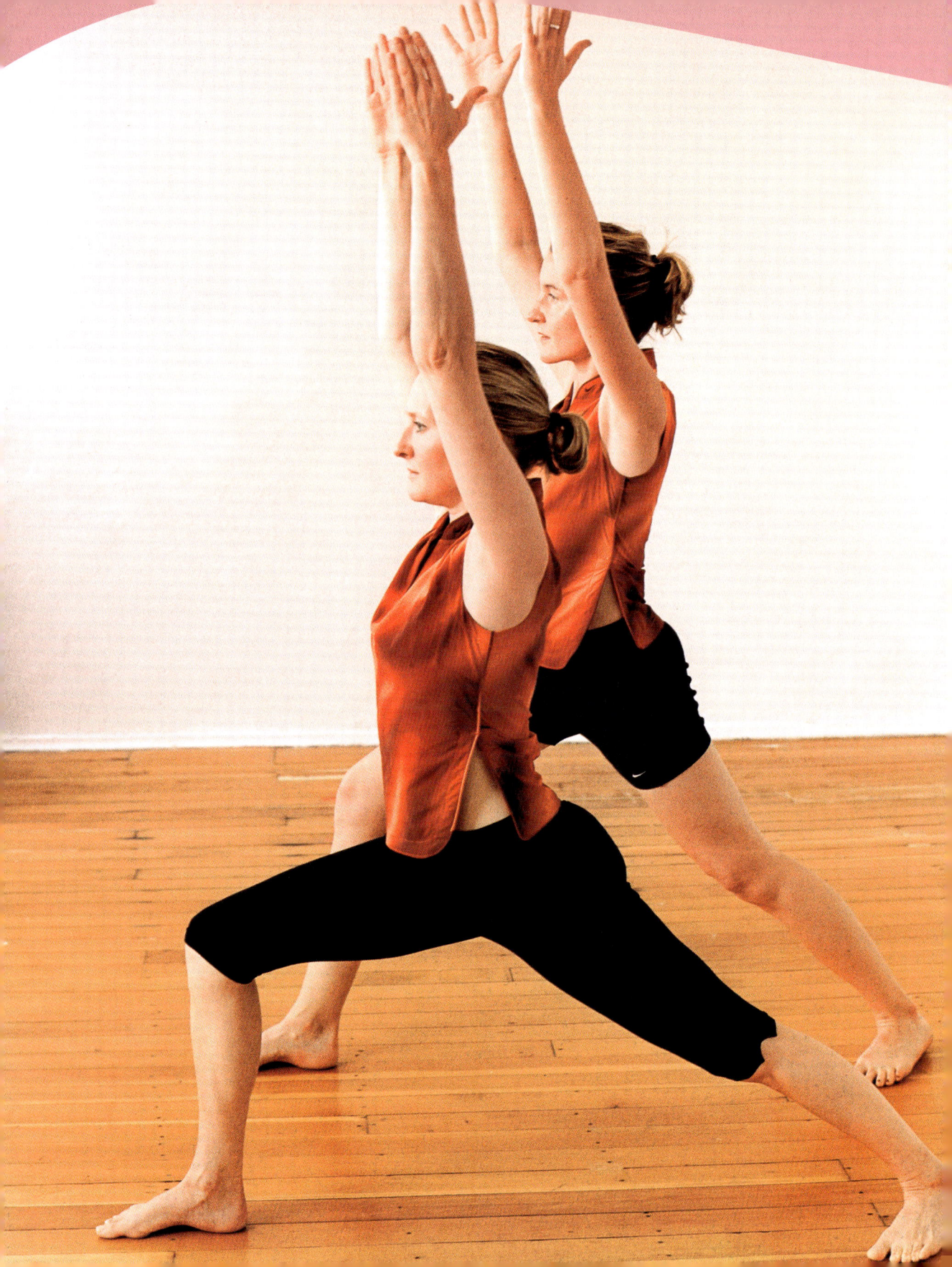

Ausgewogenes
Laufen

Verletzungen vorbeugen

Was frau tun kann, um gesund zu bleiben

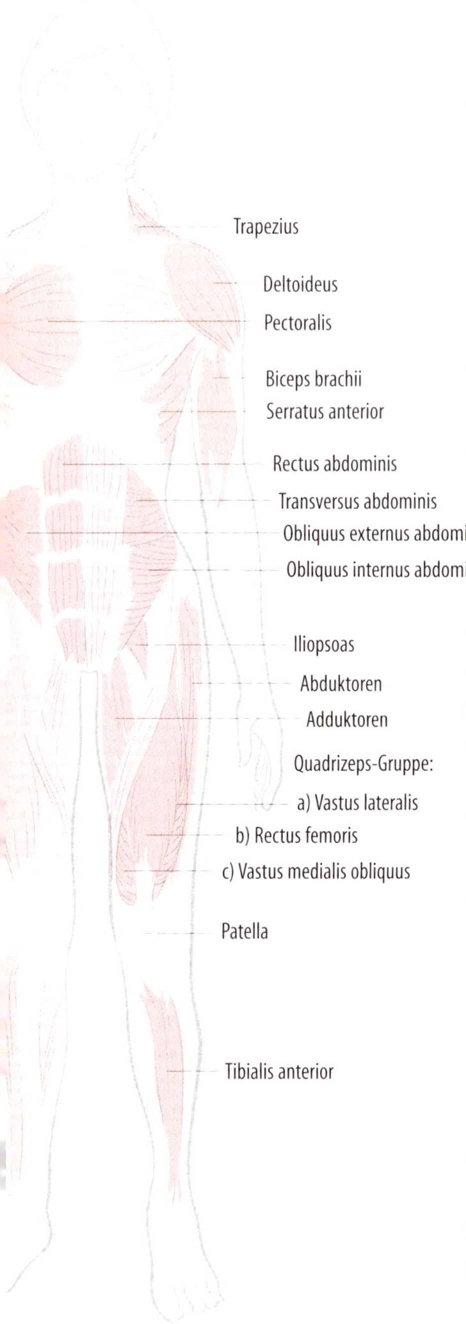

Selten werden Sie eine Läuferin treffen, die noch nie an irgendeiner Verletzung gelitten hat; man schätzt, dass jährlich etwa 65 Prozent der Läufer dadurch eine Weile außer Gefecht gesetzt werden. Doch bevor Sie Laufen in der Schublade „Extremsportarten" ablegen, lesen Sie bitte weiter: Mindestens 90 Prozent dieser Verletzungen sind nicht akut (zum Beispiel durch einen Sturz oder Zusammenstoß), sondern chronisch, was bedeutet, dass die Läuferin entweder zu viel oder konsequent schlecht gelaufen ist. Ein Viertel aller Sportverletzungen geht übrigens auf alte Probleme zurück, die nie richtig auskuriert wurden. Und jetzt die guten Nachrichten: Sie können die typischen Laufverletzungen vermeiden, wenn Sie sich an die zehn Gebote der Laufprophylaxe halten.

1 Laufen Sie niemals mit Schmerzen nach dem Motto: „Mal sehen, ob's wieder weggeht."

2 Laufen Sie auf wechselndem Terrain, sogar die Straße (Asphalt) ist besser als der Gehweg (Betonplatten). Meiden Sie gewölbte Straßenprofile, da dabei das Iliotibialband gereizt werden kann, eine Sehne, die außen am Bein entlang von der Hüfte zum Schienbein verläuft.

3 Tragen Sie gute Schuhe – nicht nur eine gute Marke, sondern Schuhe, die Ihren Bedürfnissen entsprechen und noch neu genug sind, um Ihnen Stütze und Dämpfung zu bieten (siehe Seite 80).

4 Aufwärmen und langsam beginnen – abkühlen und langsam aufhören. Auf Seite 49 finden Sie super Aufwärmübungen für die Läuferin.

5 Richtig und regelmäßig dehnen (auf Seite 51 steht wie, warum und wann).

6 Halten Sie Ruhetage ein und gönnen Sie sich nach einem Rennen *immer* eine Erholungsphase nach der Daumenregel: pro eineinhalb Rennkilometer ein

Trapezius

Deltoideus

Pectoralis

Biceps brachii

Serratus anterior

Rectus abdominis

Transversus abdominis

Obliquus externus abdominis

Obliquus internus abdominis

Iliopsoas

Abduktoren

Adduktoren

Quadrizeps-Gruppe:

a) Vastus lateralis

b) Rectus femoris

c) Vastus medialis obliquus

Patella

Tibialis anterior

gemütlicher Tag (Ruhe, Crosstraining oder langsames Joggen). Nach einem 5-Kilometer-Rennen gehen Sie also die nächsten drei Tage langsam an.

7 Erhöhen Sie Strecke und Laufdauer nicht zu rasch; Daumenregel: nicht mehr als 10 Prozent die Woche und *entweder* das eine *oder* das andere.

8 Wenn Sie gerade ein Baby bekommen haben, sich mit einem alten Leiden quälen, Rückenschmerzen oder einen ungewöhnlichen Laufstil haben, dann sollten Sie sportmedizinischen Rat einholen, bevor Sie in ein Laufprogramm einsteigen. Auch wenn nichts von allem auf Sie zutrifft, könnten Sie ein Checkup in Erwägung ziehen – viele Physiotherapeuten und Rehazentren bieten solche Dienste an.

9 Gönnen Sie sich regelmäßig eine Sportmassage. Es gibt zwar kaum wissenschaftliche Beweise, dass Sportmassagen die Leistung verbessern oder das Verletzungsrisiko senken, doch das liegt zum Teil daran, dass hier noch nicht viel geforscht wurde. Fest steht allerdings, dass Sportmassagen die Flexibilität noch wirkungsvoller verbessern als statische Dehnübungen und außerdem der Psyche gut tun. Als ich für meinen letzten Marathon trainierte, ließ ich mich alle 14 Tage massieren; ich erholte mich rascher, vermied die üblichen Fehler und lief außerdem meine persönliche Bestzeit. Noch ein Do-it-yourself-Tipp: Mischen Sie ein paar Tropfen Rosmarin- und Schwarzpfefferöl unters Massageöl, das macht müde Beine und den Kreislauf munter. Massieren Sie Ihre Beine mit festen, aber harmonischen Bewegungen immer von unten nach oben zum Herzen hin.

10 Befolgen Sie das Verletzungsprophylaxe-Programm auf Seite 113. Es wurde in Zusammenarbeit mit einer renommierten Physiotherapeutin entwickelt und ist speziell auf die Schwachpunkte von Frauen zugeschnitten.

Laufen: Schritt für Schritt

Wie Sie laufen, wird als Ihr Laufstil bezeichnet. Dabei unterscheidet man zwei Phasen, die recht flugtechnisch klingen: die Lande- und die Flugphase. Bei der Landephase trifft der Fuß auf dem Boden auf, in der Flugphase befindet er sich in der Luft. Meist landet der Fuß auf der Außenkante der Ferse und rollt leicht nach vorn und nach innen (Pronation), wobei der Fußrist flacher wird, um den Aufprall weiterzuleiten und zu verteilen. Das Knie beugt sich, danach streckt sich das Bein, der Körper verlagert den Schwerpunkt über den Fuß hinaus, der inzwischen in Supinationsstellung ist (der Rist ist

Deltoideus
Trapezius
Rhomboideus
Triceps brachii
Intercostales
Latissimus dorsi
Erector spinae

Glutaeus medius
Glutaeus minimus
Glutaeus maximus
Tensor fasciae latae

Tractus iliotibialis (ITB)

Hüftstrecker/Kniebeuger:
Biceps femoris,
Semitendinosus,
Semimembranosus

Gastrocnemicus

Soleus

Achillessehne

Ausgewogenes Laufen

gespannt, der Druck liegt vor allem auf der Außenkante) und drückt sich von den Zehen ab. Damit diese Bewegung ideal abläuft, muss eine Vielzahl von Muskeln zusammenspielen. Manche treiben den Körper vorwärts, andere stabilisieren bestimmte Gelenke, während der Rest des Körpers in Bewegung ist. Der mächtige Gesäßmuskel *Glutaeus maximus* zum Beispiel, unser größter Muskel, streckt die Hüfte, während der *Glutaeus medius* sie am seitlichen Ausweichen hindert.

Was läuft schief?

Eine Läuferin macht durchschnittlich 10 000 Schritte in der Stunde. Da wird schnell klar, dass auch ein leichter Fehler im Laufstil, der ein ums andere Mal wiederholt wird, mit der Zeit Probleme schafft. Meist hapert es an den stabilisierenden Muskeln. Wenn sie nicht richtig arbeiten, müssen die Bewegungsmuskeln einspringen. Die Folge? Die „Beweger" werden kräftig und verspannen sich, während sich die Stabilisatoren auf die faule Haut legen. Um den Fehler zu beheben, müssen die Stabilisatoren nicht nur gekräftigt, sondern auch neu geschult werden, damit sie im richtigen Moment und mit der richtigen Intensität aktiv werden. Bei Muskeldysfunktion ist oft nicht fehlende Kraft das Problem, sondern das Unvermögen, bei Bedarf die richtigen Muskeln zu aktivieren, da Nerven und Muskeln schlecht kommunizieren.

Das Verletzungsprophylaxe-Programm auf Seite 113 ist bei dieser Neuschulung der erste Schritt. Manche Übungen wirken recht simpel, machen Sie sie aber trotzdem, da dadurch die neuromuskulären Bahnen „neu verdrahtet" werden. Das Programm enthält auch funktionale Kraftübungen, bei denen Muskelgruppen in derselben Weise wie beim Laufen beansprucht werden.

Typische Schwachpunkte bei Läuferinnen

Wenn bei Ihnen Laufanomalitäten oder immer wieder die gleichen Verletzungsprobleme vorliegen, kommen Sie nicht an einer Laufstilanalyse vorbei, bei der ein Experte Sie beobachten und Aufnahmen von Ihnen machen wird. Doch einige Probleme treten häufiger als andere auf: Kontrollieren Sie bei sich selbst die häufigsten Schwachpunkte und denken Sie daran, dass selten ein Problem allein kommt, sondern meist gleich mehrere im Zweier- oder sogar im Dreierpack.

Schwachpunkt 1: Überpronation

Oben haben Sie bereits etwas über Pronation gelernt. Eines der häufigsten Probleme tritt beim Landen des Fußes auf: Die Fersenaußenkante neigt sich nach oben und der Fuß proniert zu stark, das heißt, er rollt zu weit nach innen oder zu schnell ab. Gleichzeitig dreht sich das Schienbein nach innen und damit auch der Knöchel, die Knie und womöglich sogar die Hüfte, was die Beingelenke und die sie umgebenden Bindegewebe einer schädlichen Belastung aussetzt.

Anzeichen Wenn der Fuß landet, drehen sich die Knie nach innen, die Schienbeine stehen schräg und nicht in einer geraden Linie. Oft in Verbindung mit Senkfüßen und X-Beinen (siehe Seite 112, Kasten).

Abhilfe Die Übungen 2, 5, 6 und 8 helfen bei der Korrektur des Problems. Vielleicht sind auch maßgefertigte Einlagen nötig. Ihre Laufschuhe sollten einen Anti-Pronationskeil haben.

Schwachpunkt 2: Kniefehlstellung

Die Effizienz der Bewegung ist am größten, wenn Knie, Hüfte und Fuß optimal ausgerichtet und buchstäblich „auf der gleichen Linie" sind. Dann kann die Kniescheibe in einer kleinen Rinne im Kniegelenk sauber auf und ab gleiten. Wenn allerdings das Iliotibialband (ITB), das sich an der Außenseite des Beins von der Hüfte bis zur Unterseite des Knies zieht, zu straff ist oder die vorderen Oberschenkelmuskeln nicht optimal zusammenarbeiten, schiebt sich die Kniescheibe ein wenig aus ihrer Position heraus zur Knieaußenseite. Die Folge sind Reizungen unter der Kniescheibe und an der Knieaußenseite.

Anzeichen Wenn Sie mit geschlossenen Beinen dastehen, sollten die Kniescheiben wie Scheinwerfer geradeaus nach vorn zeigen. Zeigen sie nach links oder rechts oder wirken irgendwie schräg, deutet das auf eine Fehlstellung des Kniegelenks hin. Dann sind bei Ihnen nach dem Laufen wahrscheinlich auch öfter die Knie heiß oder schmerzen.

Abhilfe Der innerste Muskel der Quadrizeps-Gruppe, der *Vastus medialis obliquus*, stabilisiert das Knie, doch der empfindliche kleine Muskel wird bei Schwellung oder Schmerzen schnell außer Gefecht gesetzt, vor allem die schrägen Fasern. Eine Kräftigung des *Vastus medialis* (Übungen 5, 6, 8 und 9) sowie eine Dehnung des ITB (Seite 112, Kasten) können helfen.

Schwachpunkt 3: Instabile Hüfte

Nicht nur die Beine arbeiten beim Laufen. Während ein Fuß Bodenkontakt hält, müssen die Hüftmuskeln einschließlich *Glutaeus medius* und *maximus* das Becken gerade halten. Bei vielen Läuferinnen sind diese Muskeln schwach ausgebildet, da sie durch Seitwärtsbewegungen, wie sie beim Laufen nicht auftreten, gekräftigt werden. Also muss das ITB einspringen, verspannt und verkürzt sich.

Anzeichen Lehnen Sie sich mit dem Rücken an eine Wand, die Fersen haben von ihr etwa 5 cm Abstand. Heben Sie ein Bein und beugen Sie dabei das Knie etwa im rechten Winkel. Wenn Sie spüren, dass Ihre Hüfte zur anderen Seite hin ausweicht oder sich dort senkt, fehlt Ihnen es Ihnen höchstwahrscheinlich in der Hüftgegend an Kraft.

Abhilfe Übungen 2, 3, 6 und 8 sowie die ITB-Dehnung im Kasten auf Seite 112.

Schwachpunkt 4: Instabiler Rumpf

Die Rumpfmuskeln (*Rectus* und *Transversus abdominis*, *Erector spinae*, *Latissimus dorsi*) bilden ein inneres Korsett, das den Körper aufrecht hält und dafür sorgt, dass Sie das Becken nicht vorwärts kippen, kein Hohlkreuz machen und den Po nicht herausstrecken. Sind diese Muskeln schwach entwickelt, was bei einer sitzenden Lebensweise und schlechten Haltung fast zwangsläufig der Fall ist, können Probleme vom Kreuzbereich abwärts auftreten.

Anzeichen Wurde Ihnen schon einmal gesagt, Sie sollen beim Laufen nicht „in den Hüften sitzen", sondern „aus den Hüften herauswachsen"? Dann können Ihre Becken- und Rumpfmuskeln eine Stärkung vertragen. Die Schwäche dieser Muskeln macht sich vor allem bemerkbar, wenn Sie müde sind – betrachten Sie sich von der Seite im Schaufenster, ob Sie hoch aufgereckt gehen oder im Becken sitzen, sodass Ihr Po raussteht. Auch Kreuzschmerzen sind ein Zeichen für einen instabilen Rumpf. Frauen haben in diesem Be-

Ausgewogenes Laufen

Nachgefragt:

Ist Krafttraining nützlich?

Krafttraining kann durchaus eine wichtige Rolle im Lauf-programm haben. Paula Radcliffe ist eine der vielen Läuferinnen, die auf Krafttraining zur Verbesserung der Leistung und zur Verletzungsprophylaxe setzen. Die Übungen meines Verletzungsprophylaxe-Programms sind kein Ersatz für Krafttraining des gesamten Körpers, konzentrieren sich aber auf die Kräftigung und Neu-schulung jener Muskeln, die beim Laufen oft den Dienst quittieren. Wenn Sie daran noch ein Oberkörper-Kraft-training oder allgemeines Hanteltraining anschließen möchten, sollten Sie zwischen solchen Trainingstagen auf jeden Fall Ruhetage einschieben, damit sich der Körper erholen und adaptieren kann. Siehe auch Cross-training, Seiten 116–122.

reich von vornherein eine schwächere Muskulatur als Männer.

Abhilfe Versuchen Sie's mit den Übungen 1, 2, 4 und 9. Die Korrektur dieses Problems ist besonders wichtig, da schwache Rumpfmuskeln zu einer schlechten Haltung mit Hohlkreuz und gekipptem Becken führen – und das ist dem Laufen abträglich. Eine Beckenfehlstellung kann wiederum Knieproble-me und Ischiasschmerzen auslösen.

Und noch etwas …

Sie werden oft hören, Frauen seien wegen ihrer Neigung zu X-Beinen anfälliger für Knie- und Hüftverletzungen, da die Oberschenkelmuskeln in einem größeren Winkel an der Kniescheibe ansetzen. Neueste Forschungen ha-ben jedoch ergeben, dass Frauen nicht automatisch mit solchen Problemen zu kämpfen haben. Nur die klassisch-birnenförmige Frau hat einen breiten Hüftgürtel und daher tatsächlich einen größeren Winkel zwischen dem Ansatz des Oberschenkels und dem Kniegelenk. Oft he-ben solche Frauen beim Laufen die Knie nur wenig und zeigen den klassisch-weiblichen Laufstil mit seitlich aus-schlagenden Fersen. Fühlen Sie sich ertappt? Dann ist das Verletzungsprophylaxe-Programm umso wichtiger für Sie.

Oft haben Frauen sehr kräftige Hüftbeuger und Quadrizeps, schwächere Gesäßmuskeln und daher hinten am Oberschenkel verkürzte oder oder verspannte Hüft-strecker. Hier eine tolle Dehnung, mit der Sie drei Fliegen mit einer Klappe schlagen: Hüftbeuger, Quadrizeps und ITB. Dazu brauchen Sie einen Tisch oder ein hohes Bett, doch der Aufwand lohnt sich.

Setzen Sie sich an die Tischkante, umfassen Sie mit beiden Händen das linke Knie und ziehen es zur Brust. Jetzt legen Sie sich vorsichtig auf den Tisch, Ihr rechtes Bein baumelt frei herunter. Es muss in der gleichen Linie wie der Körper bleiben; schwenkt es nach rechts aus, ist Ihr ITB zu verspannt. 30–60 Sekunden halten. Um die Dehnung von Hüftbeugern und Quadrizeps noch zu ver-stärken, ziehen Sie den rechten Fuß behutsam an den Tisch heran. Auf der anderen Seite wiederholen.

Das große Verletzungsprophylaxe-Programm

Was brauche ich? Ein Kissen, eine Matte oder Decke, einen Stuhl, eine Stufe (oder Treppe) und eine Wand. Ein Spiegel ist zur Kontrolle der richtigen Haltung nützlich.

Wie oft soll ich die Übungen machen? Um's kurz zu machen: so oft wie möglich. Im Unterschied zum konventionellen Krafttraining werden hier die Muskeln nicht stark belastet; sie sollen lediglich ihren Tonus und ihre Reaktionsfähigkeit zurück erhalten. Es gibt also auch keinen Grund, sie nicht täglich zu machen. Nehmen Sie sich drei- bis viermal pro Woche vor (nach dem Lauf, nicht vorher), und wenn Sie unter Zeitdruck sind, beschränken Sie sich auf die Übungen, die Sie am stärksten betreffen (siehe Schwachpunkte, Seiten 110–112), oder halbieren Sie die Folge und machen immer nur eine Hälfte.

Wie oft soll ich jede Übung wiederholen? Das wird angegeben. Auch wenn Sie denken, Sie könnten weitermachen, lassen Sie's gut sein – sonst belasten Sie womöglich andere, kräftigere Muskeln.

1 Vierfüßlerstand

Warum? Dabei lernen Sie den tiefen Bauchmuskel (*Transversus abdominis*)

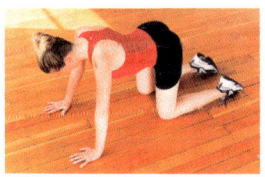

spüren und bei normaler Atmung anzuspannen, ohne andere Bauchmuskeln zu kontrahieren.

Wie? Die Knie sind unter den Hüften, die Hände unter den Schultern. Po rausstrecken, Bauch locker hängen lassen. Jetzt Beckenboden anspannen (wie Urin anhalten) und behutsam den Unterbauch einziehen (als würden Sie den Reißverschluss Ihrer Jeans zuziehen). Brustkorb und Rücken nicht bewegen. Zehn Sekunden halten, weiteratmen. Bis zu sechsmal wiederholen.

Fortgeschrittene Wie oben, doch mit eingezogenem Unterbauch Spannung halten, langsam eine Hand vom Boden lösen und den Arm nach vorn strecken. 5 Sekunden halten, auf der anderen Seite wiederholen. Sobald Sie

diese Position mühelos halten können, Arm und entgegengesetztes Bein gleichzeitig heben.

2 Brücke mit abwechselnd ausgestreckten Beinen

Warum? Mehr Stabilität im Becken und Kraft im Po. Der Beinwechsel simuliert die Anforderungen beim Laufen.

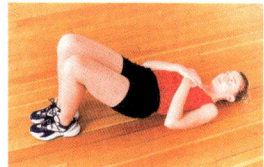

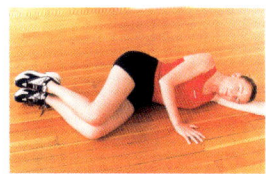

Wie? In Rückenlage die Knie anziehen, die Füße stehen flach auf dem Boden. Becken leicht vom Boden heben (*nicht* so hoch Sie können), Arme über der Brust verschränken. Pobacken sanft zusammendrücken und Spannung halten, während Sie ein Bein ausstrecken. 2 Sekunden halten, senken. Mit dem anderen Bein wiederholen. Das Becken darf sich nicht drehen oder kippen, die Knie bleiben zusammen. Jeweils zehnmal.

3 Beine seitlich heben

Warum? Kräftigt die Hüftabduktoren. Sind diese Muskeln stark, gibt es – so ergab es sich in einer wissenschaftlichen Studie – in 90 Prozent der Fälle keine Probleme mit dem ITB.

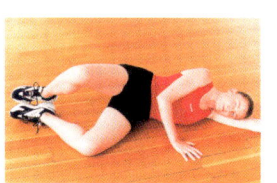

Wie? Sie liegen auf der linken Seite, der Kopf ruht auf dem gestreckten linken Arm. Beide Beine sind leicht angezogen. Das rechte Bein heben, die Füße bleiben zusammen. 10 Sekunden halten, senken. Drei bis fünfmal wiederholen, dann die Seite wechseln.

Fortgeschrittene Die Übung mit gestreckten Beinen wiederho-

Ausgewogenes Laufen

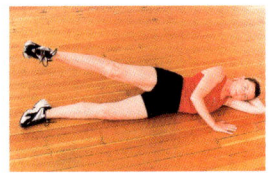

len (Sie dürfen sich auf dem oberen Arm abstützen). Die Hüfte ausdrehen und das Bein so hoch wie möglich heben, ohne das Becken zu verdrehen oder nach vorn oder hinten zu rollen. Wie vorher halten und wiederholen.

4 Rad fahren

Warum? Ihre tiefen Bauchmuskeln lernen den Rumpf stabilisieren, während sich die Beine ähnlich wie beim Laufen bewegen.

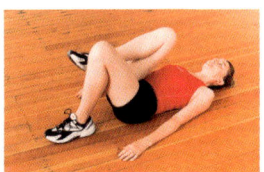

Wie? Flach auf den Rücken legen, die angezogenen Knie hängen über Ihrer Brust, die Füße sind angehoben. Bauchmuskeln leicht anspannen. Eine Ferse senken und auf dem Boden rutschend nach vorn schieben, bis das Bein gestreckt ist. Pause, Ferse zurückziehen, vom Boden heben, in die Startposition zurückkehren.

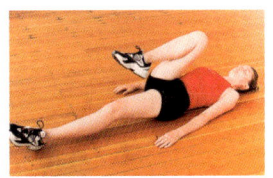

Mit dem anderen Bein wiederholen. Steigern auf 2 Sätze zu je zehnmal.

Fortgeschrittene Wie oben, doch weder die Ferse noch das Bein berührt beim Strecken den Boden. Also langsam Fahrrad fahren. Mit 2 Sätzen zu je fünfmal beginnen.

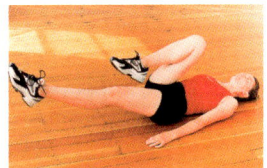

5 Kissen zusammendrücken

Warum? Gut gegen Überpronation, stärkt den *Vastus medialis obliquus* (VMO, das schwächste Glied der *Quadrizeps*-Gruppe), die Adduktoren und den wichtigen *Glutaeus medius*.

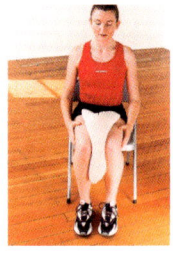

Wie? Sie sitzen an der Kante eines harten Stuhls, die Füße flach auf dem Boden. Kissen zwischen die Knie klemmen. Gesäß und Innenseiten der Oberschenkel gleichzeitig anspannen, 10 Sekunden halten, dann langsam lösen. Sechsmal wiederholen.

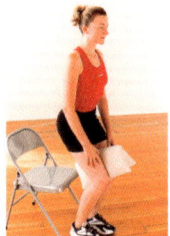

Fortgeschrittene Beginnen wie oben, bei voller Anspannung langsam zu einer Dreiviertelhocke aufstehen. 5 Sekunden halten, langsam senken. 10-mal wiederholen, langsam auf 2 Sätze zu je 10 steigern.

6 Einbeinhocke

Warum? Exzentrische Anspannung der *Quadrizeps*-Gruppe; Zusammenspiel von VMO und *Glutaeus medius*, damit die Hüfte gerade bleibt und die Knie in einer Linie mit den Zehen.

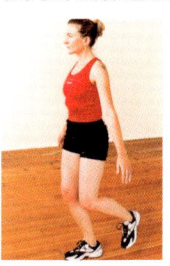

Wie? Aufrechter Stand mit neutraler Position der Wirbelsäule, Bauchmuskeln leicht angespannt. Linkes Bein hinter dem Körper leicht anheben, langsam das rechte Knie beugen, das mit dem mittleren Zeh desselben Fußes auf einer Linie bleiben muss. Die Hüfte bleibt gerade. Pause, wieder hochrecken, das Knie des Standbeins ganz durchstrecken. Zehnmal, dann die Seite wechseln. Auf jeder Seite 2 Sätze.

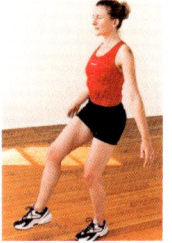

Fortgeschrittene Wie oben, doch das Bein leicht vor dem Körper anheben. Wenn Sie das Standbein beugen, mit dem angehobenen Fuß bei jeder Wiederholung auf den Boden klopfen. Becken nicht zur Seite kippen. Auf jeder Seite 2 Sätze mit je 10 Wiederholungen.

7 Knie hoch

Warum? Kräftigt die Gesäßmuskeln und Hüftstrecker wie beim Laufen benötigt.

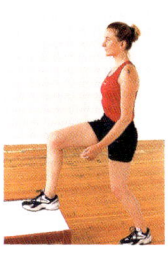 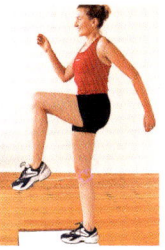

Wie? Das rechte Bein mit gebeugtem Knie auf eine Stufe (Treppe) stellen, das linke Bein steht am Boden. Durch die rechte Ferse schwungvoll nach oben kommen, das linke Bein zur Brust führen, das Knie ist in rechtem Winkel gebeugt. Den entgegengesetzten Arm wie beim Laufen bewegen. Zurück in die Startposition, sofort wiederholen. Zehnmal, dann Seitenwechsel. 2 Sätze.

8 Ausfallschritt

Warum? Gutes Training zur Stabilisierung von Knien und Becken beim Landen des Fußes.

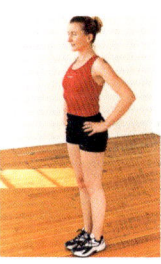

Wie? Mit geschlossenen Füßen schön aufrecht stehen, die Hände auf den Hüften, das Becken gerade. Großen Ausfallschritt aufs rechte Bein machen, beide Knie beugen, das linke Knie tief senken. Das rechte Knie bewegt sich auf die mittlere Zehe zu und dreht sich nicht nach innen. Das Becken kippt nicht. Drücken Sie sich wieder zurück. Zehnmal, dann Seitenwechsel. Steigern auf 3 Sätze.

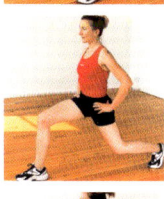

Fortgeschrittene Explosive Ausfallschritte geben der Übung mehr Power und beanspruchen mehr Muskeln. Sie stehen in einem kleinen Ausfallschritt, beide Knie sind gebeugt, das Gewicht gleichmäßig auf beide Beine verteilt. Nach oben springen, in der Luft die Beine wechseln, bei der Landung ist nun das andere Bein vorn. Innehalten, wenn Sie sich stabilisieren müssen. Zehnmal, dann auf 3 Sätze steigern.

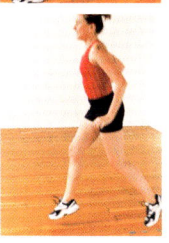

9 Ein Bein an der Wand

Warum? Die isometrische Übung fordert alle stabilisierenden Muskeln, die Sie beim Laufen brauchen, inklusive *Glutaeus medius*, Knie- und Rumpfstabilisatoren. Sie lernen eine leichte Anspannung über längere Zeit halten.

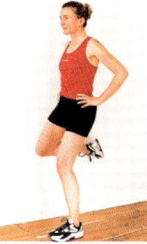

Wie? Seitlich an einer Wand stehen, das Bein an der Wand im 45-Grad-Winkel anheben, Knie gegen die Wand stützen, den Fuß ausdrehen. Das Knie des Standbeins leicht beugen und aus der Hüfte heraus nach außen drehen. Das Becken bleibt gerade. 15 bis 30 Sekunden halten. Seitenwechsel. Zweimal auf jeder Seite.

10 Der blinde Storch

Warum? Fördert Gleichgewicht, Beckenstabilität, Eigenwahrnehmung.

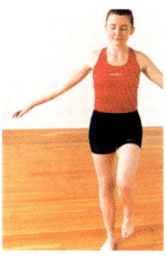

Wie? Barfuß auf einem Bein stehen, das andere Knie ist leicht angehoben, Becken und Schultern sind gerade. Gesäß leicht anspannen, 10 Sekunden halten. Wenn das gut klappt, die Übung mit geschlossenen Augen machen. Seitenwechsel, dann noch einmal wiederholen.

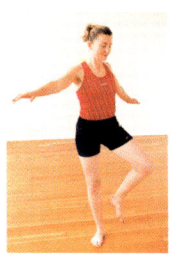

Fortgeschrittene Die Übung wie oben durchführen, doch den Körper vom Standbein wegdrehen. Das Knie des Standbeins muss immer noch nach vorn zeigen, während Sie sich aus der Hüfte heraus drehen.

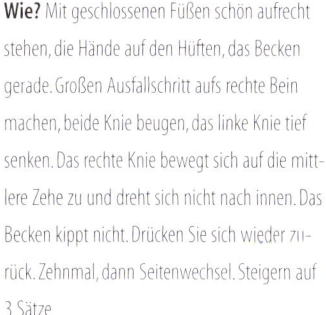

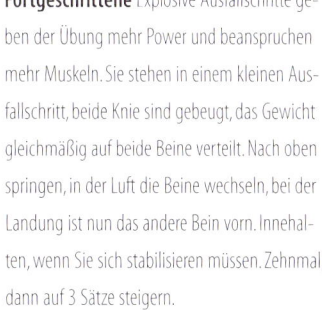

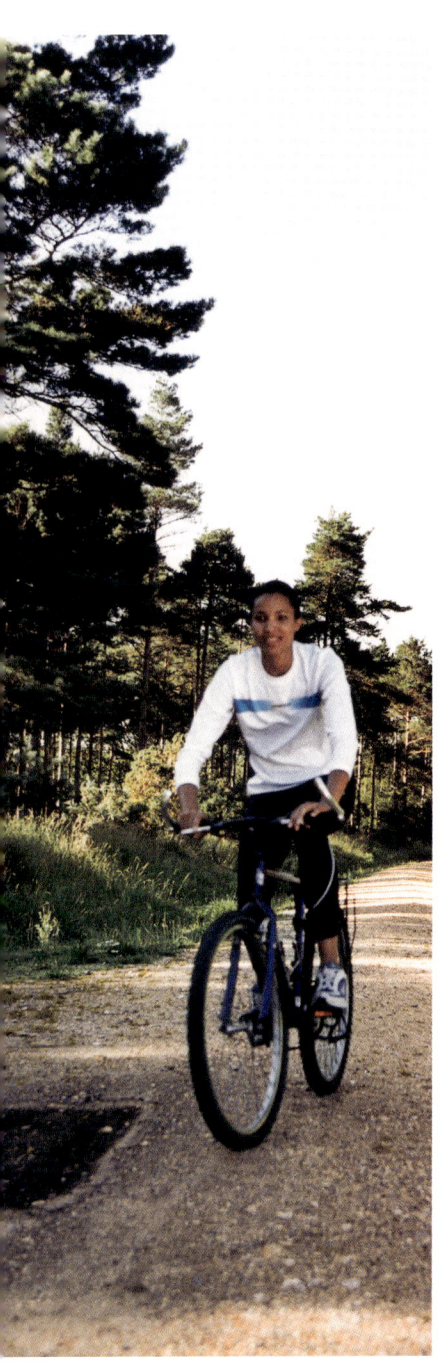

Crosstraining

Alternativen zum Lauftraining

Ich persönlich habe parallel zum Laufen immer auch andere Sportarten betrieben. Und zwar aus einem einzigen Grund: Weil ich Lust dazu hatte. Und Sie sollten das ebenso halten. Auch wenn Laufen Ihnen großen Spaß macht, müssen Sie nicht auf Mountainbiken oder die gesellige Atmosphäre einer Aerobicstunde verzichten. Abwechslungsreiche Aktivitäten beugen Langeweile vor und können Ihrem Körper eventuell sogar Vorteile bringen. Allerdings sollten Sie sich nicht allzu viele positive Entwicklungen für Ihre Laufleistung erwarten, denn prinzipiell gilt das Prinzip der Spezifität (Seite 58). Und das bedeutet: Wenn Sie eine bessere Läuferin werden wollen, müssen Sie laufen, laufen, laufen …

Kardio-Crosstraining

Durch andere aerobe Sportarten wie Radfahren, Walking, Rudern oder Step-Aerobic profitiert Ihr Herz-Kreislauf-System, und das kann sich bis zu einem gewissen Grad auch auf Ihre Laufleistung positiv auswirken – wie stark, ist noch ungeklärt. Forscher der California State University ließen eine Versuchsgruppe während eines fünfwöchigen Trainings Rad fahren und laufen; die Kontrollgruppe beschränkte sich auf ein Lauftraining gleicher Intensität. Beide Gruppen konnten ihre Laufleistung verbessern, was auf einen gewissen Nutzen des Crosstrainings schließen lässt. Andere Studien stellten dagegen nur relativ begrenzte Erfolge bei dem Versuch fest, mit Training in einer Sportart die Leistung in einer anderen zu verbessern.

Mit Sportarten wie Schwimmen, die die Gelenke nicht belasten, haben Sie allerdings die Chance, ohne die Gefahr einer Überbeanspruchung fitter zu werden.

Hier ein kurzer Blick auf die beliebtesten Crosstraining-Sportarten.

Radfahren

Beim Radfahren kommt es nicht zu exzentrischen Muskelkontraktion, das heißt, die Muskeln werden nicht angespannt und gleichzeitig gedehnt, sondern nur dann kontrahiert, wenn sie sich verkürzen (konzentrische Kontraktion). Das Positive daran: Exzentrische Kontraktionen führen eher zu Muskelkater, den Sie nach einem Radtraining deshalb kaum zu befürchten haben. Zwar sind dieselben Muskelgruppen wie beim Laufen aktiv, aber nicht auf dieselbe Weise, sodass der Trainingsnutzen begrenzt ist. Sehr viel bringt Rad fahren natürlich für die aerobe Fitness, vor allem, wenn Sie Steigungen hochstrampeln. Doch insgesamt müssen Sie erheblich länger radeln, um dieselbe aerobe Ausdauer zu erreichen. Warum? Auf dem Rad strengen Sie sich oft nur wenig an, um voran zu kommen, bergab brauchen Sie überhaupt nicht zu treten. Suchen Sie sich daher eine hügelige Strecke und benutzen Sie höhere Gänge mit größerem Widerstand. Und treten Sie die Pedale nicht nur nach unten, sondern ziehen Sie sie auch aktiv hoch.

Walking

Natürlich gehen Sie ständig. Tun Sie es schnell und lange genug, ist es auch eine Form von Training: Walking. Viele haben jedoch Mühe, das Tempo so zu forcieren, dass dadurch ein Nutzen für die Fitness entsteht. Ab einem bestimmten Tempo ist Laufen sogar leichter als Walken! Um Ihren Puls zu erhöhen, walken Sie am besten bergauf – was Sie vielleicht ohnehin schon tun, wenn Sie in Ihrem üblichen Trainingsprogramm zwischen Laufen und Gehen wechseln. Beim

Gehen setzen Sie alle großen Beinmuskeln ein, vor allem die Waden- und Schienbeinmuskeln, weniger aktiv sind die Gesäßmuskeln, es sei denn, Sie gehen steil bergauf.

Inline-Skating

Insgesamt ist Ihre Bewegung beim Skaten nach vorn gerichtet, doch dazu kommen noch überraschend viele Seitwärtsbewegungen – eine nette Abwechslung vom Laufen. Eine Studie ergab, dass beim Inline-Skaten die Hüft- und Oberschenkelmuskulatur stärker gefordert ist als beim Laufen, daneben werden Gleichgewicht und Koordinationsvermögen geschult – all das kann sich positiv aufs Laufen auswirken. Auch die Gelenke werden beim Skaten in anderer Form belastet als beim Laufen – auf jeden Fall nicht einmal halb so stark.

Schwimmen

Schwimmen ist ein wunderbares aerobes Training, das die Gelenke nicht zusätzlich belastet. Da Ihr Oberkörper ebenfalls aktiv ist, wird Ihre Gesamtmuskulatur stärker eingesetzt als beim Laufen. Weil Sie Ihr Körpergewicht dabei allerdings nicht zu tragen brauchen, ist Schwimmen kein so effektiver Kalorienfresser. Und da Sie im Wasser „schwerelos" sind, sind die Auswirkungen auf die Knochendichte nicht so positiv wie bei

Ausgewogenes Laufen

Von Frau zu Frau

„**In der Vorbereitung auf den London-Marathon erwies sich Yoga unglaublich hilfreich. Früher wurde ich beim Laufen langer Strecken immer furchtbar steif in den Hüften. Seit ich mit Yoga angefangen habe, bin ich biegsam wie eine Gerte. Ich wusste, dass mir Dehnungen gut tun, hätte mir aber nie träumen lassen, dass sich mein Laufstil derart verbessert.**" Fiona

Sportarten, bei denen Sie Ihr Gewicht tragen müssen (z. B. Laufen oder Aerobic). Wer mit Knieproblemen zu kämpfen hat oder hatte, sollte nicht brustschwimmen. Bemühen Sie sich außerdem um eine gute Technik. Strecken Sie zum Beispiel nicht verkrampft den Kopf aus dem Wasser, das stresst Nacken und Wirbelsäule.

Yoga

Früher haben viele Trainer von Yoga mit dem Argument abgeraten, die Flexibilität würde dadurch zu groß. Diese Theorie wurde aufgegeben, als Beryl Bender Birch, die „Erfinderin" des Power Yoga, in den 80er Jahren Yoga beim New York Road Runner's Club salonfähig machte und damit Leistungssteigerungen sowie eine Verringerung der Verletzungshäufigkeit erzielen konnte. Bei Yoga geht es nicht nur um eine größere Flexibilität. Sicher, Dehnbarkeit und Kraft werden vergrößert, aber auch Balance- und Koordinationsfähigkeit, ebenso wie Atmung (Lungenkapazität und -funktion) und mentale Konzentration. Indische Forschungen beweisen, dass Sportler, die ein Jahr lang Yogaatmung (Pranayama) praktizierten, auf einem höheren Leistungsniveau trainieren konnten, ohne

mehr Energie zu benötigen oder mehr Laktat zu produzieren. In einer anderen Studie wurde die Regenerationszeit nach einem intensiven Laufbandtraining gemessen; eine Gruppe nahm eine Erholungsposition (Savasana) ein, die andere legte sich einfach hin. Die Yogaposition konnte die Regeneration erheblich verkürzen. Ich kann zwar keine Spitzensportler nennen, die regelmäßig Hatha-Yoga treiben, kenne aber einige, die Yoga regelmäßig beim Aufwärmen, Abkühlen und Dehnen integrieren und die Yogaatmung nutzen, um sich vor dem Rennen zu entspannen und zu sammeln.

Diese Yogafolge für Läuferinnen wurde zusammen mit Jenny Pretor-Pinney, der Leiterin des Londoner Yoga Place, entwickelt. Machen Sie die Übungen der Reihe nach, wenn Sie gründlich aufgewärmt sind.

Ein guter Einstieg

Atmen Sie ein, als würden Sie die Luft in den Unterbauch und hinter den Bauchnabel strömen lassen. Beim Ausatmen ziehen Sie den Bauchnabel in Richtung Wirbelsäule und ziehen den Damm (zwischen After und Vagina) leicht nach oben. Behalten Sie diese „innere Körperstütze" und diese Atmung bei allen folgenden Positionen bei. Üben Sie barfuß und halten Sie die einzelnen Positionen nur so lange, wie Sie Atmung und Körperstütze beibehalten können (alle Zeitangaben sind nur Orientierungswerte). Vielleicht macht Ihnen diese Yogafolge Lust auf mehr?

1 Die Mächtige
(Utkatasana)

Warum? Kräftigt Quadrizeps, Gesäßmuskeln, Kreuz, Knie und Knöchel.

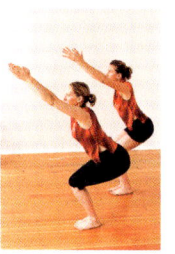

Wie? Sie stehen mit geschlossenen Beinen, heben die Arme über den Kopf und beugen die Knie zu einer Halbhocke, bei der Waden und Oberschenkel einen rechten Winkel bilden. Knie zusammenpressen, das Gewicht leicht auf die Fersen zurück verlagern. Der Oberkörper bleibt möglichst gerade und beugt sich nicht vor. Etwa 30 Sekunden halten. Zum Schluss vorbeugen, um den Rücken zu entlasten, und dann erst aufrichten.

2 Königstaube
(Ekapada rajakapotasana)

Warum? Bringt Hüftbeuger, Gesäßmuskeln, Hüftstrecker und den Kreuzbereich in Form.

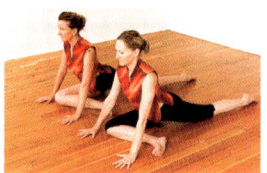

Wie? Sie sitzen mit ausgestreckten Beinen auf dem Boden. Legen Sie das rechte Bein zur Seite, sodass das Knie entspannt am Boden liegt und die Fußsohle innen am linken Oberschenkel ruht. Mit den Händen abstützen und das linke Bein nach hinten ausstrecken; der Rist liegt auf dem Boden auf. Die Hüftknochen sollten möglichst gerade sein, das rechte Sitzbein auf dem Boden ruhen. Ist dies nicht möglich, ein Kissen unterschieben und die Hüftknochen ausrichten. Falls im rechten Knie eine unangenehme Spannung zu spüren ist, das rechte Sitzbein durch ein weiteres Kissen erhöhen. 1 Minute halten, dann die Spannung lösen und die Übung auf der anderen Seite wiederholen.

3 Der Hund schaut nach unten
(Adho mukha savasana)

Warum? Diese Position erreicht eine weitgehende Dehnung der Hüftstrecker, Gesäßmuskeln, Waden und des Rückens.

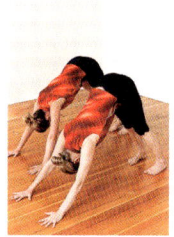

Wie? Vierfüßlerstand, die Hände sind unter den Schultern, die Finger zeigen nach vorn, die Knie sind unter den Hüften. Zehen fest auf den Boden drücken und die Hüften heben, bis die Beine gestreckt sind, das Steißbein zeigt nach oben. Arme, Beine und Wirbelsäule bleiben gestreckt, der Kopf hängt entspannt nach unten. Fersen in den Boden drücken. Stellen Sie sich vor, Sie werden durchs Steißbein hindurch immer länger und nehmen Druck von Händen und Füßen. Dann Knie wieder beugen, Steißbein noch höher schieben, Knie wieder durchstrecken. Einige Male beugen und strecken, dann etwa 1 Minute halten.

4 Held (Virasana)

Warum? Diese Position dehnt den *Quadriceps*, das ITB und die Leistengegend.

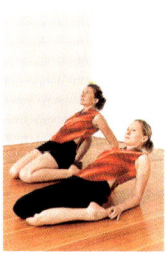

Wie? Mit geschlossenen Knien auf dem Boden knien, die Füße sind etwa 45 Zentimeter auseinander, die Sohlen zeigen nach oben. Mit den Händen abstützen und vorsichtig die Sitzbeine senken, bis Sie zwischen den Füßen sitzen. Die Waden berühren die Oberschenkel außen, die Knöchel liegen neben den Hüften. Dehnung verstärken: auf die Ellbogen zurücklehnen, Brustkorb nicht vorschieben, kein Hohlkreuz machen, die Knie bleiben zusammen. Achtung: Bei einer Kniebandverletzung ein Kissen oder einen Klotz unters Gesäß schieben, um die Knie zu entlasten. Die Position darf nicht unangenehm werden.

Ausgewogenes Laufen

5 Kamel
(Ustrasana)

Warum? Dehnt und streckt die gesamte Wirbelsäule, löst Spannungen in Rücken und Schultern, erhöht die Lungenkapazität.

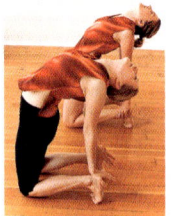

Wie? Gerade hinknien, die Knie hüftbreit auseinander. Zehen aufstellen. Die Hände aufs Kreuzbein legen, nach unten drücken. Die Hüften bleiben über den Knien. Brustmitte und die Wirbelsäule zwischen den Schultern heben; aus den Hüften hochrecken. Ist die Wirbelsäule gestreckt und stimmen die Atmung und die innere Körperstütze, den Rücken zurückbeugen und die Fersen fassen. Oberschenkel vorschieben, damit die Hüften über den Knien bleiben, Spannung im Po lösen. Nacken und Kopf folgen der Wirbelsäule in der Rückwärtsbeugung, doch die Spannung in Kehle und Nacken darf nicht zu groß werden. Mit den Händen auf die Fersen stützen, die Finger zeigen zu den Zehen. (Fortgeschrittene strecken die Zehen nach hinten und drücken die Schienbeine und die Fersen zum Boden.) Etwa 30 Sekunden halten. Dann Oberschenkel nach vorn bewegen und die Brust wieder in die Senkrechte bringen, ohne den Rumpf zu verdrehen.

6 Käfer
(Kurmasana)

Warum? Diese Haltung löst Verspannungen im Kreuzbereich und dehnt die Gesäßmuskeln.

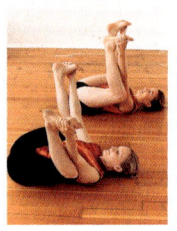

Wie? Rückenlage einnehmen. Knie anziehen, die Fußsohlen zeigen nach oben wie bei einer umgekehrten Hocke. Jetzt die Fußsohlen fassen, die Ellbogen liegen an den Innenseiten der Waden an, die Finger schließen sich um die Fußsohlen. Nun die Füße nach unten und die Knie zum Boden neben die Brust ziehen. Das Kreuz zum Boden hin entspannen. Position 1 Minute halten.

7 Beine an der Wand
(Viparita karani)

Warum? Diese Ruheposition fördert den Rückfluss des Bluts zum Herzen und die Regeneration nach dem Training.

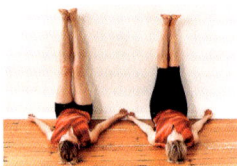

Wie? Dicht vor einer Wand am Boden sitzen. Die Beine hochschwingen. Der Rücken liegt nun am Boden, die Beine sind gestreckt, die Fußsohlen zeigen nach oben. Die Sitzbeine so nahe wie möglich an die Wand schieben. Die Beine dagegen lehnen, in die Hüftgelenke zurücksinken lassen. 5 Minuten halten

Krafttraining und Laufen

Was Krafttraining fürs Laufen bringt, ist noch relativ wenig erforscht, aber viele Läufer berichten aus persönlicher Erfahrung, dass dadurch ihre Leistung gesteigert und die Zahl der Verletzungen verringert wurde.

Für ein besseres Verständnis wollen wir die Muskelfasern genauer betrachten. In jedem Körper treten drei unterschiedliche Typen auf, allerdings variiert von Mensch zu Mensch der Prozentsatz des einzelnen Typs. Welche Art von Muskel eingesetzt wird, hängt von Intensität und Dauer der Anstrengung ab. Weltklasse-Langstreckenläufer haben bis zu 70 Prozent Typ-1-Fasern, die langsam kontrahieren und am ausdauerndsten arbeiten. Sprinter, bei denen es auf impulsartige, hohe Kraftentwicklung und Tempo ankommt, besitzen weit mehr schnell kontrahierende Typ-2b-Fasern. Langsam kontrahierende Fasern können nicht in schnell kontrahierende umgewandelt werden und umgekehrt, allerdings gibt es einen

Mitteltyp, die Typ-2a-Fasern, die durch Training Typ 1 oder 2 angenähert werden können.

Hier kommt jetzt das Krafttraining ins Spiel. Um gut zu laufen möchten Sie mehr langsam kontrahierende Fasern entwickeln, Krafttraining veranlasst Ihre Typ-2a-Fasern aber mit großer Wahrscheinlichkeit dazu, sich wie Typ 2b zu verhalten. Daraus folgerten einige Sportwissenschaftler, dass Krafttraining für Ausdauersport nichts bringt. Eine so pauschale Aussage ist aber falsch: Es stärkt das Bindegewebe, erhöht die Muskelmasse und führt dadurch zu einer besseren Körperzusammensetzung, der Tonus derjenigen Muskeln, die Sie zwar nicht unmittelbar zum Laufen brauchen, die aber Dysbalancen verhindern, wird gekräftigt.

Zur Zeit geht man davon aus, dass vor allem Ihre momentane Fitness und Kraft darüber entscheidet, ob Sie vom Krafttraining profitieren. Das größte Leistungsplus verzeichnen diejenigen, deren Kraft noch ungenügend entwickelt ist: Forscher der University of Maryland ließen Freiwillige bis zur Erschöpfung Rad fahren und stoppten ihre Zeit. Dann unterzogen sich die Teilnehmer einem zwölfwöchigen Krafttraining, wobei dreimal die Woche alle großen Muskelgruppen trainiert wurden. Danach hatte nicht nur ihre Beinkraft (wie erwartet) bedeutend zugenommen, sie konnten auch 33 Prozent länger radeln. Bei durchtrainierten Sportlern scheint der Nutzeffekt nicht so groß zu sein – Experimente mit Schwimmern, Ruderern und Rennradfahrern der Spitzenklasse konnten zwar eine Zunahme der Muskelkraft, aber keine Verbesserung der Leistung durch Krafttraining nachweisen.

Fazit: Als Lauf-Einsteiger oder bei insgesamt mangelhafter Fitness können Sie von einem allgemeinen Krafttraining mit Gewichten profitieren. Wenn Sie bereits eine erfahrene Läuferin sind, werden Sie wahr-

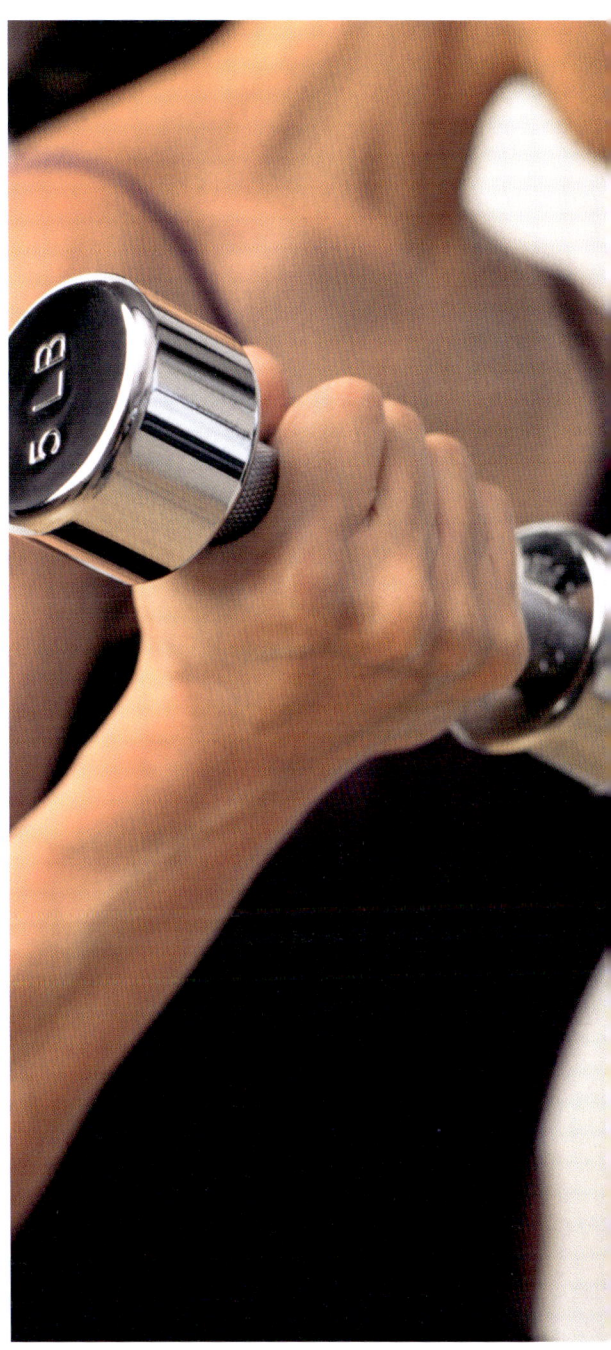

Ausgewogenes Laufen

scheinlich mehr von laufspezifischen Übungen haben, zum Beispiel dem Verletzungsprophylaxe-Programms auf Seite 113.

Crosstraining als Notwendigkeit

In einem Fall bedeutet Crosstraining für Sie mehr als nur Spaß und Abwechslung: wenn Sie verletzt sind. Vielleicht müssen Sie einmal das Laufen auf ein Minimum beschränken, weil das Verletzungsrisiko zu groß ist oder Sie gerade in der Rehabilitationsphase sind. Dann können Sie so aktiv bleiben (wobei Sie natürlich den betroffenen Körperteil gut schützen), um größere Trainingseinbußen zu vermeiden. Am beliebtesten ist Aqua-Jogging, das als aerobes Training genauso anspruchsvoll sein kann wie Laufen auf festem Boden, weil Ihnen das Wasser einen zwölfmal größeren Widerstand entgegensetzt als Luft. Aqua-Jogging ist mit und ohne Auftriebsgürtel möglich. Mit Gürtel um die Hüften ist es natürlich einfacher und weniger anstrengend, sich über Wasser zu halten. Und nicht vergessen: Mit den Armen nicht paddeln, sondern durchziehen wie beim Laufen.

Neuere Forschungen haben gezeigt, dass der Ellipsentrainer ein dem Laufen vergleichbares Training ermöglicht. In einer Studie verglichen die Versuchspersonen ihre „subjektive Anstrengung" beim Training auf dem Laufband und auf einem Ellipsentrainer, während ihr tatsächlicher Energieaufwand gemessen wurde: Der Kalorienverbrauch war gleich, die Versuchspersonen hatten jedoch den Eindruck, mit dem Ellipsentrainer härter zu trainieren als auf dem Laufband. Wer auf dem Ellipsentrainer trainiert, um die Gelenke zu schonen, sollte sich nach der Einübungs-phase nicht mehr an den Handgriffen festhalten. Setzen Sie Ihre Arme vielmehr wie beim Laufen ein.

Und noch etwas …

Wenn Sie im Crosstraining vor allem Spaß und Abwechslung suchen, setzen Sie sich dabei bitte nicht unter Leistungsdruck. Sie wollen Ihr Laufprogramm ja nur ergänzen und keine weiteren Beweise für Ihre körperliche Leistungsfähigkeit haben. Wer auch hier Zeiten stoppt oder sich ständig verbessern will, erzeugt Stress, von dem sicher jeder schon genug hat, und riskiert einen Burnout.

Wer durch Crosstraining allerdings seine Fitness verbessern will, weil eine Erweiterung des Laufprogramms nicht möglich ist, kann ruhig hart trainieren, um den optimalen Nutzen daraus zu ziehen.

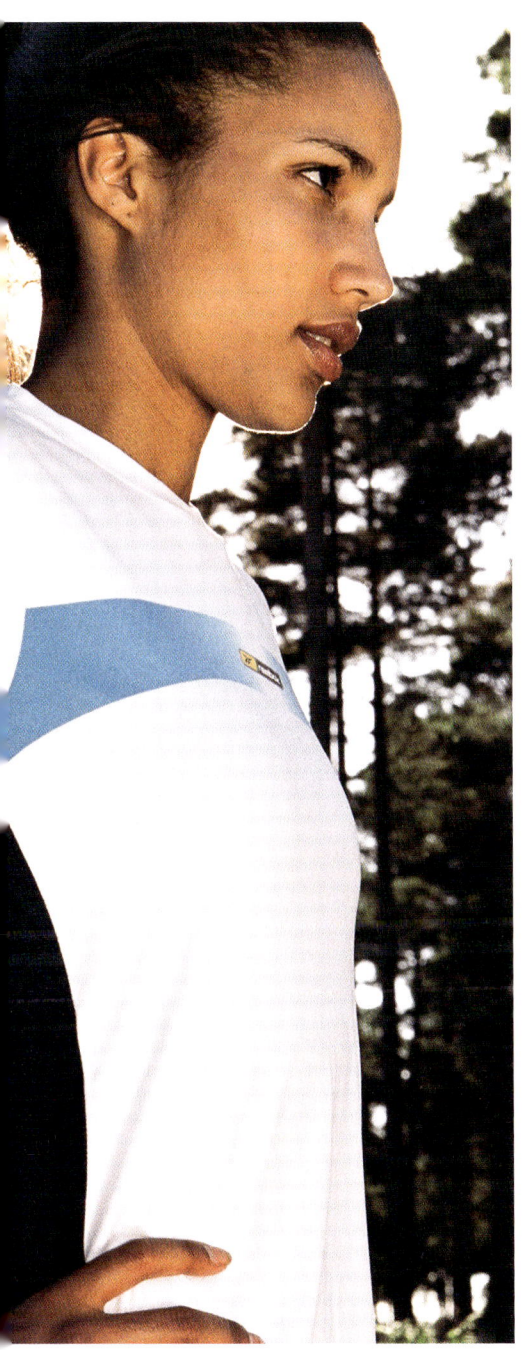

Frust statt Lust
Burnout und Lustlosigkeit besiegen

Laufen hat bei Ihnen immer Glücksgefühle ausgelöst, Sie haben dabei Energie getankt und waren danach bereit, es mit der ganzen Welt aufzunehmen. Doch in letzter Zeit fühlen Sie sich lustlos und erschöpft. Vielleicht fällt es Ihnen zunehmend schwerer, Ihr übliches Laufprogramm durchzuziehen, oder Sie verbessern sich trotz größter Anstrengungen einfach nicht mehr. Statt sich auf Ihr nächstes Training zu freuen, graut Ihnen davor; Ihre Fitness scheint abzunehmen, sodass Sie härter trainieren wollen, denn irgendwo müssen Sie wohl schlampen. Und wenn Sie sich zu immer größeren Anstrengungen zwingen, beginnt es plötzlich hier und da zu zwicken, Sie fangen sich jeden umgehenden Virus ein und wollen eigentlich nur noch alle viere von sich strecken. Klingt ganz nach Burnout oder, um es korrekt zu bezeichnen, nach Übertraining.

Zuviel des Guten

Von Übertraining sind bei weitem nicht nur Spitzensportler betroffen, die zweimal täglich siebenmal wöchentlich ihr Trainingsprogramm durchziehen. Gut möglich, dass auch Sie als begeisterte Freizeitläuferin genauso an Ihre genetischen Grenzen gehen wie Eliteläufer. Selbst im Trainingsprogramm von Weltklassesportlern hat Erholung ihren Platz. Die Sportler ruhen sich aus, essen ausreichend und trainieren korrekt – trotz alledem kommen die meisten nicht ohne Verletzung durchs Jahr, obwohl ihnen Trainer, Physiotherapeuten, Diätassistenten und Sportwissenschaftler zur Seite stehen. (Außerdem brauchen sie sich nicht mit kurzen Nächten, Vollzeitjobs und anderen Verpflichtungen herumzuschlagen wie unsereiner.)

Erinnern Sie sich an das Prinzip des steigenden Trainingsreizes? Dem liegt die Idee zu Grunde, dass jede Verbesserung das Ergebnis einer allmählich zunehmenden Belastung ist. In dieser Entwicklung hat auch Er-

Ausgewogenes Laufen

Sind Sie ein potenzieller Burnout-Kandidat?

Übertraining kündigt sich durch körperliche und psychische Warnzeichen an. Lesen Sie folgende Aussagen und kreuzen Sie an, was möglicherweise auf Sie zutrifft.

Teil 1

- Ich freue mich nicht aufs Training. ☐
- Ich bin momentan oft launenhaft und gereizt. ☐
- Ich bin froh, wenn das Training vorbei ist. ☐
- Ich habe ein schlechtes Gewissen, wenn ich einen Tag aussetze. ☐
- Ich habe keinen Appetit, ohne dass sich an meiner Ernährung etwas geändert hätte. ☐
- Meine Muskeln schmerzen nach dem Training mehr als sonst. ☐
- Meine Glieder fühlen sich oft schwer an. ☐
- Manchmal habe ich das Gefühl, ich mache vor dem Ende des Laufs schlapp. ☐
- Mein normaler Schlafrhythmus hat sich in letzter Zeit verändert. ☐

Teil 2

- Ich habe vor kurzem viel abgenommen, ohne eine Diät zu machen. ☐
- Meine Periode hat aufgehört oder ist unregelmäßig geworden. ☐
- Ich hatte in letzter Zeit Verletzungen wegen Überlastung. ☐
- Ich litt öfter als sonst an Erkältungen, Halsschmerzen oder Magen-Darm-Beschwerden. ☐
- Mein Ruhepuls ist merklich gestiegen (um fünf oder mehr Schläge, auf Dauer). ☐

holung ihren Raum sowie eine flexible Einstellung zum Training und viel Abwechslung, um geistig und körperlich frisch zu bleiben. Nur weil etwas gut ist, ist mehr davon nicht unbedingt besser. Viele Läufer erzielen ihre besten Leistungen sogar nach einer Zwangspause, zum Beispiel nach Ferien, einer hektischen Arbeitsphase oder einer Krankheit.

Wie können Sie nun unterscheiden, ob Sie tatsächlich übertrainieren oder ob ein Störfaktor in Ihrem Laufprogramm schuld daran ist, dass Sie auf der Stelle treten? Um dem Problem auf die Spur zu kommen, füllen Sie als Erstes den Fragebogen links aus.

Wenn aus Teil 1 drei oder mehr Antworten *und* aus Teil 2 eine oder mehr Antworten auf Sie zutreffen und Ihr Arzt jede Krankheit oder Verletzung ausgeschlossen hat, dann kann es sein, dass Ihre Ziele momentan zu hoch gesteckt sind. Gehen Sie's mindestens 4 Wochen lang sachter an und beobachten Sie, ob Ihre Energie und Laufbegeisterung zurückkehren. Wenn Ihre Menstruation aufgehört hat oder unregelmäßig wird, suchen Sie den Arzt auf, weil Sie auf diese Weise wertvolle Knochensubstanz verlieren und Ihre Gesundheit gefährden können.

Ursachen von Übertraining

Die häufigste Ursache von Übertraining ist ein Programm, das zu rasche Fortschritte vorsieht oder nicht genügend Ruhephasen enthält. Wir alle haben unsere persönlichen körperlichen und psychischen Limits, die unserem Training Grenzen setzen. Überschreiten wir sie, drohen Übertraining und Burnout. Führen Sie ein Trainingstagebuch (Seite 132) und notieren Sie darin auch Stimmungsschwankungen oder körperliche Veränderungen, die erste Anzeichen eines Übertrainings sein könnten. Achten Sie darauf, was Ihr Körper Ihnen sagt! Auf Ihrem Programm steht heute Abend ein Schwellenlauf, doch wenn Ihr Körper schreit: „Bloß nicht!", dann sollten Sie auf ihn hören.

Ein weiterer wichtiger Faktor sind Defizite in der Ernährung, vor allem unzureichende Kalorienzufuhr; vielleicht essen Sie zu wenig Kohlenhydrate und trinken nicht genug. Viele Läuferinnen gleichen den erhöhten Bedarf nicht aus, den der Körper nach intensivem Training hat, sodass es ihnen an Energie fürs nächste Training fehlt. Auch wenn Sie abnehmen wollen, müssen Sie Ihrem Körper genügend Brennstoff und Flüssigkeit bereit stellen.

Jeder hat mal ein Tief, doch wenn Sie sich längere Zeit grundlos schlapp fühlen und wenn Ihnen vor dem Training graut, leiden Sie wahrscheinlich an Burnout. Lassen Sie sich nicht durch den Gedanken irreführen: „Ich hab's doch früher immer geschafft?" Vielleicht liegt der Grund für den Burnout schon längere Zeit zurück. Außerdem ist Ihre Trainingskapazität nicht immer gleich. Vielleicht können Sie *meistens* fünf Trainingseinheiten die Woche verkraften, aber wenn die Kinder Ferien haben, wenn es in der Arbeit besonders stressig ist oder wenn Sie schlecht schlafen, dann kann Ihnen alles zu viel werden.

Ausbruch aus dem Teufelskreis

Bei Übertraining muss man als Erstes langsamer treten. Doch viele verspüren die unterschwellige Angst, dass sie dann ihre Kondition verlieren. Versuchen Sie die Sache ganz rational zu betrachten. Sicher, wenn Sie zwei volle Wochen nichts tun, müssen Sie Verluste hinnehmen – aber bei zwei Tagen die Woche? Nie und nimmer! Sollte tatsächlich ein Gefühl körperlichen Unwohlseins, Schuldgefühle oder Depressionen aufkommen, wenn Sie einen einzigen Trainingstag versäumen, dann liegt der Verdacht einer Abhängigkeit oder „Laufsucht" nahe. Wenn eine gesunde Gewohnheit zwanghaft wird, wenn Sie sich über Erschöpfung und Schmerzen hinaus verausgaben, weil sich nicht die gewünschten Erfolge einstellen, dann tun Sie damit Ihrer Gesundheit nichts Gutes mehr, sondern geraten in einen Teufelskreis.

Laufsüchtig?

Die Medien haben viel Rummel um die Trainingssüchtigen gemacht, klapperdürre Fanatiker, die sich systematisch zu Grunde richten. Kann man denn nach Laufen wirklich süchtig werden? Eine im „Journal of Sport Behaviour" veröffentlichte Studie untersuchte bei Läufern, die mindestens viermal die Woche liefen, die Auswirkungen von Trainingsentzug. Deren Stimmung sank rapide, Ängste, Depressionen, Missmut und Müdigkeit traten auf. Eine andere Studie ergänzte die Liste der Entzugssymptome um Unruhe, Schuldgefühle, Reizbarkeit, Blähungen und körperliches Unbehagen.

„Bei Sportsucht kommen verschiedene physische und psychische Faktoren zusammen", meint der Sportpsychologe Prof. Adrian Taylor. „Betroffen sind vorwiegend Menschen mit suchtgefährdeter Persönlichkeitsstruktur – sie lauern fast auf etwas, nach dem sie süchtig werden können." Von negativer Abhängigkeit spricht man bei Personen, die keine Kontrolle mehr über sich haben und völlig aus dem Auge verlieren, worum es beim Training überhaupt geht. Dem gegenüber steht die positive Abhängigkeit derjenigen, die ein tägliches Bedürfnis nach körperlichem Training haben, aber nicht um jeden Preis. „Dazwischen gibt es

Ausgewogenes Laufen

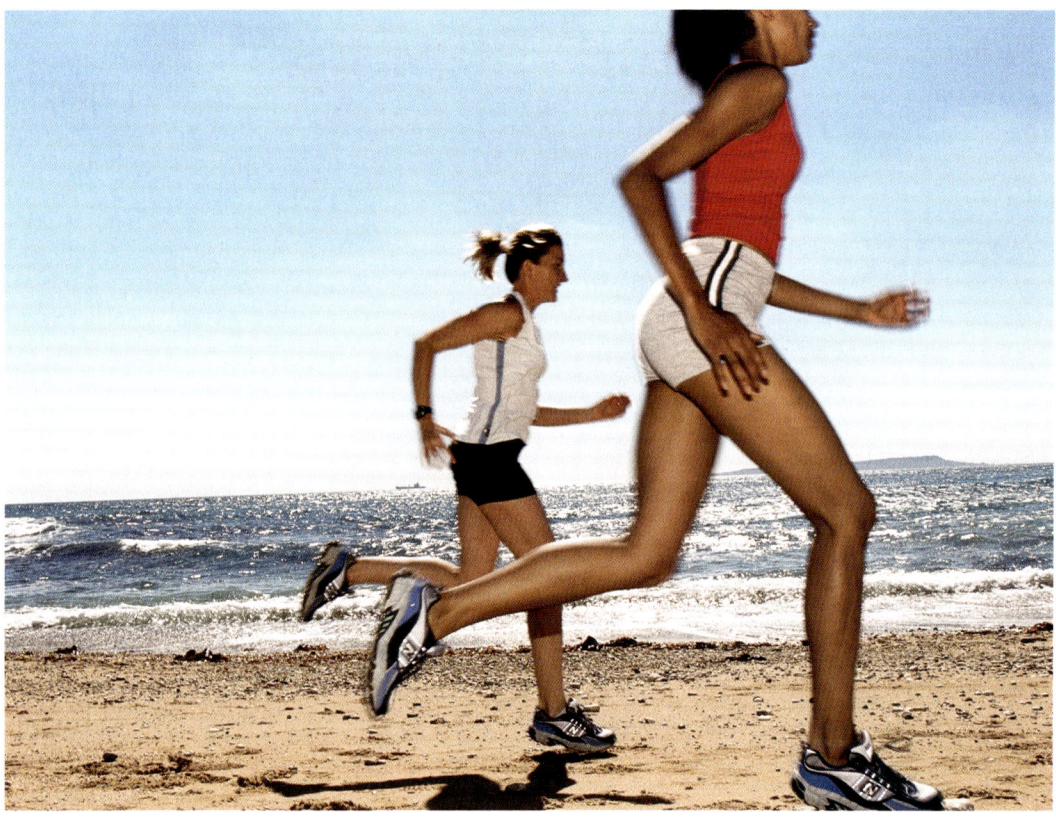

einen feinen Unterschied. Am besten betrachtet man Laufsucht als Begriff mit einer gewissen Bandbreite und einem positiven Pol am einen Ende, einem negativen am anderen." Solange Sie Ihr Training kontrollieren und sich nicht von ihm kontrollieren lassen, liegen Sie im grünen Bereich. Falls es nicht mehr so ist, brauchen Sie vielleicht die Hilfe eines Arztes oder Psychologen.

Langeweile verbannen

Wenn Ihr Problem nicht mit Übertraining zusammenhängt, Sie sich aber trotzdem nur schwer zum Laufen aufraffen können, leiden Sie vielleicht schlicht und

einfach an Langeweile! Wer immer wieder die gleichen Trainingsläufe wiederholt, verfällt leicht in einen öden Trott. Das kann den Besten passieren: Über 65 Prozent aller Spitzen-Langstreckenläufer haben irgendwann mit Unlust zu kämpfen.

Hier ein paar einfache Tricks, wie Sie wieder mehr Würze in Ihr Lauftraining bringen:

- **Partnertausch. Wenn Sie immer mit derselben Person laufen, ziehen Sie mal mit jemand anderem los oder schließen sich einer Gruppe an. Oder Sie laufen mal allein.**
- **Melden Sie sich für ein Rennen an. Nichts ist für konzentriertes Training besser als ein fester Termin. Planen Sie gezielt für die Wochen oder Monate davor.**

- Suchen Sie sich eine neue Strecke. Ewig dieselben Trampelpfade müssen einem ja mal zu Hals raushängen.
- Klopfen Sie Ihr Training kritisch ab. Ist es zu leicht? Bietet es zu wenig Abwechslung? Studieren Sie noch einmal das dritte Kapitel und überlegen Sie, welche Trainingsformen Sie noch in Ihr Laufprogramm integrieren könnten.
- Machen Sie Pause! Treffen Sie die bewusste Entscheidung, zwei Wochen oder sogar einen Monat nicht zu laufen. Keine Schuldgefühle! Genießen Sie die Abwechslung – wahrscheinlich brennen Sie bald aufs Laufen.

Tipps für Aussteigerinnen

Und wenn Sie das Handtuch völlig geworfen haben oder sich kaum erinnern können, wann Sie das letzte Mal gelaufen sind? Meist genügt es, sich die genauen Gründe dafür bewusst zu machen, um wieder anfangen zu können. Schreiben Sie auf, warum Sie aufgehört haben. War es wegen einer Verletzung oder lästiger Schmerzen, die nicht verschwinden wollten? Hatten Sie einfach keinen Spaß mehr daran? Hatten Sie das Gefühl, Sie würden keine Fortschritte mehr machen? Waren Sie ständig erschöpft und hätten keine Energie für den nächsten Lauf? Beschreiben Sie bitte ganz genau, woran es lag, dass Sie aufhörten.

Und jetzt möchte ich, dass Sie darüber nachdenken, was Sie am Laufen genossen haben und warum Sie daran denken oder bereits versuchen wieder einzusteigen. Brachte das Laufen Sie innerlich zum Strahlen? Konnten Sie lustvoll essen, ohne zuzunehmen? Vermissen Sie die wöchentliche Flucht von lästigen Pflichten am Sonntagmorgen? Rufen Sie möglichst lebendige Bilder wach, wie sehr Sie das Laufen genossen haben. Jetzt suchen Sie den Weg dorthin zurück, vorbei an den Hindernissen, die sich Ihnen beim ersten Mal in den Weg stellten. Wenn Sie sich zum Beispiel nach ein paar Monaten Training immer wieder verletzt haben, probieren Sie's mit den zehn Geboten zur Verletzungsprophylaxe auf Seite 108–109. Brauchen Sie vielleicht neue Schuhe? Nehmen Sie sich – ganz ehrlich – genug Zeit für Dehnübungen? Laufen Sie zu oft auf hartem Pflaster? Hatte Ihr Körper nach einer Verletzung genug Zeit zur Rehabilitation? Wenn Sie sich mit diesen Fragen auseinander setzen, wiederholen Sie dieselben Fehler nicht immer wieder.

Diese Tipps könnten Ihnen helfen:

- Auch wenn Sie nur ein-, zweimal die Woche laufen, ist das immer noch mehr als die Mehrheit der Bevölkerung. Werfen Sie sich nicht die versäumten Läufe vor, sondern gratulieren Sie sich zu den absolvierten.
- Stellen Sie sich vor, Sie bauen an einer Mauer. Ein Ziegelstein fällt herunter und zerbricht. Was tun Sie? Reißen Sie die ganze Mauer ein oder nehmen Sie einfach einen neuen Stein und bauen weiter? Beim Laufen ist es nicht anders. Ein Rückfall – eine Woche, ein Monat – bedeutet noch lange nicht das Ende. Kehren Sie zur Piste zurück, wann Sie dazu bereit sind, und versuchen Sie ja nicht, die verlorene Zeit durch superhartes Training wettzumachen. Lassen Sie sich ein paar Wochen Zeit, um wieder dorthin zu gelangen, wo Sie aufgehört haben, und bauen Sie von dort aus weiter auf.
- Lassen Sie die Stoppuhr zu Hause. Konzentrieren Sie sich aufs reine Laufvergnügen, ohne sich über Zeit, Tempo oder Strecken Gedanken zu machen. Laufen Sie einfach.
- Lassen Sie sich nicht von anderen unter Druck setzen, weder von einer Laufpartnerin, einem Club noch von einem Trainer. Nur Sie wissen, wann Sie sich bereit fühlen zu laufen.

Betrachten Sie Laufen als Ihre bewusste Wahl, nicht als lästige Pflicht. Das Laufen darf nicht zu einem weiteren Stressfaktor in Ihrem Leben werden.

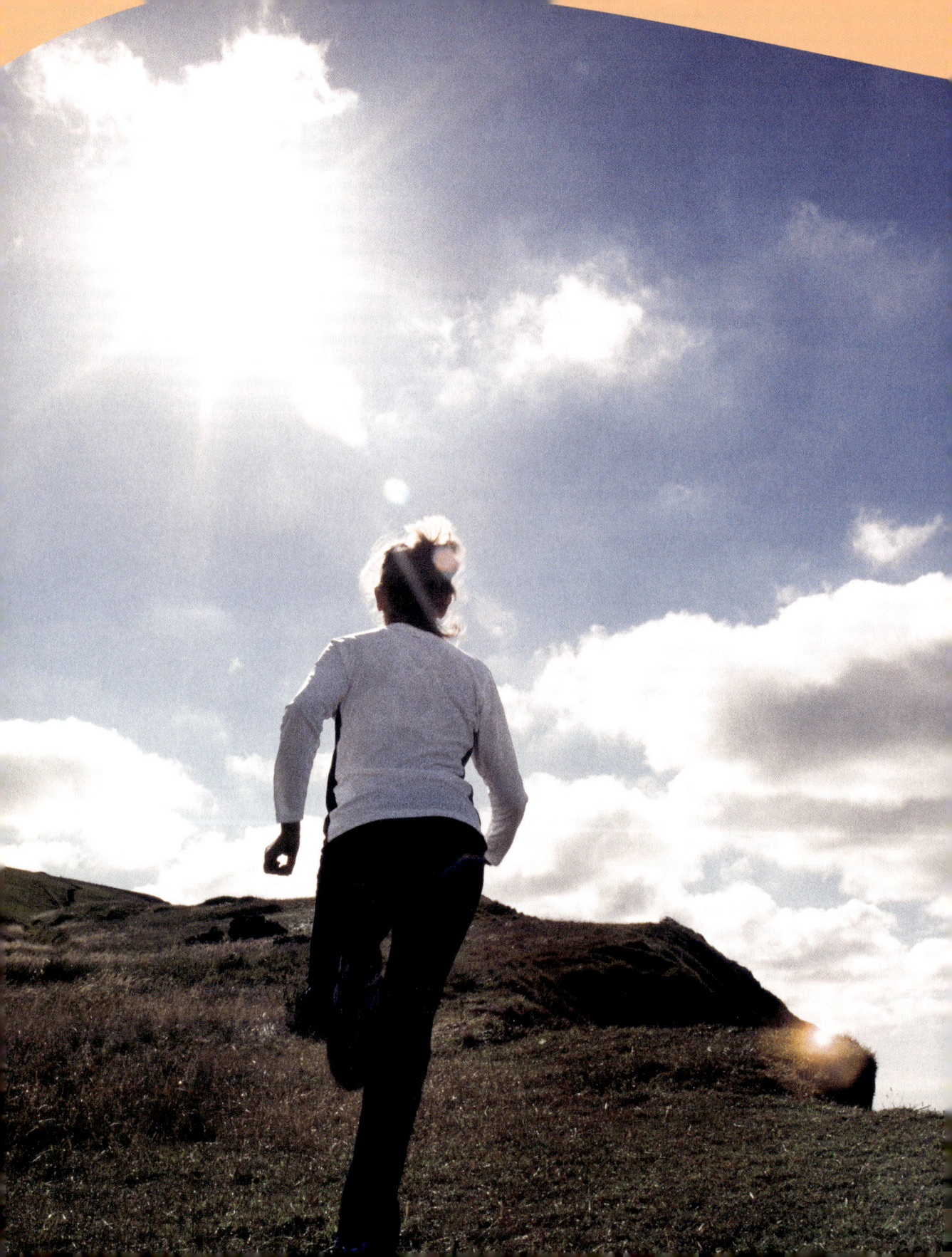

Ein Sport fürs Leben

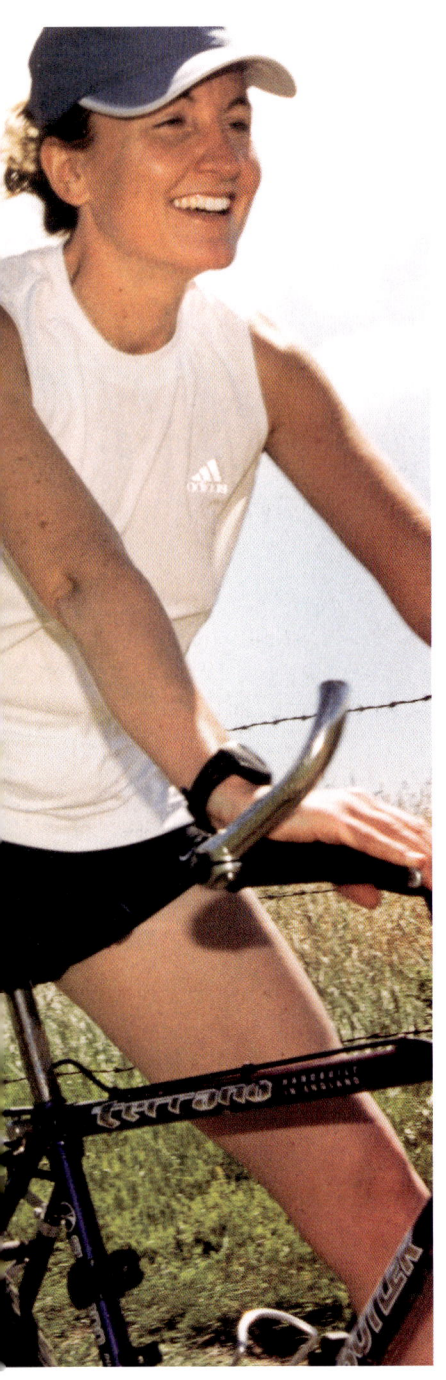

Lust statt Frust
Wie Sie motiviert bleiben

Auf meine Frage: „Warum laufen Sie eigentlich?" – was würden Sie da antworten? Wenn Sie sagen: „Weil es mir Spaß macht" oder „Ich fühle mich dabei so richtig toll", dann haben Sie gute Chancen, in ein paar Jahren noch dabei zu sein. Sagen Sie aber: „Ich muss, weil ich mein Gewicht halten will" oder „Ich kann meinen Laufclub nicht hängen lassen", dann würde ich mir Gedanken darüber machen, ob Sie das Laufen mehr als Pflicht denn als vergnüglichen Freizeitspaß betrachten.

Es macht viel aus, ob Ihre Laufmotivation aus Ihnen selbst heraus kommt – dann ist sie intrinsisch – oder von außen motiviert ist (Sie möchten jemandem eine Freude machen oder Anerkennung einheimsen) – also extrinsisch. Zahlreiche Studien belegen, dass intrinsische Motivation unerlässlich für eine hohe Affinität zum gewählten Sport und mehr Zufriedenheit ist. Verblüffenderweise kann extrinsische Motivation anfangs stark beflügeln, doch später müssen Sie in sich selbst Gründe finden, die Sie bei der Stange halten.

Ziele setzen

Das ist eine der wichtigsten Strategien überhaupt. Wenn Sie nicht wissen, wohin Sie gehen, woher wollen Sie dann wissen, wann Sie ankommen? Eine Zielvorgabe muss nicht darin bestehen, Ihre Bestzeit zu unterbieten. Setzen Sie sich einfach ein Ziel, was Sie gern erreichen möchten, und zerlegen Sie den Weg dorthin in kleine Etappen.

Die gewählten Ziele sollten folgende Eigenschaften erfüllen: Sie sollten spezifisch, messbar, erreichbar und relevant sein und sich in einem bestimmten Zeitrahmen verwirklichen lassen.

SMARTE Ziele definieren

Zielvorgaben müssen spezifisch, messbar, aktuell von Ihnen erreichbar, relevant und terminierbar sein.

- Spezifisch **Sagen Sie nicht einfach: „Ich will abnehmen"** oder „Ich will schneller werden". Wieviel Gewicht wollen Sie verlieren? Was betrachten Sie als eine vernünftige Temposteigerung?
- Messbar **Woran merken Sie, wann Sie Ihr Ziel erreicht haben? Was sind Ihre Kriterien?**
- Aktuell von Ihnen erreichbar **Setzen Sie Ihre Ziele nicht zu hoch, aber auch nicht zu niedrig, sonst fehlt die Motivation, sich dafür anzustrengen.**
- Relevant **Ihr Ziel muss *Ihnen* etwas bedeuten; schreiben Sie es nicht einfach aus einem Buch oder einer Zeitschrift ab.**
- Terminierbar **Legen Sie den Zeitraum fest, in dem Sie Ihr Ziel erreichen wollen. Ein Termin motiviert Sie.**

Wenn Ihr Ziel feststeht, dann überlegen Sie, welche einzelnen Schritte nötig sind, um es zu erreichen. Wenn Sie beim Marathon immer irgendwann gegen eine Wand gelaufen sind, wäre es gut, bei Ihren längeren Läufen mal mit Sportgetränken zu experimentieren. Vielleicht müssen Sie Ihren langen Lauf ausdehnen oder früher mit dem Marathontraining beginnen, um darin mehr lange Läufe zu integrieren. Vielleicht müssen Sie Ihre Ernährung überdenken. Setzen Sie sich nicht mehrere Ziele, die miteinander vielleicht in Widerspruch stehen. Die Kilometerzeit um zehn Sekunden zu unterbieten wäre ein verlockendes Ziel, wird Ihnen aber nicht helfen, sich beim Marathon zu verbessern.

Gedankenspiele

- **Richten Sie Ihre Gedanken beim Laufen auf die Vorgänge in Ihrem Körper. Das Gegenteil wäre, wenn Sie Ihrem Körper gegenüber „abschalten" und überlegen, was Sie heute kochen könnten oder warum dieselbe Strecke heute länger**

dauert als sonst. Konzentrieren Sie sich auf Ihren Atem oder auf das Geräusch, mit dem Ihre Füße landen – so machen es auch Elite-Marathonläufer.
- **Beschwören Sie Bilder herauf (Visualisierung), eine Strategie, die Sportler aller Leistungsklassen bei Training und Erholung nutzen.**
  Beim nächsten Mal, wenn Ihre Lauflust wieder einmal am Boden ist, lassen Sie in Ihrem Kopf einen Film ablaufen: Sie laufen anmutig, kraftvoll und mühelos in einer herrlichen Landschaft, lauschen Ihren Atemzügen, riechen den Duft der Frühlingsblumen. Na?
- **Wenn ein Lauftraining ansteht, Sie aber keine Lust haben, dann nehmen Sie sich vor, wenigstens ein Viertelstündchen zu laufen. Wenn Sie nach der Hälfte der Zeit immer noch keine Lust haben, drehen Sie eben um. Vielleicht sind Sie aber auch in Gang gekommen und bereit für mehr.**
- **Nagt ein Problem an Ihnen? Wählen Sie eine vertraute Strecke, laufen in gleichmäßigem Tempo und widmen sich der anstehenden Frage. Die Forschung hat's bewiesen: Nach längerem aeroben Training sprudelt kreatives Denken.**

Ein Sport fürs Leben

Liebes Tagebuch

Es kostet etwas Disziplin, ein Trainingstagebuch zu führen, doch wenn es Ihnen einmal zur Gewohnheit geworden ist, haben Sie gewissermaßen einen neuen Freund gewonnen. Und wie jeder gute Freund wird es Ihnen auch unangenehme Wahrheiten sagen. Zum Beispiel, dass Sie 10 Tage nicht gelaufen sind oder Ihren langen Lauf seit einem Monat nicht verlängert haben. Das bloße Bewusstsein, dass Sie über Ihr Training Notizen machen werden, kann Ihrer Motivation auf die Sprünge helfen.

Und Sie können Ihre Fortschritte verfolgen. Als Sie anfingen, liefen Sie nur 1 Minute von 5, jetzt schaffen Sie 20 Minuten am Stück – toll, wie weit Sie gekommen sind! Ein Tagebuch hilft Ihnen auch bestimmte Zyklen in Ihren Energie-, Stimmungs- und Leistungsschwankungen aufzuzeigen.

Am besten planen und notieren Sie im Tagebuch Ihren Trainingsplan im Voraus und tragen später genau ein, was wirklich „abgelaufen" ist. Es spielt keine Rolle, wenn Sie ab und zu ein paar Vorgaben nicht erfüllen; deutlich zeigt sich aber, wenn Sie Ihre Ziele ständig verfehlen. Dann müssen Sie überlegen, ob Sie übertrainiert, erschöpft, gelangweilt oder einfach nur faul sind!

Wie lege ich ein Trainingstagebuch an?

Sportgeschäfte und der Sportversandhandel haben vorgedruckte Trainingstagebücher vorrätig. Sie können genauso gut ein normales Tagebuch oder Notizbuch verwenden. Computerfreaks können solche Tagebücher auf CD-Rom kaufen oder online bekommen. Stets sollte genug Raum für Randbemerkungen sein, zum Beispiel, wie lange oder wie weit Sie gelaufen sind, wie das Wetter war, mit wem Sie gelaufen sind, wie Sie sich fühlten, ob Sie Ihre Periode hatten, niedergeschlagen waren oder einen besonders guten Tag hatten. Notieren Sie auch, ob Sie gedehnt, Verletzungsprophylaxe oder Crosstraining gemacht haben.

Runner's High

Wenn Sie je dieses berühmte Hochgefühl beim Laufen erlebt haben, dann wissen Sie, dass Geist und Körper plötzlich eins werden und Sie wie von innen heraus zu strahlen beginnen. Wenn Sie es noch nie erlebt haben (wie übrigens ein Drittel aller Marathonläufer), möchten Sie wahrscheinlich wissen, wie Sie so weit kommen können.

Das „Runner's High" ist kein homogenes Phänomen, sondern bedeutet für jeden Läufer etwas anderes und wird auch durch unterschiedliche Faktoren ausgelöst. In einer Befragung wurden Marathonläufer um eine Beschreibung gebeten, die dann meist in Richtung eines „allgemeinen Glücksgefühls" abzielte, die Worte „totale Euphorie" kamen am seltensten vor. Schrauben Sie Ihre Erwartungen also nicht zu hoch und suchen Sie das Nirvana nicht bei *jedem* Lauf.

Was führt zu diesem Hochgefühl? Früher machte man die Endorphine dafür verantwortlich, die bei körperlichem Training freigesetzt werden. Sie gehören zur Hormonfamilie der endogenen Opioide, die Schmerzen blockieren und Wohlgefühl hervorrufen. Selbst kurze, heftige Aktivität kann den Endorphinspiegel versiebenfachen, und das für mehrere Stunden. Dass dieser plötzliche Endorphinsturm Euphorie auslöst, scheint einleuchtend. Doch es gibt Hinweise, dass die Endorphine nie bis zum Gehirn gelangen und vielleicht überhaupt keine Auswirkung auf die Stimmung haben.

Neuere Studien rücken drei weitere Substanzen ins Blickfeld: Dopamin, Serotonin und Noradrenalin. Dieses Neurotransmitter-Trio agiert in den Gehirnzellen, die unsere Gefühle und Stimmung kontrollieren. Es handelt sich um Botenstoffe, die auf noch unbekannte Weise zwischen den beiden Gehirnhälften vermitteln sowie Psyche und Körper miteinander kommunizieren lassen. Man glaubt, dass durch körperliche Bewegung diese Neurotransmitter vermehrt ausgeschüttet werden, was die Stimmung und das psychische Wohlbefinden hebt.

Aber nicht nur die Chemie wird zur Erklärung des Läufer-Hochs herangezogen. Manche Wissenschaftler glauben, das Phänomen existiere nur „im Kopf", physiologische und psychische Ursachen ließen sich dabei unmöglich auseinander halten. Und so würde etwa das Bewusstsein, einen anstrengenden Tempolauf vollbracht zu haben, Ihrem Selbstwertgefühl einen gewaltigen Schub geben.

Wieder einer anderen Theorie zufolge löst die bei längerer Aktivität ansteigende Körpertemperatur Spannungen – ähnlich wie ein heißes Bad.

Die „Ablenkungstheorie" geht davon aus, dass die Gedanken beim Training aller Alltagsbelastungen ledig sind. Ob Sie sich auf Ihre Technik konzentrieren oder einfach an gar nichts denken – stets schalten Sie Ihre innere Stimme ab und fühlen sich dadurch wohler.

Die Theorie, dass das Läufer-Hoch nicht allein hormonell bedingt ist, wird durch ein Experiment mit erfahrenen Läufern gestützt, die erst draußen, dann auf dem Laufband laufen mussten. Nur nach dem Lauf im Freien verbesserte sich die Stimmung erheblich, ein Hinweis, dass körperliche Aktivität allein das psychische Wohlbefinden noch nicht steigert – Sie müssen das Laufen auch genießen.

Fassen wir zusammen: Es gibt keine Zauberformel, die ein Läufer-Hoch garantieren könnte. Forschungsergebnisse der 80er Jahre legten nahe, dass Sie, um ein Hoch zu erleben, bei 75 Prozent Ihrer MHF trainieren müssten, und das teilweise für zwei oder mehr Stunden. Zum Glück zeigen neuere Untersuchungen, dass schon ein 20-minütiges Training gute Laune macht und Anspannungen wirksam verringert. Dass eine längere Trainingsdauer ein Läufer-Hoch begünstigt, mag daran liegen, dass lang andauernde rhythmische Bewegungen Geist und Körper beruhigen und für euphorische Gefühle empfänglicher machen.

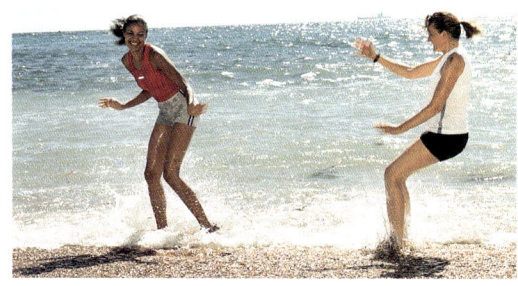

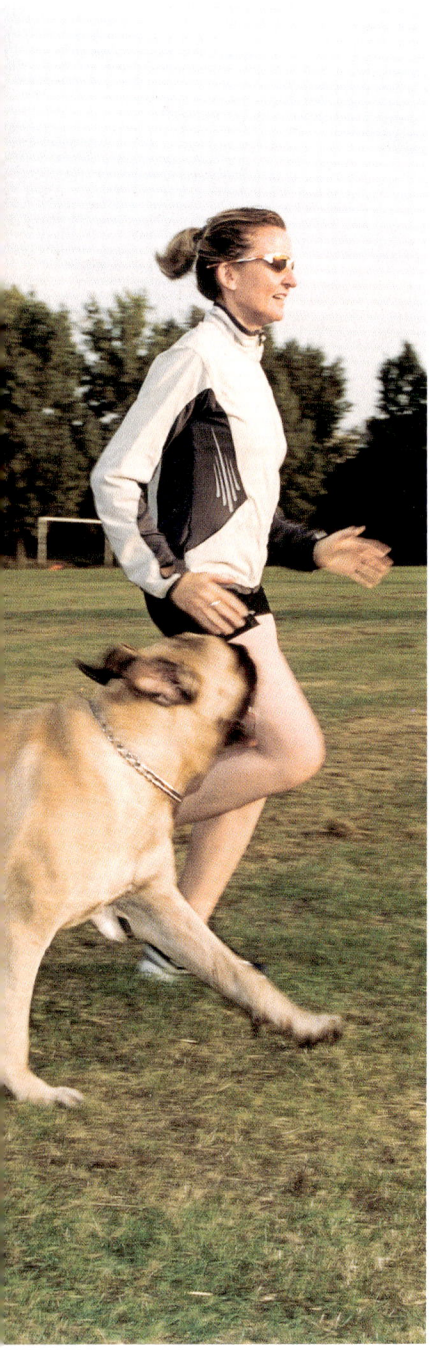

Im Einklang mit sich und der Welt

Gefahren und Störfaktoren bewältigen

Die Tatsache, dass Sie draußen laufen, bedeutet unweigerlich, dass Sie auch gewissen Gefährdungen ausgesetzt sind – mit dem Verkehr, den Unbilden von Gelände und Witterung, mit Hunden und manch lieben Mitmenschen. Betrachten wir einmal die größten Gefahren und Störfaktoren beim Laufen und wie Sie Ihnen am besten begegnen.

Persönliche Sicherheit

Bei einem Waldlauf tauchte aus dem Unterholz plötzlich ein Mann mit einer Axt vor mir auf. Ich wäre vor Schreck fast gestürzt, merkte dann aber, dass er nur Bäume entastete. Jedenfalls machte mir dieses Erlebnis klar, wie gefährdet eine Frau ist, die allein läuft.

Ich habe deshalb nicht damit aufgehört – eine Auszeit allein ist mir viel zu wichtig, um darauf zu verzichten. Doch ich bin mir der Gefahren bewusster, und wenn ich querfeldein laufe, checke ich vorher ab, wo die nächste Straße und menschliche Behausung liegt. Ohne das leiseste Zögern kehre ich sofort um oder schlage eine andere Route ein, wenn ich auf meiner geplanten Strecke an jemandem oder etwas vorbeilaufen müsste, die mir nicht ganz geheuer sind, und ich bin stets auf der Hut. Wenn ich abends laufe, verstecke ich meine Haare unter einer Wollmütze und trage ein loses Top, sodass ich auch als Mann durchgehen könnte.

Es ist immer sicherer, in Begleitung oder auch mit einem Hund zu laufen, aber wenn Sie wie ich manchmal lieber allein laufen oder niemanden als Begleiter haben, sollten Sie an folgende Sicherheitsregeln denken:

• Seien Sie sich immer darüber im Klaren, wo Sie sind und wo Hilfe zu finden ist. Wenn Sie sich bedroht fühlen und nicht sofort wissen, in welcher Richtung die

Straße oder die nächsten Häuser liegen, geraten Sie leicht in Panik und treffen Fehlentscheidungen. Sollten Sie sich einmal verirren, fragen Sie ruhig nach dem Weg (lieber einen Fußgänger als einen Autofahrer). Das mag Ihnen peinlich sein, ist aber immer noch besser, als in einer zwielichtigen Gegend oder einem verlassenen Industriegebiet zu landen.

- Informieren Sie jemanden, wo Sie hinlaufen und wann Sie wieder zurück sein wollen.
- Stecken Sie in eine Gürteltasche, einen Rucksack oder eine Tasche Ihres Kleidungsstücks ein Handy ein oder wenigstens etwas Kleingeld zum Telefonieren oder für eine Fahrkarte.
- Laufen Sie nicht bei jedem Training dieselbe Strecke zur gleichen Zeit. Das könnte jemandem auffallen.
- Wenn ein Auto neben Ihnen anhält, nimmt der Fahrer wahrscheinlich an, dass Sie sich in der Gegend auskennen, und möchte nach dem Weg fragen. Aber gehen Sie kein Risiko ein, laufen Sie stur weiter (hier können Sonnenbrille und Mütze helfen, die Anonymität zu wahren).
- Tragen Sie beim Laufen keine Kopfhörer. Das klingt selbstverständlich, doch viele Frauen tun es dennoch, sodass ein Hinweis nicht schadet. Mit Kopfhörern merken Sie nicht ohne weiteres, ob Ihnen jemand folgt, und Sie setzen sich verstärkt der Gefahr aus, von einem Auto oder einem Mountainbike angefahren zu werden.
- Noch ein scheinbar selbstverständlicher Rat: Versuchen Sie dort und zu einer Tageszeit zu laufen, wo noch andere Leute unterwegs sind.
- Meiden Sie abends und frühmorgens Gegenden mit schlechter Beleuchtung.
- Vielleicht machen Sie einen Selbstverteidigungskurs, damit Sie im Falle des Falles besser wissen, was zu tun ist. Schlagen Sie möglichst viel Lärm, zeigen Sie sich möglichst kämpferisch und versuchen Sie zu entkommen – nutzen Sie die durchs Laufen erworbene Fitness.

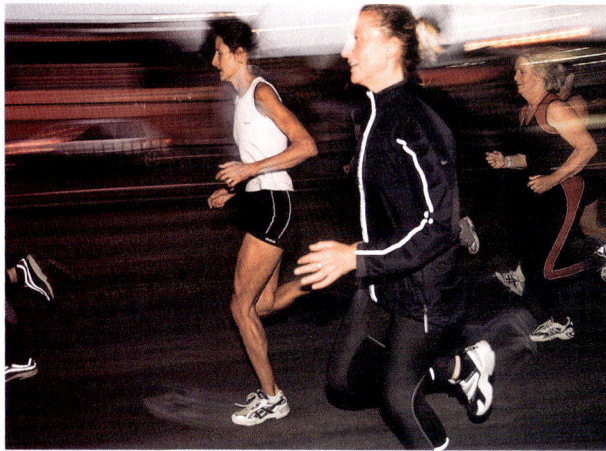

Und noch etwas ...

Der Road Runners Club of America empfiehlt, unter der Innensohle Ihres Schuhs einen Zettel mit Ihrem Namen, Ihrer Telefonnummer und Ihrer Blutgruppe sowie anderen medizinischen Informationen (Allergien, usw.) bei sich zu tragen.

Unterwegs im Straßenverkehr

Hier lautet die goldene Regel: Optisch gut erkennbar sein, aber nie davon ausgehen, dass Sie gesehen worden sind. Tragen Sie auch tagsüber leuchtende Farben; in der Dunkelheit soll Ihre Kleidung das Licht reflektieren (ein Leuchtstreifen genügt). Machen Sie nie Tempoläufe auf Strecken, bei denen Sie Straßen überqueren müssen; Sie könnten versucht sein, schnell über die Straße zu spurten, ohne auf den Verkehr zu achten.

Auf Landstraßen laufen Sie immer auf der Gegenseite und halten sich vor allem in den Kurven strikt am Rand.

Ein Sport fürs Leben

Hunde und andere Vierbeiner

Wenn Sie einen unangeleinten Hund überholen, fallen Sie am besten in Schritt. Die meisten Hunde wollen Ihnen nichts Böses, sie freuen sich einfach und wollen gern mitrennen. Ein Hund kann aggressiv reagieren, wenn er meint, dass Sie auf sein Herrchen/Frauchen zustürmen. Laufen Sie daher möglichst nie zwischen einem Hund und seinem Besitzer und starren Sie den Hund nicht an, wenn er knurrt, sondern gehen Sie einfach vorbei.

Auch abseits der Straßen gelten Benimm-Regeln: Schließen Sie Gatter und Tore und respektieren Sie Zutrittsverbote. Sie könnten sonst auf einen aggressiven Bullen oder Wachhunde stoßen. Überqueren Sie Felder nicht einfach, sondern laufen Sie immer am Rand entlang.

Laufen bei Hitze

Bei heißem Wetter büßen Sie unweigerlich an Tempo ein; sogar Elitesportler laufen dann 10 Prozent langsamer. In einer heißen, feuchten Gegend müssen Sie sich besonders vor Überhitzung schützen. Tragen Sie leichte, atmungsaktive Sachen (Seite 89), nehmen Sie Getränke mit (Seite 91) und schützen Sie sich mit Sonnencreme, einer Sonnenbrille und vielleicht einem Hut oder einer Sonnenblende. Steigt die Temperatur bei hoher Luftfeuchtigkeit über 26 °C, sollten Sie auf Abkühlung warten, denn Ihr Körper kann selbst nicht mehr für ausreichende Kühlung sorgen.

Da Sie bei Hitze mehr schwitzen, müssen Sie mehr trinken, um einer Überhitzung Ihres Körpers vorzubeugen; schon vor dem Start sollten Sie reichlich Flüssigkeit zu sich nehmen. Wenn Sie schwanger sind, sollten Sie bei heißer, feuchter Witterung *nicht* laufen,

da auch der Winzling in Ihrem Bauch auf diese Weise überhitzt werden kann.

Sonnenschutz

Auch wenn die Sonne nicht grell herunterbrennt, sollten Sie an Sonnenschutz mit ausreichendem Lichtschutzfaktor denken. Die meisten Leute ziehen sich ihren Sonnenbrand nicht beim Sonnenbaden, sondern bei Aktivitäten im Freien zu. Selbst bei bedecktem Himmel sollten Sie auf Sonnenschutz nicht verzichten, denn die schädlichen Strahlen dringen auch durch die Wolken. Wasser reflektiert Sonnenlicht besonders stark, am Strand heißt es also besonders gut eincremen!

Welcher Lichtschutzfaktor?

Sowohl die UVA- als auch die UVB-Strahlen müssen herausgefiltert werden, wobei A für altern, B für Verbrennung steht. Egal ob Sie ein heller oder dunkler Typ sind, mit Faktor 15 und einer speziellen Sportcreme, die Sie nicht innerhalb von zwei Minuten wieder herunterschwitzen, liegen Sie auf der sicheren Seite.

Laufen bei Kälte

Auch bei großer Kälte und winterlicher Witterung braucht Ihr Lauf nicht auszufallen, wenn Sie ein paar Punkte beachten. Von der Kälte am stärksten beeinträchtigt sind Ihre Extremitäten, da das Blut vermehrt in lebenswichtige Bereiche wie die inneren Organe strömt; die Blutgefäße unter der Haut ziehen sich zusammen, um einen Wärmeverlust zu verhindern. Erfrierungsgefährdet sind Finger, Zehen und Nase, tragen Sie daher eine Mütze und Handschuhe, vielleicht sogar einen Schal. Und beachten Sie folgende Hinweise:

- Wärmen Sie sich länger auf.
- Essen Sie etwas vor Ihrem Lauf als Energieschild gegen die Kälte.
- Vergessen Sie das Trinken nicht. Vielleicht glauben Sie nicht zu schwitzen, doch wenn Sie länger laufen, tun Sie es.
- Laufen Sie nicht zu lange; Sie könnten sich verausgaben und müssten dann auf dem Rückweg gehen oder sehr langsam traben. Dann kühlt Ihr Körper rasch aus und Sie schlottern vor Kälte. Vorsicht bei Glatteis!

Laufen bei Nässe

Über Winterausrüstung können Sie sich auf Seite 89 informieren. Falls es beim Start bereits regnet, sollten Sie eine atmungsaktive wasserdichte Regenjacke tragen. Sieht es nur nach Niederschlägen aus, binden Sie sich die Jacke um die Hüften. Wasserundurchlässige Hosen sind gewöhnungsbedürftig, in regenreichen Wohngegenden aber eine lohnenswerte Anschaffung. Wenn Sie mit dem Auto zu Ihrer Strecke (oder zum Rennen) fahren, nehmen Sie ein Handtuch und trockene Kleidung mit, damit Sie nicht längere Zeit in nassen Sachen herumsitzen müssen.

Und noch etwas ...
Kälte kann Asthma verschlimmern. Es hilft, wenn Sie durch die Nase statt durch den Mund atmen. Oder sich anfangs einen Schal oder einen Mundschutz vors Gesicht binden. Wärmen Sie sich langsam mindestens 10 Minuten lang auf.

Vom Gewitter überrascht
Warten Sie das Ende des Gewitters auf keinen Fall unter einem Baum ab. Alles hoch Aufragende wie Bäu-

Von Frau zu Frau

„Die meisten Sonnenschutzprodukte taugen nichts, sobald du zu schwitzen anfängst. Frag in der Apotheke nach extra schweißfesten Sonnencremes." Jo

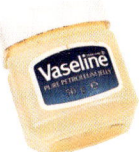

„Bei Kälte und Wind ist Vaseline der beste Lippenschutz. Leck dir nie über die Lippen, dann trocknen sie nur noch mehr aus und springen auf." Karen

„Bei Kälte creme ich mir die Hände ein und ziehe Handschuhe an. So bleiben die Hände nicht nur warm, sondern auch wunderbar weich." Lyn

me oder Strommasten zieht Blitze an. Sind Sie auf freiem Feld, kauern Sie sich auf den Boden; von Hügelkuppen sollten Sie ins Tal hinunterlaufen.

Was lästig werden kann

Hier finden Sie nur Tipps zu lästigen Situationen, die während des Laufens auftreten können. Alles, was in Richtung Krankheit geht wie Fußpilz und Blasen, wird ab Seite 144 behandelt.

Muskelkrämpfe
Mit diesem Leiden sind Sie nicht allein: 67 Prozent der Läufer bekommen irgendwann Krämpfe. Meist sind

Ein Sport fürs Leben

Muskeln betroffen, die mehr als ein Gelenk überspannen, wie der *Gastrocnemicus* in der Wade, der sich über Knöchel und Knie zieht, und der *Biceps femoris*, der über Hüfte und Knie reicht. Nach Ansicht der Forscher sind müde Muskeln „überstimuliert" und ziehen sich dann oft unwillkürlich zusammen. Gegen einen Krampf hilft am besten das Dehnen des entsprechenden Muskels. Auch ein Mangel an Elektrolyten (Kalium und Natrium) kann die Ursache sein. Probieren Sie aus, ob sich das Problem mit isotonen Sportgetränken lösen lässt.

Seitenstechen

So unglaublich es sich auch anhört: Die moderne Wissenschaft konnte noch nicht ergründen, warum wir Seitenstechen bekommen. Oft wurde eine Reizung des beim Laufen erschütterten Zwerchfells dafür verantwortlich gemacht (das kuppelförmige Zwerchfell hebt und senkt sich, um den Lungen Raum zum Atmen zu geben). Doch dann dürften alle, die einen erschütterungsfreien Sport wie Schwimmen oder Rad fahren ausüben, kein Seitenstechen bekommen. Australische Forscher glauben, die Ursache in einer Membran gefunden zu haben, die die Bauchhöhle auskleidet und empfindlich auf Bewegung reagiert. Sie empfehlen, eher kleine als größere Portionen zu essen, kurz vor einem Lauf auf Zucker- und Fettreiches zu verzichten und bestimmte Lebensmittel wie Äpfel, Obstsaft, Milchprodukte und Schokolade zu meiden. Und immer schön aufwärmen!

Oft werden Sie hören, Sie sollen sich bei Seitenstechen vornüber beugen oder die Arme hinter dem Rücken verschränken und tief durchatmen. Mein Seitenstechen geht meist weg, wenn ich mit den Fingern tief im schmerzhaften Bereich herumbohre und knete.

Schweiß in Strömen

Schwitzen ist eine natürliche Körperfunktion, die für Kühlung sorgt und Giftstoffe ausschwemmt. Beim Laufen an heißen Tagen können wir 500–1000 ml Schweiß pro Stunde verlieren. Schweiß riecht erst unangenehm, wenn er mit Bakterien auf der Haut in Berührung kommt – dann kann Schwitzen unangenehm und peinlich werden. Dem lässt sich durch Duschen vor dem Loslaufen gut vorbeugen. Auch Deos können das Schwitzen nicht verhindern. Wenn Sie extrem stark schwitzen, leiden Sie eventuell an Hyperhidrose, was ein Arzt abklären sollte. Auch wenn Ihr Schweiß eigenartig riecht, sollten Sie zum Arzt gehen, denn dies kann auf Diabetes oder eine Lebererkrankung hindeuten.

Naturfasern wie Baumwolle sind recht geruchsresistent, in den fürs Laufen angenehmeren High-Tech-Fasern sitzt leider schon nach einmal Tragen der Mief, denn die hydrophilen Fasern leiten zwar rasch die Feuchtigkeit ab, nicht aber den Geruch.

Wenn Ihnen das Schwitzen zum Problem wird, probieren Sie's mit den folgenden Tipps:

- **Nehmen Sie weniger Koffein zu sich. Alles, was Koffein enthält wie Cola, Kaffee, Tee, Schokolade, aktiviert die apokrinen Schweißdrüsen, die in den Achseln sitzen, für die Ausscheidung von Giftstoffen verantwortlich sind und unsere „Duftnote" prägen.**
- **Damit die über den ganzen Körper verteilten ekkrinen Drüsen gut arbeiten, die für Kühlung sorgen, sollten Sie viel Wasser trinken, was den Schweiß verdünnt. Auch Pfefferminztee hemmt die Geruchsbildung.**
- **Tragen Sie Ihr Deo nach dem Waschen erst auf, wenn die Achseln ganz trocken sind.**

Magenbeschwerden

Manche Läuferinnen werden so heftig von Aufstoßen, Völlegefühlen und Blähungen geplagt, dass sie versucht sind das Laufen ganz zu lassen. Leider lässt sich dieses Problem nur mit dem Try-and-Error-Prinzip lösen. Vielleicht lag die letzte Mahlzeit zeitlich ungünstig, vielleicht war ihre Zusammensetzung unverträglich. Auch heftige Körperbewegungen können Störungen im Magen-Darm-Trakt auslösen. Wenn Sie immer kurz nach dem Aufbruch Stuhldrang bekommen, bietet sich eine Tasse Kaffee als bewährter Beschleuniger an – dann können Sie die Sache vorher erledigen. Allerdings ist Koffein wie Alkohol ein bekannter Magenreizer; Empfindliche sollten nicht zu viel davon trinken. Meiden Sie vor dem Lauf ballaststoffreiche Nahrung und versuchsweise auch Milchprodukte – vielleicht hilft's. Manche Frauen reagieren auf den hohen Zuckergehalt von Sportgetränken mit Magen-Darm-Beschwerden. Dann lohnt sich der Versuch, das Getränk stärker als angegeben zu verdünnen.

Wo geht's zur nächsten Toilette?

Bei Pinkelpausen sind Shorts allen anderen Hosenformen haushoch überlegen, denn sie lassen sich einfach zur Seite ziehen und Sie sind rasch wieder fertig.

Im Stadtbereich stehen eventuell öffentliche Toiletten zur Verfügung (ein Grund mehr, etwas Kleingeld dabei zu haben). Und kein Sport- oder Fitnessclub wird einer Läuferin in Bedrängnis den Zutritt verweigern. Ich habe in meiner Verzweiflung sogar schon an eine Kirchentür geklopft und bin erleichtert, jedoch mit einem ganzen Packen Informationsmaterial wieder abgezogen.

In ländlichen Gegenden dürfte es kein Problem sein, ein stilles Plätzchen abseits der Pfade zu finden, achten Sie aber auf Brennnesseln und Unebenheiten. Wenn Laufen bei Ihnen Durchfall auslöst, sollten Sie natürlich immer Papier bei sich haben.

Harninkontinenz

Von diesem stets verschwiegenen Problem, das den Spaß am Laufen wirklich verderben kann, ist fast die Hälfte aller Frauen betroffen, besonders nach der Schwangerschaft. Ursache ist meist eine Schwäche der Beckenbodenmuskulatur. Diese Muskeln, von denen der *Pubococcygeus* der größte ist, umringen Vagina und Anus in Form einer Acht. Sie tragen die Becken- und Bauchorgane und kontrollieren das Leeren von Blase und Darm sowie die Kontraktionen der Vagina. Wenn sie durch Überdehnung, Krankheit oder sonstige Schädigung schwach werden, kann es beim

Ein Sport fürs Leben

Husten, Niesen oder selbst beim Laufen auf der Stelle mit hoch angezogenen Knien passieren, dass die Blase tröpfelt.

Beckenbodenübungen

Hier sind dann Übungen angezeigt, und zwar nicht zu wenig! Richtig durchgeführt, beheben sie die Harninkontinenz zu 90 Prozent. Wenn Frauen sie als unwirksam abtun, dann haben sie die Übungen meist zu selten oder nicht korrekt gemacht.

1 **Sitzen, stehen oder liegen Sie mit leicht geöffneten Beinen, Gesäß-, Bauch- und Oberschenkelmuskeln sind entspannt. Jetzt üben Sie um die Harnröhre herum einen Zug nach oben und innen aus, als wollten Sie den Urinstrahl anhalten (Sie können das erst auf der Toilette üben, aber nicht öfter als einmal pro Blasenentleerung, da Sie sich sonst einen Harnwegsinfekt zuziehen könnten). Normal atmen! Anschließend die Muskeln um die Vagina, dann um den After „hochziehen". Vermeiden Sie die häufigsten Fehler: die Anspannung von Bauch oder Gesäß. Wenn Sie die Übungen beherrschen, versuchen Sie's in umgekehrter Reihenfolge, ob Sie die 3 Phasen isolieren können.**

2 **Jetzt fahren Sie „Aufzug": Ziehen Sie die Beckenbodenmuskeln bis zum „ersten Stock" hinauf und halten an. Normal weiteratmen und die Muskeln zum zweiten Stock hinaufziehen. Wenn Sie besser werden, können Sie dem Gebäude einen dritten und vierten Stock hinzufügen.**

Die besten Ergebnisse erzielen Sie, wenn Sie schnelle und langsame Kontraktionen mischen und die Übungen so oft wie möglich machen.

Welche Abhilfe gibt es sonst noch?

Natürlich sollten Sie unmittelbar vor dem Aufbrechen zur Toilette gehen. Versuchen Sie nicht, weniger zu trinken, um nichts zu riskieren. Einige Menschen verspüren bei Austrocknung Symptome eines Harnwegsinfekts: Brennen, Stechen, häufiger Harndrang. Das kann auf die starke Konzentration des Urins oder auf einen tatsächlichen leichten Infekt zurückzuführen sein, der kein Problem verursacht, wenn Sie viel trinken, aber bei Flüssigkeitsmangel sofort aufflammt. Halten Sie sich mit Kaffee, koffeinhaltigen Getränken und Alkohol zurück – diese Substanzen wirken diuretisch (entwässernd) und können zu einer Austrocknung führen.

Helfen Vaginalgewichte?

Zum Training der Beckenbodenmuskeln gibt es kleine Gewichte, die Sie in die Vagina einführen und die durch Zusammendrücken der Scheidenwände an Ort und Stelle gehalten werden (erkundigen Sie sich bei Ihrer Frauenärztin). Barbara Hastings-Asatourian, Hebamme und Dozentin an der University of Salford, sagt dazu: „Wie bei jedem Training mit Gewichten wird der Muskel schneller aufgebaut als ohne Gewichte, am wichtigsten jedoch ist regelmäßiges und häufiges Beckenbodentraining, mit Gewichten oder ohne."

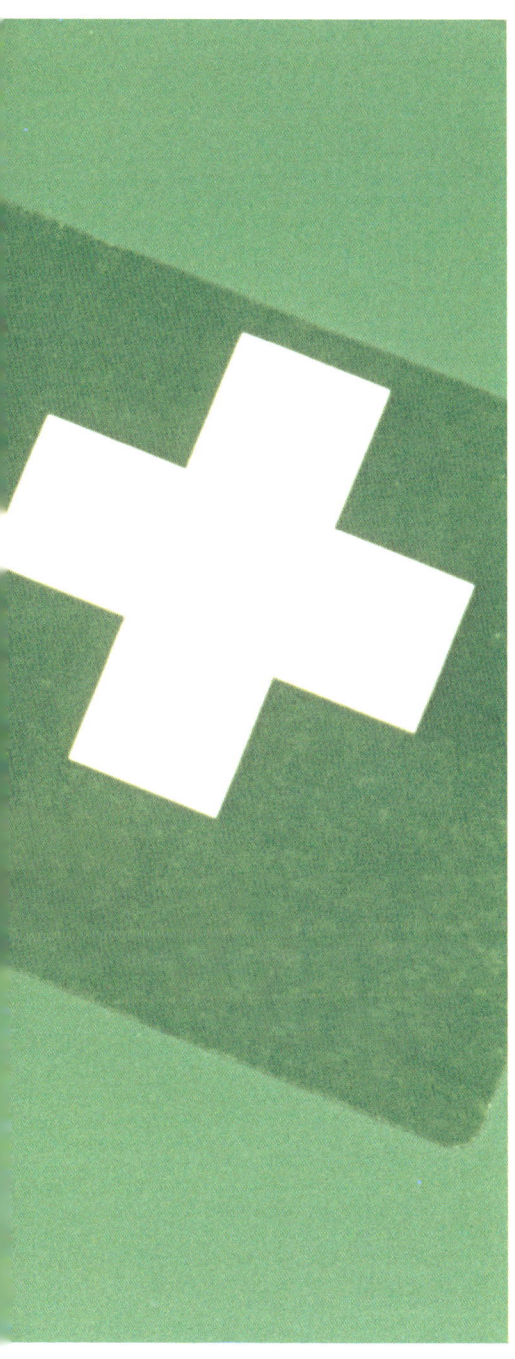

Schadens-begrenzung

Mit Verletzungen fertig werden

Sie haben die Verletzungsprophylaxe immer ernst genommen, haben auf Ihren Körper gehört und nie übertrieben – trotzdem haben Sie sich verletzt. Das ist schade, kann aber jedem passieren. Das Wichtigste ist nun eine möglichst rasche Diagnose und Behandlung sowie die Klärung der Ursache, damit sich dasselbe nicht wiederholt. Ich werde hier nicht erschöpfend abhandeln, was beim Laufen passieren könnte. Es ist nämlich wenig sinnvoll, sich in Selbstdiagnose zu versuchen, an sich herumzudoktern oder Vermutungen über die Gründe anzustellen. Überlassen Sie das lieber den Spezialisten; weiter unten folgen Tipps, wer Ihnen am besten helfen kann und welche Erste-Hilfe-Maßnahmen Sie sofort ergreifen sollten.

PECH gehabt?

Sobald Sie merken, dass etwas nicht stimmt, gehen Sie nach der PECH-Regel vor. Das ist ein Kürzel für die Schritte, die Sie nach einer Verletzung so schnell wie möglich einleiten sollten. Damit beschränken Sie Schmerzen, Schwellung und Entzündung auf ein Minimum.

Wenn Sie gestürzt sind oder sonst eine „spontane" Verletzung erlitten haben, suchen Sie schnellstmöglich einen Sportorthopäden auf. Hat sich das Problem allmählich entwickelt oder tritt nur sporadisch auf, wenden Sie 48 bis 72 Stunden lang die PECH-Regel (**P**ause, **E**is, **C**ompression, **H**ochlagern) an. Tut's danach immer noch weh, gehen Sie zu einem Spezialisten.

- **Pause – probieren Sie nicht immer wieder aus, ob sich der verletzte Körperteil nicht doch beruhigt. Unterbrechen Sie Ihr Training ein paar Tage; das ist besser, als mit zusammengebissenen Zähnen weiterzulaufen und dann ein paar Wochen pausieren zu müssen.**

Ein Sport fürs Leben

- Eis – legen Sie zerstoßenes Eis (keine Würfel) oder gefrorene Erbsen oder Maiskörner auf, die sich gut an den betroffenen Körperteil schmiegen.
  Die Haut darf keinesfalls direkt mit dem Eis in Berührung kommen, sondern muss mit einer Lage Frischhaltefolie oder einem dünnen Tuch, z. B. einem Küchenhandtuch, vor Erfrierungen geschützt werden. Die Eispackung fixieren Sie mit Druck:
- Compression – mit einer elastischen Bandage oder Schlauchbinde üben Sie Druck auf den verletzten Bereich aus. So kann weniger Blut dorthin gelangen und die Schwellung wird unterdrückt.
- Hochlagern – wenn möglich, sollten Sie den verletzten Körperteil oberhalb Herzhöhe lagern.

Was hilft außerdem?

- Entzündungshemmer auf nicht-steroider Basis wie Ibuprofen oder Aspirin dämmen Schmerzen und Entzündungen ein. Bei oberflächlichen Verletzungen ist Ibuprofen-Gel sehr wirksam. Wenden Sie die Präparate regelmäßig, aber nicht länger als 7 bis 10 Tage an. Danach verlieren diese Medikamente ihre entzündungshemmende Wirkung und dämpfen nur noch die Schmerzen. Nehmen Sie *niemals* Schmerzmittel ein, damit Sie trainieren können.
- Arnika-Globuli verringern sehr wirksam Entzündungen und Schwellungen.
- Meiden Sie Alkohol, der Entzündungen verschärft und den Heilungsvorgang verlangsamt.
- Bei Verletzungen *keine* Wärme anwenden! Vielleicht würden Sie sich zum Trost gern in ein heißes Bad sinken lassen, doch Wärme kann Entzündungen verschlimmern.
- Seien Sie optimistisch! Studien haben gezeigt, dass sich Menschen mit positiver Einstellung schneller von einer Verletzung erholen.

Wer kann helfen?

Theoretisch sollten Sie mit Ihrer Verletzung als Erstes zu Ihrem Hausarzt gehen. Meiner Erfahrung nach müssen Sie allerdings großes Glück haben, um auf einen Allgemeinarzt zu treffen, der etwas vom Laufen versteht und der begreift, dass Ihnen die Empfehlung, damit aufzuhören, kein bisschen weiterhilft, und der weiß, wie man Sportverletzungen am besten auskuriert. Bestenfalls schickt er Sie zu einem Sportorthopäden oder Physiotherapeuten, doch müssen Sie dort vielleicht länger auf einen Termin warten. Besser, Sie kürzen die Prozedur ab und wenden sich direkt an einen Spezialisten.

Hier folgt eine kurze Beschreibung, wie in welchen Bereichen die verschiedene Berufe arbeiten. Sie alle haben Berufsverbände, über die Sie einen qualifizierten Therapeuten in Ihrer Nähe ausfindig machen können. Oder fragen Sie andere Läuferinnen oder erkundigen Sie sich in Ihrem Laufshop nach Empfehlungen.

Sportorthopäde

Eine gute Anlaufstelle bei Problemen, die durch Ihren persönlichen Laufstil ausgelöst werden. Der Sportorthopäde kann untersuchen, wie Sie Ihre Füße aufsetzen und welche Wirkung das auf Ihre Körpermechanik hat. Er kann Ihnen auch Einlagen verschreiben und Sie eventuell an einen Orthopädie-Schuhtechniker verweisen.

Sportphysiotherapeut

Manuelle Behandlungen wie Tiefengewebsmassage und unterstütztes Dehnen werden mit technischen Behandlungen wie Ultraschall kombiniert, um Weichteilverletzungen zu behandeln oder ihnen auch vorzubeugen. Ein Physiotherapeut wird Ihnen fast immer

Übungen oder Dehnungen als „Hausaufgabe" aufgeben.

Chiropraktiker

Im Vordergrund stehen die Ausrichtung der Knochen und die Auswirkung, die dies auf die Wirbelsäule, das Nervensystem und die Gelenke hat. Problemzonen werden mit blitzschnellen Handgriffen behandelt, damit sie wieder beweglich und normal funktionsfähig werden. Ein erfolgreicher Griff, und Sie spüren unmittelbare Erleichterung.

Eine sanftere Form ist die McTimoney-Methode, bei der die Knochen nicht zurechtgerückt, sondern durch Vibration dazu gebracht werden, von selbst wieder die richtige Position einzunehmen.

Osteopath

Osteopathen arbeiten mit den Händen und einer breiten Palette von Techniken, um Knochen- und Gelenkprobleme (vor allem Rückenschmerzen) zu behandeln. Dazu zählen Weichteilgewebe-Techniken, rhythmische passive Gelenksmobilisierung oder kurze, ruckartige Griffe, mit denen Beweglichkeit und Bewegungsspielraum eines Gelenks erhöht werden (ähnlich wie in der Chiropraktik).

Sportmasseur

Ihn suchen Sie bei allgemeinen Verspannungen und Schmerzen auf. Er besitzt nicht die Qualifikation, eine Verletzung zu diagnostizieren, kann aber Verspannungen lösen und Sie vor Bereichen warnen, die sich sehr verhärtet oder knotig anfühlen – womöglich liegen dort schon potenzielle Verletzungsherde.

Und noch etwas ...

Erstaunlich, was ein guter Physiotherapeut mit einer Rolle Klebeband vollbringen kann: Durch Tapen lässt sich der Druck auf einen verletzten Bereich vermindern und ein Gelenk so trainieren, dass es nach einer Verletzung wieder normal funktioniert. Das Tapen der Kniescheibe zum Beispiel kann zusammen mit entsprechenden Übungen helfen, dass die Kniescheibe wieder in ihre Führungsrinne zurückfindet und „Spur hält". Lassen Sie sich Ihre Verletzungen beim ersten Mal vom Spezialisten tapen. Wenn's funktioniert, lassen Sie sich zeigen, wie Sie selber Hand anlegen können.

Besuch beim Sportmediziner

Gedächtnisstütze nicht vergessen Anhand Ihres Trainingstagebuchs können Sie genauer erklären, wie die Verletzung zustande gekommen ist.

Aufzeichnungen machen Sonst wissen Sie später vielleicht nicht mehr, dass ein Krampf in Ihrem *Piriformis* oder ein schwacher *Quadratus lumborum* die Ursache allen Übels war.

Um Skizzen bitten Wenn Sie Übungen machen sollen, vergewissern Sie sich, dass Sie *genau* wissen, wie Sie sie ausführen sollen. Bitten Sie den Therapeuten um eine Notiz, wie viele Übungen Sie wie oft machen sollten; ideal wären Strichzeichnungen.

Seelenverwandte suchen Wenn möglich, sollte Ihr Therapeut selbst laufen oder Läufer behandeln, denn dann wird er umso eifriger den neuesten Stand der Forschung und Behandlungstechniken verfolgen. Ein Schwimmer wird sich unwillkürlich mehr für die Schulter interessieren als fürs Knie.

Ein Sport fürs Leben

Auf den Grund gehen Ihr Hauptanliegen ist natürlich die Heilung Ihrer Verletzung. Genauso wichtig ist jedoch, eine Wiederholung zu verhindern; deshalb muss der Spezialist herausfinden, wo die Wurzel des Problems liegt.

Vorsicht vor Apparate-Freaks Ein Sporttherapeut kann etliche Geräte einsetzen – TENS, Interferenzstrom oder Ultraschall, um nur einige zu nennen. Wenn der Experte Sie aber nur verkabelt und sich dann verflüchtigt, sollten Sie misstrauisch werden. Von jemandem, der mit Ihnen die Verletzung und Rehabilitation ausführlich bespricht und selbst Hand anlegt, dürften Sie mehr profitieren.

Lebenslänglich? Manche Verletzungen und ihre Ursachen sind natürlich schwierig zu beheben. Das heißt aber nicht, dass Sie bis an Ihr Lebensende zweimal wöchentlich Physiotherapie benötigen. Bei einer nicht enden wollenden Behandlung ist Misstrauen angebracht. Wenn Ihnen Ihr Therapeut zeigt, was Sie zur Selbsthilfe tun können, und Ihre Verletzung richtig behandelt, sollte er Sie nach einigen Wochen entlassen können. Wird Ihnen die nötige Information zur Selbsthilfe vorenthalten, haben Sie keine Kontrolle über Ihr Befinden.

Und noch etwas ...

Sind Sie verletzungsanfällig? Ich ziele mit dieser Frage nicht auf Leute mit zwei linken Füßen ab, die nie gucken, wohin sie treten, sondern auf Ihren Charakter. An der Universität Stockholm wurde festgestellt, dass Läufer, die Verletzungen erleiden, eher der Typ-A-Persönlichkeit zuzurechnen sind: Das sind ehrgeizige, disziplinierte und zwanghafte Perfektionisten, die nicht auf die ersten Warnzeichen ihres Körpers hören und über die Schmerz- und Erschöpfungsgrenze hinaus trainieren.

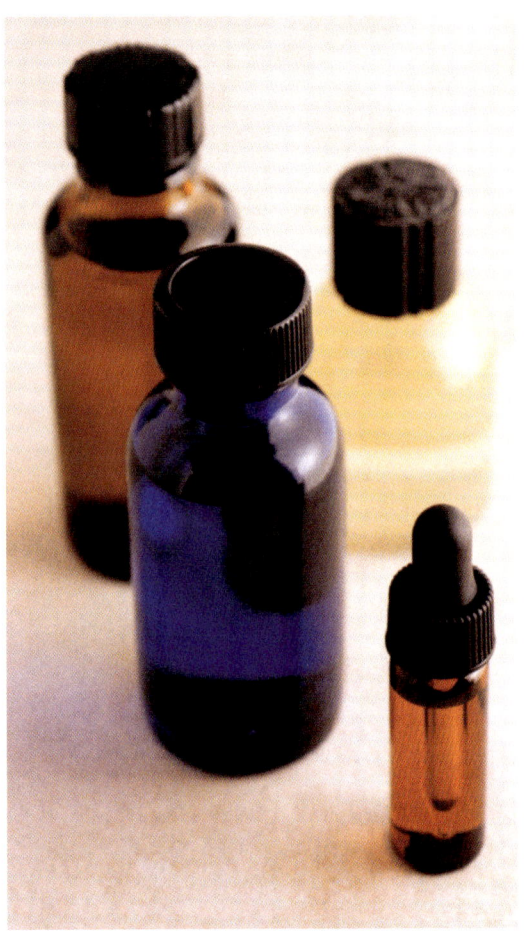

Kleinere Beschwerden
Fußpilz

Er ist die typische Läuferkrankheit, denn er gedeiht im feuchten Schweißmilieu. Wenn die Haut zwischen Ihren Zehen wund, rot oder rissig wird, betupfen Sie sie mit Teebaumöl oder einer Fungizidlösung. Weichen Sie die Innensohlen Ihrer Laufschuhe in einem Teebaumölbad ein. Trocknen Sie sich immer gründlich zwischen den Zehen ab und gehen Sie nicht barfuß auf feuchten Böden in öffentlichen Einrichtungen.

Blasen

Sie sind immer das Ergebnis von Reibung. Schuld könnten die Nähte Ihrer Socken sein oder ein schlecht sitzender Schuh. Nachdem die Blase mit einer sterilen Nadel an zwei Stellen aufgestochen wurde, sind Blasenpflaster das beste Mittel. Wenn Sie häufig Blasen bekommen, können Sie die gefährdeten Bereiche schon vorher pflastern. Vielleicht sollten Sie Ihr Schuhwerk kritisch überprüfen.

Muskelkater

Diese allgemeinen Muskelschmerzen werden durch Mikrotraumen verursacht, kleine Risse durch Überanstrengung der Muskeln, und nicht durch Milchsäure, wie viele noch glauben. Vorsichtiges Dehnen und Eisanwendung können die Regeneration beschleunigen, Entzündungshemmer helfen gegen die Schmerzen. Auch eine Extradosis Vitamin C tut gut.

Hautausschläge

Durch Schwitzen bedingte Hautausschläge unter den Armen, zwischen den Brüsten und in den Leisten sind unangenehme, aber häufig auftretende Folgen des Lauftrainings. Durch Vaseline lässt sich die Reibung verringern, auch ein Fungizid sollte helfen. Hydrocortisonsalben bringen den Juckreiz zum Abklingen.

Schwarze Zehennägel

Die meisten Läufer sehen sich nach einer intensiven Trainingsperiode mit den gefürchteten schwarzen Zehennägeln konfrontiert. Meist ist der große Zeh betroffen, der ständig gegen die Oberseite des Schuhs stößt, sodass sich unter dem Nagel Blut ansammelt. Schmerzt der Zeh, müssen Sie den Arzt aufsuchen, der zur Druckentlastung und zum Abfluss des Bluts ein Loch in den

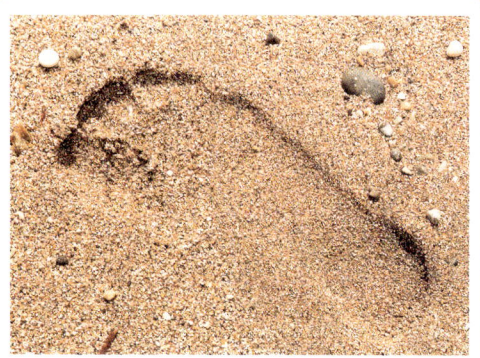

Verwöhnen Sie Ihre Füße

Unsere Füße sind im Laufsport manchmal die wirklich Leidtragenden. Ich kenne viele Frauen, die nach dem Frühlingsmarathon der Sandalensaison, wenn sie ihre schwarzen Zehennägel und schwieligen Füße den Blicken aussetzen, mit Schrecken entgegensehen. Doch eine Läuferin braucht keine hässlichen Füße zu haben. Mit ein wenig Pflegeaufwand können Sie ohne mit den Wimpern zu zucken in die Sandalen steigen. Cremen Sie Ihre Füße ein. Es ist nichts dran an der Geschichte, dass die Füße zum Laufen hart werden sollten. Weiche Fußsohlen und Fußkanten sind viel besser. Bearbeiten Sie harte Stellen mit einem Bimsstein oder einer speziellen Hornhautraspel, vor allem die Ränder des großen Zehs und das Gelenk darunter. Massieren Sie Ihre Füße regelmäßig, das fühlt sich wunderbar an und verbessert die Durchblutung. Schneiden Sie die Zehennägel kurz und gerade, damit sie nicht einwachsen oder an die Schuhspitzen stoßen und schwarz werden.

Nagel bohrt (das ist weniger schlimm, als es klingt!). Wenn der Zeh nicht schmerzt, lassen Sie den Nagel von allein abfallen, benutzen dann aber eine Fungizid-Creme, um eine Infektion des Nagelbetts zu verhindern.

Ein Sport fürs Leben

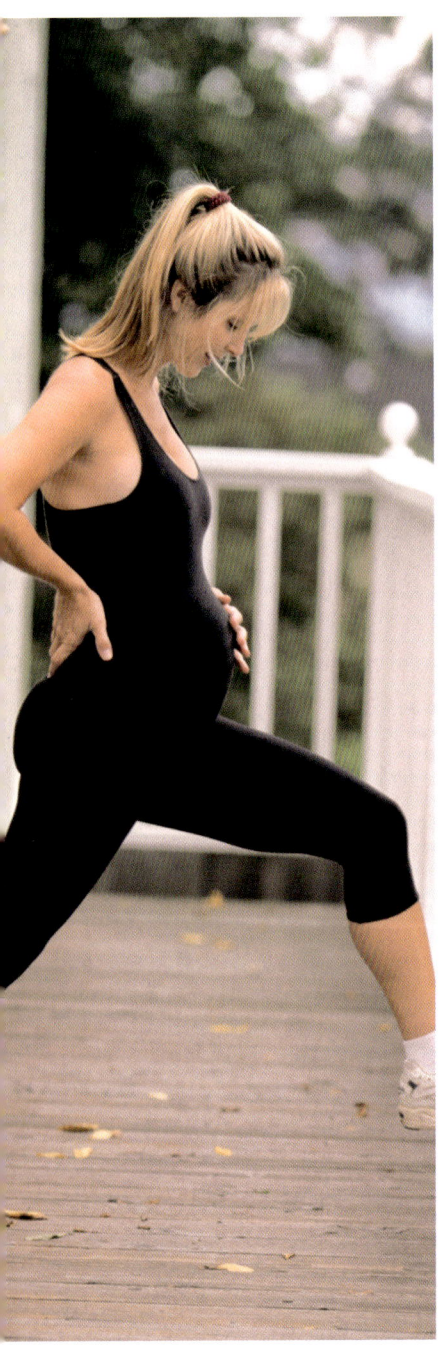

Laufen zu zweit
Die Zeit vor und nach der Schwangerschaft

Liz McColgan hat's getan, Sonia O'Sullivan auch (sogar zweimal), aber sollten Sie's auch tun – laufen in der Schwangerschaft? Bevor wir dieses Thema vertiefen, möchte ich betonen, dass das Ihre ganz persönliche Entscheidung ist. Auf den folgenden Seiten werden mögliche Vor- und Nachteile abgewogen, die Laufen in der Schwangerschaft mit sich bringt; auf jeden Fall empfehlen wir Ihnen einige Vorsichtsmaßnahmen. Verschiedene Frauen, die sich in diesen lebensverändernden neun Monaten für oder gegen das Laufen entschieden haben, berichten von ihren Erfahrungen. Dann wenden wir uns der Frage zu, wie lange Sie nach der Schwangerschaft pausieren sollten. Und was ist dran an der Behauptung, dass frau nach der Schwangerschaft sogar mehr leisten kann?

Was passiert in der Schwangerschaft?

Am offensichtlichsten sind die Gewichtszunahme und der immer dicker werdende Bauch, doch daneben finden in diesen neun Monaten weitere Umwälzungen in Physiologie und Bewegungsapparat statt. Stellen Sie sich auf eine Gewichtszunahme von 10 bis 12 Kilogramm ein: Die Hälfte davon geht aufs Konto Ihres Babys samt Uterus und Inhalt, die andere Hälfte rührt von den vermehrten Fett- und Flüssigkeitseinlagerungen (besonders im Brustgewebe) her. Das zusätzliche Gewicht konzentriert sich größtenteils vor dem Körper. Als Ausgleich zu dieser Schwerpunktverlagerung kippt das Becken nach vorn und das Hohlkreuz verstärkt sich, was oft zu Rückenschmerzen führt.

In der Schwangerschaft wird das Hormon Relaxin freigesetzt, das zusammen mit dem Progesteron die Bänder Ihres Körpers vor allem im Rücken- und Beckenbereich beweglicher macht, um die Geburt zu erleichtern. In der Spätphase der Schwangerschaft kann ein Sport wie Laufen wegen dieser erhöhten Dehnbarkeit riskant werden, da die Gelenke an Stabilität verlieren und Sie sich leichter eine Verletzung im Muskel-Skelett-System zuziehen. Manche Frauen machen die Erfahrung, dass Laufen im dritten oder sogar schon im zweiten Drittel der Schwangerschaft recht unangenehm wird.

Viele physiologische Veränderungen sind mit der Wirkung von körperlichem Training vergleichbar: Das Blutvolumen erhöht sich um immerhin 40 bis 50 Prozent, das Schlagvolumen und die gesamte Herzleistung steigen. Wenn im dritten Drittel das Schlagvolumen wieder abnimmt, kann die erhöhte Blutmenge zu Krampfadern führen, da das Blut in den Beinen versackt. Der Ruhepuls steigt um 15–20 Schläge pro Minute, sodass Sie das Lauftraining als anstrengender empfinden werden (Seite 67). Das Mehr an Progesteron kann Sie zu einer rascheren und tieferen Atmung veranlassen.

Zu den beschwerlicheren Seiten der Schwangerschaft gehören Ödeme und Hautreizungen; da die Nahrung länger im Verdauungstrakt verweilt, kann das zu Verstopfung und Verdauungsstörungen führen. Es wird mehr Urin produziert, und wenn die Gebärmutter immer schwerer auf die Blase drückt, haben Sie vielleicht das Gefühl, Sie kommen überhaupt nicht mehr aus der Toilette heraus.

Laufen in der Schwangerschaft

Der amerikanische Gynäkologenverband (ACOG) gab zum Thema Sport in der Schwangerschaft offiziell folgende Stellungnahme ab: „Im Allgemeinen scheinen viele Freizeitaktivitäten in der Schwangerschaft unbedenklich zu sein … Bestehen keine medizinischen oder gynäkologischen Komplikationen, empfehlen wir schwangeren Frauen an den meisten Tagen oder sogar täglich mäßige körperliche Bewegung im Umfang von 30 Minuten oder länger." Der Begriff mäßig ist hier natürlich relativ zu betrachten, doch dieser Aussage und vielen anderen Statements ist zu entnehmen, dass es keinen Grund zu der Vermutung gibt, körperliche Bewegung könne dem Embryo schaden. Neuere Studien zeigen sogar, dass aktive Sportlerinnen in der Schwangerschaft ohne weiteres intensiver trainieren können als vom ACOG empfohlen: Frauen, die in der Schwangerschaft weiterliefen oder joggten, bekamen Babys mit einem durchschnittlich höheren Geburtsgewicht.

Es gibt keinen wissenschaftlichen Beweis, dass durchtrainierte Frauen leichtere Geburten haben als Frauen mit schlechter Kondition, doch die Erholungsphase ist bei fitteren Frauen auf jeden Fall kürzer.

Eins steht jedoch fest: Sportlerinnen werden weniger von den klassischen Schwangerschaftsbeschwerden wie Verstopfung, Sodbrennen, Krämpfen und Übelkeit geplagt.

Was zu bedenken ist …

Bei der Diskussion über Sport in der Schwangerschaft geht es hauptsächlich um drei Punkte: um fötale Hypoxie (Sauerstoffmangel), fötale Hypoglykämie (Glukosemangel) und einen möglicherweise schädlichen Anstieg der fötalen Körpertemperatur. Dazu kommt noch das geringe Risiko eines Traumas, wenn Sie stürzen oder einen Zusammenstoß erleiden, der Ihrem Baby schaden könnte. Die oben genannten Einwände stützen sich großteils auf retrospektive Stu-

Ein Sport fürs Leben

Von Frau zu Frau

„Ich bin bis zur Mitte des sechsten Monats gelaufen, dann blockierte mein Iliosakralgelenk. Das war sehr schmerzhaft. Ich habe auf meinen Körper gehört und das Laufen eingestellt, trainierte aber auf dem Ellipsentrainer, ging schwimmen und walken. Wenn Sport vor der Schwangerschaft zu deinem Leben gehörte, dann sollte das auch weiter so bleiben, falls deine Gesundheit mitspielt. Für mein psychisches Wohlbefinden war Bewegung jedenfalls dringend nötig." Emma

„Persönlich würde ich das Laufen während der Schwangerschaft nicht empfehlen. Ich hatte im Frühstadium meiner ersten Schwangerschaft eine Fehlgeburt und beschloss, bei weiteren Schwangerschaften nicht mehr zu laufen. Das ist meine ureigene Entscheidung – viele laufen und fühlen sich prächtig dabei." Chris

„Die ersten drei Monate konnte ich problemlos laufen, danach fühlte ich mich einfach nicht mehr wohl. Das Schlimmste war die Kurzatmigkeit. Daran erkannte ich übrigens, dass ich wieder schwanger war." Rachel

ren, doch Schwangere scheinen stets selbst ihre Grenzen zu kennen und dann intuitiv Dauer und Intensität ihres Trainings zurückzuschrauben, sodass die Glykogenspeicher nicht entleert werden. Auch zum letzten Punkt konnte die Forschung bisher keinen Fall finden, bei dem die erhöhte Körpertemperatur der Mutter zu Anomalien bei ihrem Baby geführt hätte. Zur Risikominimierung sollten Sie allerdings nicht bei großer Wärme oder in heißen Innenräumen trainieren und Ihre Läufe nicht allzu lang ausdehnen. Von größter Wichtigkeit ist eine reichliche Flüssigkeitszufuhr. Wenn Sie bedenken, dass Blut zu 55 Prozent aus Wasser besteht und Ihr Blutvolumen um mindestens 40 Prozent zugenommen hat, wird schnell klar, warum viel Trinken angesagt ist. Laufen Sie nicht ohne Rücksprache mit Ihrem Arzt,

- wenn Sie Zwillinge oder Mehrlinge bekommen,
- wenn Sie vorher bereits Fehl- oder Frühgeburten hatten,
- wenn Sie hohen Blutdruck haben, auch schwangerschaftsbedingt,
- wenn sich Blutungen einstellen,
- wenn Sie beim Laufen Schmerzen oder Unwohlsein haben,
- wenn Sie sich einfach nicht ganz auf dem Damm fühlen.

Wenn Schwangere laufen ...

Fitte Frauen können in der Schwangerschaft ein Lauftraining besser verkraften als Untrainierte – für eine Erhöhung des Trainingsumfangs oder einen Einstieg ins Laufen ist aber jetzt einfach nicht die Zeit.

Es gibt viele Geschichten von Sportlerinnen, die in der ganzen Schwangerschaft auf einem Niveau trainierten, bei dem einem Himmelangst werden könnte.

dien und Tierversuche, da es ethisch nicht vertretbar wäre, Schwangere irgendwelchen Risiken auszusetzen.

Grundsätzlich ist festzustellen, dass die Blutversorgung der Gebärmutter sich zwar verringern kann, da vermehrt Blut bei den arbeitenden Muskeln benötigt wird, doch wurde kein einziger Fall trainingsbedingter fötaler Hypoxie bekannt. Genauso könnte der erhöhte Kohlenhydratumsatz in den Muskeln theoretisch zu einer verringerten Glukoseversorgung des Babys füh-

Doch eine Spitzensportlerin empfindet eben ein Training als maßvoll, bei dem eine Durchschnittsläuferin an ihre Grenzen stoßen würde.

Sobald sich Ihr Bauch sichtbar rundet, können Sie darauf wetten, beim Laufen schiefe Blicke oder sogar offene Kritik zu ernten, weil Sie „Ihre eigene Gesundheit und die Ihres Babys aufs Spiel setzen". Auch die Mediziner reagieren womöglich sehr zurückhaltend – viele Läuferinnen berichteten überrascht, wie wenig ihr Arzt über Vorteile und Probleme körperlicher Bewegung in der Schwangerschaft informiert war. Letzten Endes können nur Sie allein entscheiden: Wägen Sie die Forschungsergebnisse und die Empfehlungen von Experten ab und verlassen Sie sich auf Ihr Körpergefühl.

Goldene Regeln fürs Laufen in der Schwangerschaft

- Sagen Sie Ihrem Arzt, dass Sie weiter laufen wollen, und fragen Sie, ob Einwände dagegen bestehen.
- Gehen Sie regelmäßig zu den Kontrolluntersuchungen.
- Erhöhen Sie Ihren Trainingsumfang nicht – weder die Dauer, die Strecke noch die Intensität. Konstanz, nicht Verbesserung ist jetzt das Ziel. Und im letzten Drittel sollten Sie wirklich kürzer treten.
- Immer gut aufwärmen und abkühlen.
- Trinken Sie viel und sorgen Sie dafür, dass es nicht zur Überhitzung kommt. Tragen Sie mehrere dünne Schichten, die Sie nacheinander ablegen können.
- Radlerhosen geben extra Halt; Sie können es auch mit einem Schwangerschaftsmieder versuchen.
- Trainieren Sie nicht mehr als drei- bis viermal die Woche.
- Taktgeber ist der Plaudertest: Sie sollten sich ohne größere Mühe unterhalten können. (Da sich Ihre Herzfrequenz ohnehin ändert, hilft ein Pulsmonitor nicht mehr weiter.)

- Vielleicht bekommt Ihnen die Kombination von Laufen und Gehen besser.
- Vorsicht beim Dehnen: Ihre Gelenke sind überbeweglich. Gehen Sie behutsam in die Dehnung hinein und verzichten Sie auf Wiederholungen.
- Nach dem ersten Schwangerschaftsdrittel sollten Sie keine Übungen in Rückenlage mehr machen.
- Halten Sie sich beim Essen nicht zurück, um eine Gewichtszunahme zu vermeiden.
- Seien Sie jederzeit bereit, aufzuhören oder den Trainingsumfang stark einzuschränken, wenn Ihnen die Anstrengung nicht gut tut.
- Meiden Sie Rennen und anderes, wobei Sie Zusammenstöße riskieren.
- Laufen Sie lieber auf ebenem Grund wie einem Sportplatz oder im Park als über holprige, hügelige Strecken, wo Sie leichter stürzen könnten. Bei Laufbandtraining oder kleinen Runden können Sie leicht abbrechen, wenn Sie müde werden oder auf die Toilette müssen.

Nach der Geburt

Ingrid Kristiansen, die norwegische Langstreckenläuferin, trainierte während ihrer ganzen Schwangerschaft und hatte einen Monat nach der Geburt wieder ihr altes Leistungsniveau erreicht. Vier Monate später siegte sie beim Houston Marathon. Sonia O'Sullivan erreichte ihre persönliche Bestzeit im 5-km-Lauf bei den Commonwealth Games in Manchester von 2002, acht Monate nach der Geburt ihres zweiten Babys. Eine weitere Weltklassesportlerin, die russische Mittelstreckenläuferin Tatjana Kasankina, lief jeweils nach der Geburt ihrer beiden Kinder einen neuen Weltrekord. Dürfen auch Sie sich nach Ihrem Neunmonatstraining einen solchen Fitnessschub erwarten?

Ein Sport fürs Leben

Von Frau zu Frau

„Für mich war es wahnsinnig wichtig, wieder raus zu kommen und zu laufen – eine Chance, mich wieder auf mich selbst zu besinnen. Acht Tage nach Mollies Geburt bin ich 5 km auf dem Laufband gelaufen. Es war furchtbar, ich hatte das Gefühl, mir würde unten alles rausfallen, aber danach war ich irre glücklich! Seit Mollie auf der Welt ist, habe ich alle meine Bestzeiten von 5 km bis zum Marathon verbessert. Die Zeit fürs Training ist kostbarer und muss klug genutzt werden. Und nichts spornt mich beim Endspurt so an wie der Gedanke an ihr Gesicht!" Emma

„Ich habe mich von der ersten Schwangerschaft wirklich schnell und mühelos erholt, nach der zweiten war es anders. Ich glaube, du kannst von deinem Körper nach einer zweiten Schwangerschaft einfach nicht dasselbe erwarten, vor allem, wenn sie kurz auf die erste folgt. Bevor du dir spezielle Laufziele setzt, musst du erst die allgemeine Kraft und Fitness wieder aufbauen. Sei geduldig und erwarte keine Wunder." Sarah

„Ich glaube, da ist was dran, dass du nach einem Baby besser läufst. In dem Jahr nach der Geburt meines ersten Kindes bin ich die meisten meiner persönlichen Bestzeiten gelaufen." Chris

Einiges spricht dafür, dass sich die sportliche Leistungsfähigkeit nach der Geburt verbessert. Vielleicht liegt das daran, dass der Körper durch das erhöhte Blutvolumen und den Zuwachs an roten Blutkörperchen mit mehr Sauerstoff versorgt wird. Nach Meinung vieler Frauen erhöht das Geburtserlebnis auch die Schmerzschwelle, sodass sie sich danach mehr anstrengen können und leistungsbereiter sind. Vielleicht ist das Phänomen auch einfach nur psychisch begründet: Sie brauchen bloß zu hören, dass die Leistung nach der Geburt steigt, und schwupps, steigt sie tatsächlich! Oder Sie sind nach dem neunmonatigen Zwang, langsamer zu treten, derart versessen auf einen Neustart, dass Sie voller Elan trainieren, um Ihren alten Level wieder zu erreichen.

Wann darf ich wieder?

Es gibt keine feste Regel, wann Sie nach der Geburt Ihr Lauftraining wieder aufnehmen dürfen. Diese individuelle Entscheidung sollten Sie von Ihrem eigenen Gefühl und ärztlichem Rat abhängig machen. Viele Ärzte empfehlen, mit Training jeder Art 6 Wochen zu warten, doch etliche Frauen fangen viel früher wieder an. Haben Sie Geduld – schon vorher Ziele zu setzen ist hier ausnahmsweise nicht ratsam. Halten Sie sich nicht zwanghaft an einem Termin fest, seien Sie nicht enttäuscht, wenn Sie nicht so viel leisten können, wie Sie gern wollen. Schwangerschaft und Geburt sind schon mit einem Marathontraining verglichen worden. Das bedeutet, dass Sie sich viel Zeit zur Erholung gönnen müssen.

Wieder in Form kommen

- Sie können und sollten möglichst bald nach der Geburt die Beckenbodenübungen wieder aufnehmen (Seite 140). Vermeiden Sie jedoch Bauchmuskelübungen wie Sit-ups, bis sich der Spalt zwischen den Bauchmuskeln (die Linea alba) wieder geschlossen hat. Barbara Hastings-Asatourian betont, dass Beckenbodenübungen die Heilung beschleunigen, weil sie den Kreislauf anregen und die Gewebsabstoßung fördern.

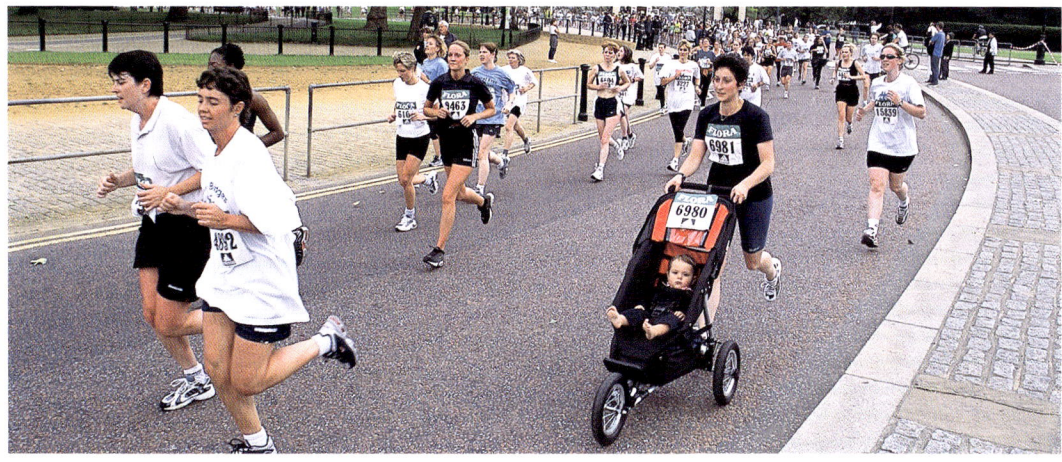

- Lassen Sie Ihr Becken von einem Osteopathen, Chiropraktiker oder Physiotherapeuten beurteilen. Durch die Schwangerschaft kann es sich leicht kippen oder drehen, was später beim Laufen zu Rücken- und Beinproblemen führen kann.
- Fangen Sie langsam wieder an, wechseln Sie zwischen Gehen und Laufen, steigern Sie erst Häufigkeit und Dauer des Trainings, bevor Sie an eine Erhöhung der Intensität denken.

Und noch etwas ...

Prof. James Clapp, der umfassende Studien über Schwangerschaft und Sport durchgeführt hat, kam zu dem Schluss, dass Neugeborene sportlicher Mütter wacher und weniger reizbar sind. Eine Studie der University of Michigan ergab, das sich Mütter, die vor und nach der Geburt körperlich aktiv sind, glücklicher fühlen und mit ihrer Mutterrolle besser zurecht kommen. Wehen und Geburten verlaufen außerdem leichter.

Babyjogger

Wenn Sie sich durch ein Baby nicht von Ihrem Training abbringen lassen wollen, sollten Sie die Anschaffung eines Laufkinderwagens erwägen. Dieses stromlinienförmige Gefährt, das speziell für Läufer entworfen wurde, besteht aus leichtem Material und hat große Räder und breite Schiebegriffe. Machen Sie vor dem Kauf möglichst eine Probefahrt. Ich kenne etliche Frauen, die nie so richtig Freude an ihrem Babyjogger hatten und doch lieber allein liefen. Laufen ist für viele Mütter auch eine persönliche Auszeit, in der sie nicht an die Bedürfnisse ihres Babys denken wollen.

Auf Folgendes sollten Sie achten: große Räder für ruhiges Fahrverhalten, Sonnen- und Regenschutz, ein leichtes Gestell mit Griffen in der richtigen Höhe (eventuell verstellbar), stabile Gurte zum Sichern Ihres Babys. Der Wagen sollte sich leicht steuern lassen, eine Handbremse und eventuell Stoßdämpfer haben. Bei Platzmangel ist ein guter Klappmechanismus sinnvoll. Die meisten Gefährte eignen sich für Babys ab 6 Monaten, ein Hersteller bietet auch einen Einsatz an, in dem Sie Ihr Baby liegend transportieren können.

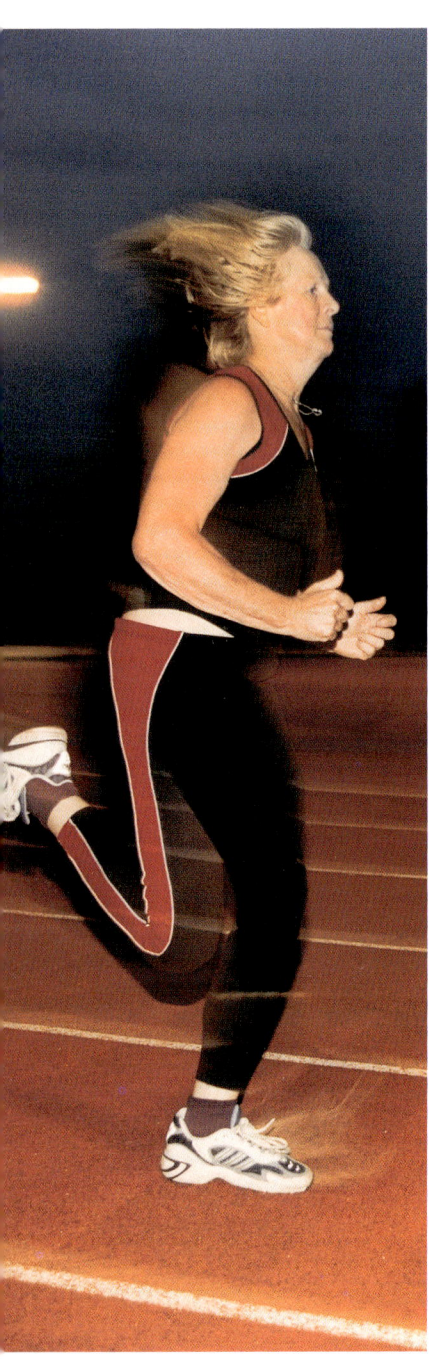

Die zweite Halbzeit

Laufen in und nach der Menopause

Von Frauen, die mit 40, 50 oder 60 mit dem Laufen begonnen haben, höre ich oft: „Ich wünschte, ich hätte schon vor Jahren damit angefangen." Das Bewusstsein, aktiv gegen das Altern anzukämpfen und etwas für Gesundheit und Fitness zu tun, sowie der enorme positive Schub für Körperbild und Selbstbewusstsein machen den Laufsport gerade für ältere Frauen besonders wichtig.

Alter ist in hohem Maße ein innerer Zustand, was Frauen wie Jenny Wood-Allen beweisen, die auf die 90 zugeht, mit 71 zu laufen begonnen hat und seither 30 Marathons (Bestzeit 4 Stunden 21 Minuten) gelaufen ist. Oder die 63-jährige Cindy, der ich beim 100-Meilen-Rennen im Himalaja begegnete und die Ende 40 ihr Lauftraining aufgenommen hat. Im Jahr 2000 nahmen am Londoner Flora-Marathon mehr als 1300 Personen teil, die die 60 schon überschritten hatten, gegenüber 1995 ein Zuwachs von 30 Prozent. 185 Teilnehmer waren über 70 und 31 über 80!

Natürlich sind im Alter physiologische Veränderungen unausweichlich, manche wie die Menopause unvermeidlich. Aber viel deutet darauf hin, dass manche so genannte Alterserscheinungen mehr mit Inaktivität als mit der Zahl der Jahre zu tun haben. Mit zunehmendem Alter werden die meisten von uns einfach immer träger – wir fahren statt zu laufen, nehmen ein Taxi, gehen öfter essen, und statt die Nächte durchzutanzen, sitzen wir gemütlich auf dem Sofa und sehen fern.

Die beste Anti-Aging-Medizin

Um die physiologischen Auswirkungen des Alters hinauszuzögern, gibt es kaum Besseres und Einfacheres als Laufen. Dadurch werden Herz und

Kreislauf trainiert, Ihr Risiko, an koronarer Herzkrankheit, hohem Blutdruck und Diabetes zu erkranken, verringert sich. Knochendichte, Spannung und Kraft Ihrer Muskeln (womit Sie die Sorge vor einem steilen Abfall des Stoffwechsels los sind) bleiben ebenso erhalten wie Koordination und Gleichgewichtssinn, sodass Sie für Stürze und Knochenbrüche weniger anfällig sind.

Die Knorpelschicht, die die Knochenenden an den Gelenken polstert, die Bänder, die die Knochen verbinden, und die Gelenksflüssigkeit, die die Bewegung der Gelenke „schmiert", werden im Alter abgebaut, sodass Muskeln und Gelenke verletzungsanfälliger werden. Darüber hinaus versteifen die nicht-elastischen Muskelkomponenten. Doch regelmäßiger Einsatz von Muskeln und Gelenken in ihrem vollen Bewegungsspielraum kann die Beweglichkeit der Gelenke, die Knorpelfunktion und die Produktion der Gelenkschmiere erhalten helfen. Aerobes Training wie Laufen wirkt sich auch auf den Kreislauf und die Verdauung positiv aus, Ihre Haut wirkt jünger und Sie gewinnen zusätzliche Energie, sodass Sie nicht schon vom Alltag erschöpft sind.

Laufen kann sogar Ihr Gehör verbessern: Fitte Menschen reagieren empfindlicher auf Geräusche als weniger Aktive, was eventuell an der besseren Durchblutung des Mittelohrs liegt.

Erinnern Sie sich an die Mitochondrien, die Energiefabriken in den Muskelzellen? Bekanntermaßen haben ältere Menschen weniger Mitochondrien als jüngere, doch neueste Forschungen zeigen, dass die Aktivität der Mitochondrien keineswegs abzunehmen braucht, wenn wir nur aktiv bleiben. Bei den Teilnehmern eines Rennens lag bei den über 60-jährigen Sportlern die Konzentration der Mitochondrien im Wadenmuskel um 24 bis 31 Prozent höher als bei einigen 27-jährigen Läufern – alle liefen auch vergleichbare Zeiten.

Viele Läuferinnen berichten, Laufen wäre ihr Rettungsanker in der Menopause gewesen, da es Symptome wie Hormon- und Stimmungsschwankungen, Gewichtszunahme und Depression lindern konnte.

Die Menopause

Simpel ausgedrückt ist die Menopause das Zeichen, dass die Reproduktionsfähigkeit erlischt, weil nicht mehr genügend Hormone (Östrogen und Progesteron) produziert werden.

Doch für viele Frauen bedeutet die Menopause weit mehr: Sie wird zur Schwelle zum Alter und zum Verlust der Weiblichkeit. Ob die Menopause für Sie nun ein ganz natürliches Ereignis oder ein Drama mit heftigen Gefühlen ist, in beiden Fällen kann Laufen enorm ausgleichend wirken. Über drei Viertel der Teilnehmerinnen an einer Studie sagten aus, dass Laufen sich positiv auf ihr Erleben der Menopause auswirkt. Bei einem Viertel waren die körperlichen Symptome abgeschwächt, über 30 Prozent gaben eine Verbesserung der Gefühlslage an.

Viele Frauen klagen in der Menopause über Gewichtszunahme. In einer Studie der University of Pittsburgh mit 535 Frauen in den Wechseljahren bekam die Hälfte ein Diät-Sport-Programm verordnet, die andere Hälfte musste nur zur Gewichtskontrolle erscheinen. Nach viereinhalb Jahren hatten die Nichtsportlerinnen durchschnittlich 2,35 Kilogramm zugenommen, die Sportlerinnen kein Gramm. Also laufen Sie, damit Ihnen nicht der gefürchtete Speckgürtel der mittleren Jahre wächst!

Ein Sport fürs Leben

Knochenhart

Eine der gefürchtetsten Auswirkungen der Menopause ist der rapide Abfall der Knochendichte, der durch den plötzlichen Abfall des Östrogenspiegels bedingt ist. In Großbritannien erleidet jede dritte Frau über 50 irgendwann einen Knochenbruch; einer Statistik aus den USA zufolge leiden 26 Millionen Amerikaner an Osteoporose, 80 Prozent davon sind Frauen.

Um die Hintergründe zu verstehen, müssen Sie ein wenig über den Prozess von Knochenbildung und -abbau wissen. Ein Leben lang wird alte Knochenmasse durch neue ersetzt; beeinflusst wird der Vorgang unter anderem durch Hormone (vor allem Östrogen), die Ernährung (genügend Kalzium- und Kalorienzufuhr) und durch Aktivitäten, bei denen die Knochen mit Gewicht belastet werden. Mit etwa 20 Jahren erreichen Sie Ihre maximale Knochendichte, ab etwa 30 tritt ein jährlicher Verlust von 0,75 bis 1 Prozent ein. In den fünf Jahren nach der Menopause kann die Knochendichte um 2 bis 5 Prozent pro Jahr abfallen, sodass die Leidtragenden am Ende mit dünnen, bruch- und osteoporosegefährdeten Knochen geschlagen sind. Das muss nicht sein:

Forschungen zeigen, dass Laufen gegen Hüftfrakturen – das ist der gefährdetste Teil des weiblichen Skeletts nach der Menopause – schützt. In einer 4000 Frauen umfassenden Studie hatten Läuferinnen um 5 Prozent dichtere Oberschenkelknochen als aktive Nichtläuferinnen und um 8 Prozent dichtere als Frauen mit sitzender Lebensweise.

Als Läuferin haben Sie nicht nur von Anfang an ein besser gepolstertes „Knochenkonto"; wenn Sie aktiv bleiben, werden Sie auch langsamer davon zehren. „Es ist unwahrscheinlich, dass Sie nach der Menopause noch erheblich an Knochendichte zulegen können,

da Östrogen eine wichtige Rolle bei der Kalziumeinlagerung in die Knochen spielt", erklärt Rachel Lewis, Physiotherapeutin und Beraterin der nationalen Osteoporosegesellschaft Großbritanniens. „Weitere Verluste können Sie allerdings verhindern und darüber hinaus Muskeln und Gelenke kräftigen, um das Sturzrisiko zu vermindern." Nur Sportarten wie Laufen, bei denen der Körper Gewicht trägt, fördern die Knochendichte, belastungsfreie Sportarten wie Schwimmen tun das nicht. Eindrucksvoll das Ergebnis einer Studie über Frauen jenseits der 50: Inaktive Frauen ziehen sich mit einer um 84 Prozent größeren Wahrscheinlichkeit einen Osteoporose-Bruch zu als Aktive, die mindestens zweimal wöchentlich knochenbildend trainieren.

Allerdings sollte angemerkt werden, dass Laufen kein Wundermittel gegen dünne Knochen oder Osteoporose ist. Das größte Bruchrisiko weisen Handgelenke, Hüfte und Wirbelsäule auf. Bei letzteren kann es durch Laufen reduziert werden, bei den Handgelenken sind spezielle Kraftübungen nötig (Seite 155).

Osteoporose heißt nicht umsonst die „stumme Krankheit". Das erste Symptom ist oft ein Knochenbruch. Wenn Sie bei sich eine geringe Knochendichte vermuten (siehe Risikofaktoren unten), sollten Sie mit Ihrem Arzt über eine Knochendichtemessung sprechen, bevor Sie mit einem Trainingsprogramm beginnen.

Risikofaktoren für Osteoporose

- **Frühe Menopause oder Hysterektomie.**
- **Graziler Knochenbau.**
- **Osteoporose in der Familienvorgeschichte.**
- **Regelmäßige Einnahme cortisonhaltiger Medikamente.**
- **Lebenslang wenig gewichttragende körperliche Aktivität.**
- **Geringe Kalziumzufuhr.**

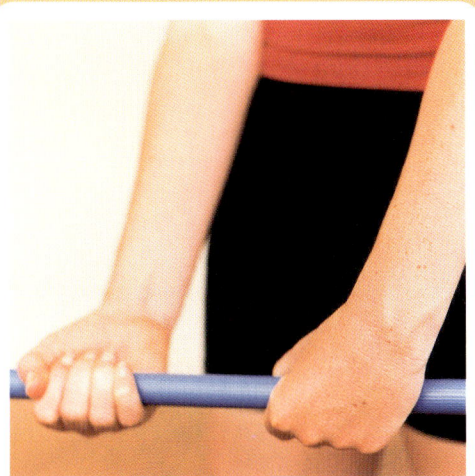

Kräftigung der Handgelenke

Stehen Sie mit hüftbreit geöffneten Beinen, die Knie leicht gebeugt. Fassen Sie einen Besenstiel mit der einen Hand von oben, mit der anderen von unten. „Wringen" Sie die Stange aus wie ein Handtuch. Bis drei zählen, dann die Hände wechseln und wiederholen. Zweimal je acht Wiederholungen.

- Starker Alkohol- oder Koffeinkonsum.
- Übermäßiges Diäthalten oder frühere Essstörungen.
- Rauchen.

Alternativen und Ergänzungen zum Laufen

Hormonsubstitution in Verbindung mit einer kalziumreichen Ernährung oder Kalziumpräparaten kann dem Verlust von Knochenmasse vorbeugen, wird allerdings mit dem Risiko von Tumorerkrankungen in Verbindung gebracht. Und die Einnahme künstlicher Hormone ist eine persönliche Entscheidung, die Sie **ausführlich** mit Ihrem Arzt diskutieren sollten.

Im Alter sicher auf den Beinen

Folgendes kann Ihnen helfen:

- Länger aufwärmen und abkühlen.
- Viel trinken.
- Mehr Vorsicht bei extremer Hitze oder Kälte: Ältere sind stärker von Austrocknung und Hitzschlag bedroht; bei Kälte ziehen sich die Blutgefäße zusammen, was das Herz stärker belastet. Auf passende Kleidung achten!
- Zwischen den Trainingsläufen längere Erholungsphasen einschieben.
- Täglich mindestens 1,000 Milligramm Kalzium zuführen. Falls Sie ein Präparat nehmen wollen, suchen Sie nach einer Kombination von Kalziumcarbonat, das der Körper am besten aufnimmt, und Vitamin D, das die Kalziumresorption unterstützt.

Und noch etwas ...

Für einen Anfang ist es nie zu spät! Manchmal ist ein höheres Alter für den Einstieg in ein regelmäßiges Laufprogramm prädestiniert, weil Sie mehr Zeit haben. Wenn Sie erst mit 50 beginnen, laufen Sie vielleicht nie so schnell wie Sie es mit 20 gekonnt hätten, Ihre Gesundheit wird aber enorm davon profitieren und Sie werden vielleicht neue Freunde finden. Studien in Altenheimen haben gezeigt, dass sogar 90-Jährige durch progressiv gesteigertes Training (wenn auch nicht mehr durch Laufen) noch erheblich an Fitness gewinnen können.

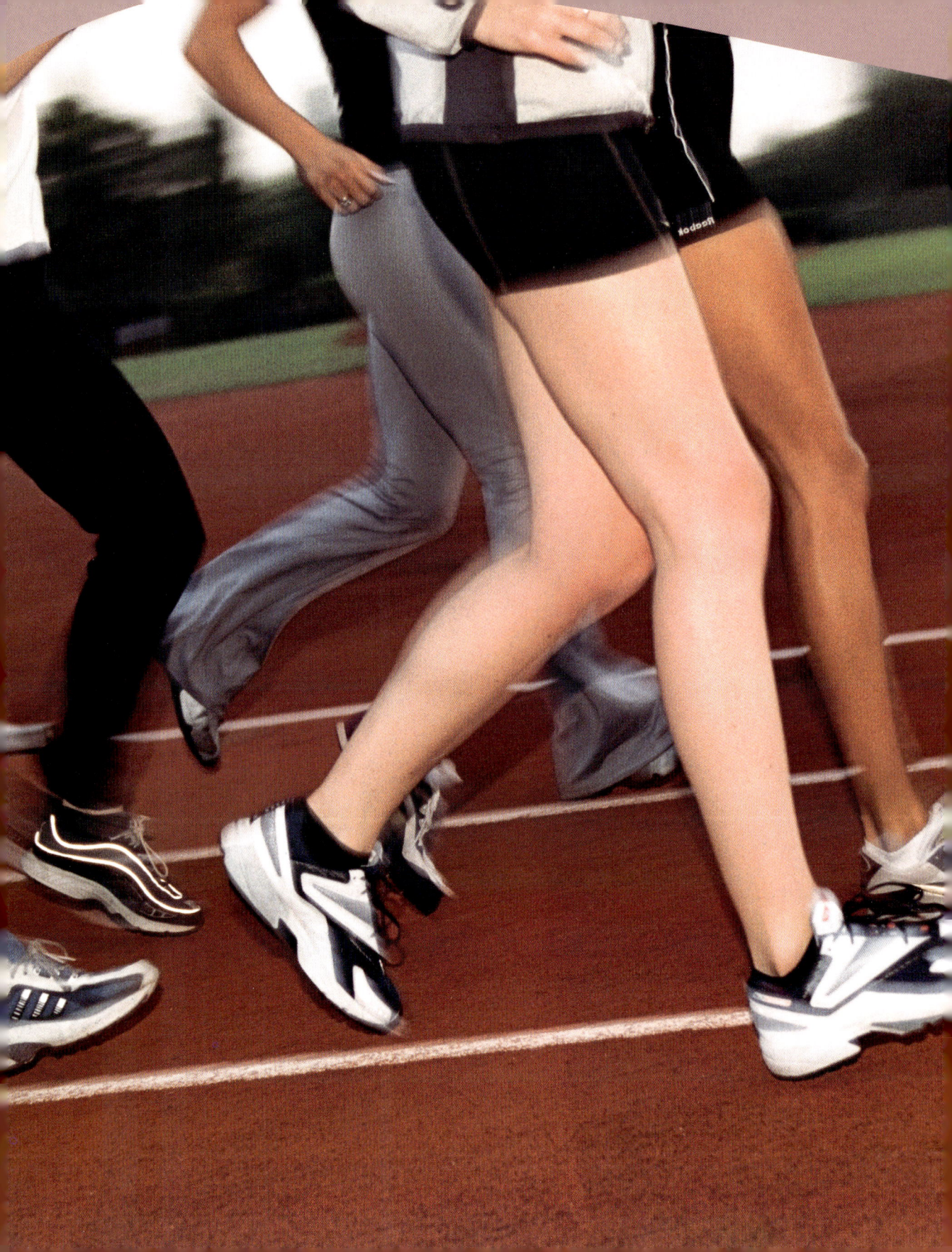

In guter
Gesellschaft

In guter Gesellschaft

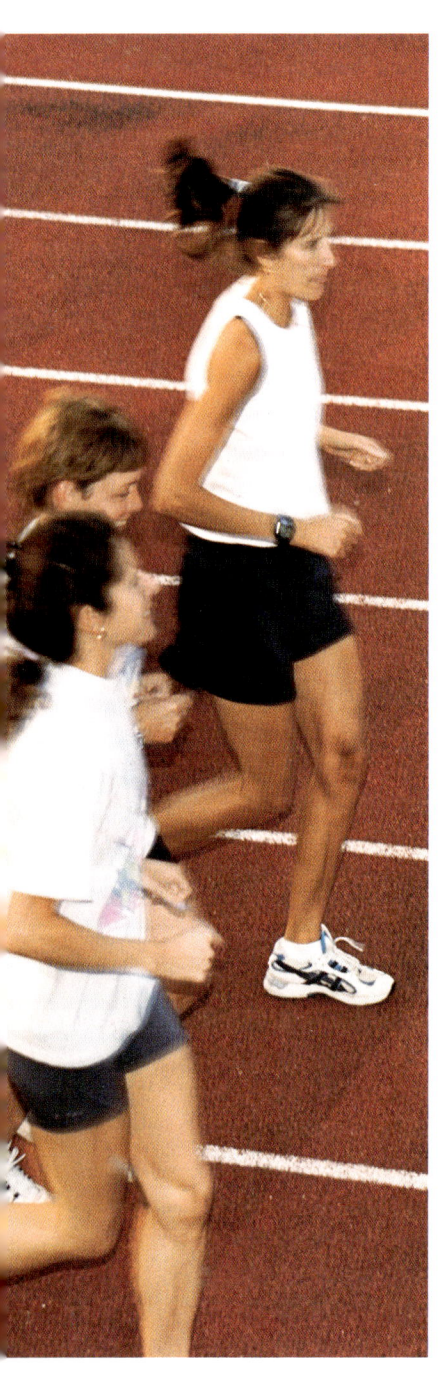

Willkommen im Club

Was Sie über Lauftreffs und -gruppen wissen sollten

Allein zu laufen hat große Vorteile, denn viele Frauen haben nur wenig Zeit für sich selbst. Oft hört man von Läuferinnen, dass der größte Vorteil des Laufsports darin besteht, Stress abzubauen und den Kopf frei zu bekommen. Doch manchmal hat auch das Laufen in Gesellschaft sein Gutes, dann nämlich, wenn Sicherheitsbedürfnis, Langeweile, Kampfgeist und Unterstützung ins Spiel kommen.

Lauftreffs

Mit an Sicherheit grenzender Wahrscheinlichkeit gibt es auch in Ihrer Nähe – egal ob Stadt oder Land – einen Laufclub. Dabei muss es sich nicht um einen offiziellen Sportclub handeln, sondern vielleicht um die Abteilung des örtlichen Sportvereins; vielleicht hat sich auch eine Gruppe Gleichgesinnter zu einer Gemeinschaft zusammengefunden.

Erkundigen Sie sich unbedingt nach einem Lauftreff speziell für Frauen, denn Studien des Medical College of Georgia haben ergeben, dass Frauen sich in einer rein weiblichen Umgebung wohler fühlen – das gilt besonders für eher schüchterne Teilnehmerinnen, die sich beim gemischten Training befangen fühlen. Solche Frauen waren in rein weiblicher Gemeinschaft viel eher bereit zu trainieren, zufriedener mit ihren Leistungen und adaptierten sich besser an regelmäßige Workouts.

Vor dem Beitritt zu einem Club sollten Sie erst einmal hineinschnuppern. Prüfen Sie, wie freundlich die Atmosphäre ist, ob Männer das Sagen haben (was leider noch oft der Fall ist), ob großer Ehrgeiz herrscht (manche Clubs erwarten von ihren Mitgliedern regelmäßige Teilnahme an Rennen) und ob es fachliche Betreuung durch einen Trainer gibt. Wahrscheinlich wird ein Jahresbeitrag erhoben, Sie finden aber auf diese Weise

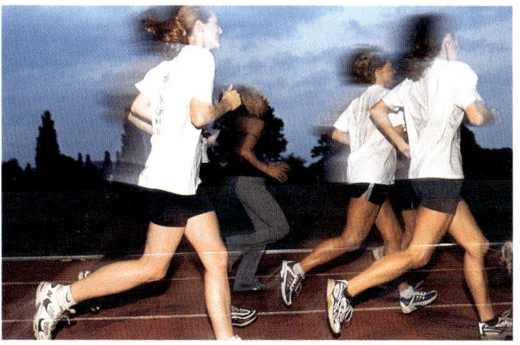

sicher neue Strecken und Trainingspartner und werden die Geselligkeit genießen. Als ich erstmals in einem Lauftreff trainierte, strengte ich mich wesentlich mehr an – da kam mein versteckter Ehrgeiz so richtig ans Tageslicht!

Wenn Sie noch keine Lust auf einen Club haben, können Sie's mit einem virtuellen Laufclub im Internet versuchen (siehe Adressen). Dort können Sie – ohne die Verpflichtung eines gemeinsamen Trainings – Kontakt zu Läufern Ihrer Gegend und Ihres Niveaus aufnehmen und Trainingsaufzeichnungen, Zeiten, usw. vergleichen.

Laufseminare und -camps

Eine gute Möylichkeit, andere Läufer kennen zu lernen, ist ein Laufseminar oder ein Wochenend-Laufcamp. Manche dieser Camps nehmen nur Frauen auf – eine wunderbare Gelegenheit, Kameraderie unter Läuferinnen zu genießen! Das große Plus an dieser Art Urlaub ist, dass Sie ohne weiteres allein teilnehmen können, denn das gemeinsame Interesse am Laufen reicht meist als Basis für ein nettes Miteinander aus. Stöbern Sie doch einmal in Laufzeitschriften wie Runner's World, dem Spiridon Laufmagazin, Fit for Life oder dem österreichischen Laufsport-Magazin Marathon (siehe Adressen).

Und noch etwas ...

Einer meiner liebsten Laufpartner ist mein Hund Sidney. Mit ihm zu laufen macht Spaß, ich muss nichts reden, und weil ich immer aufpassen muss, dass ich nicht über ihn stolpere, muss ich hübsch in Bewegung bleiben. Denken Sie daran, dass auch Ihr Vierbeiner dehydriert. Gibt es unterwegs kein Wasser für ihn, müssen Sie bereit und in der Lage sein, ihm etwas von sich abzugeben. Schlanke Hunde mit langen Beinen wie Border-Collies, Springer-Spaniels und Retriever scheinen ideal zum Laufen geeignet, doch oft kommt es auf die individuelle Hundepersönlichkeit an. Sid ist ein Drahthaar-Foxterrier, eine ziemlich kleine Rasse mit relativ kurzen Beinen, aber dennoch er ist sehr ausdauernd und hält problemlos eine Stunde lang mit. Manche Rassen jedoch, deren Atmung durch die Gesichtsform eingeschränkt ist (z. B. Boxer), sind keine guten Laufpartner. Und wenn Ihr Hund alt oder übergewichtig ist, müssen Sie wohl oder übel einen zweibeinigen Laufgefährten finden.

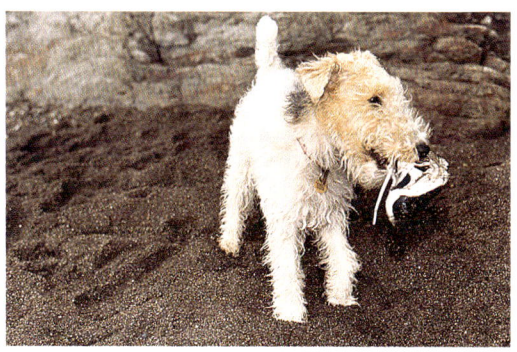

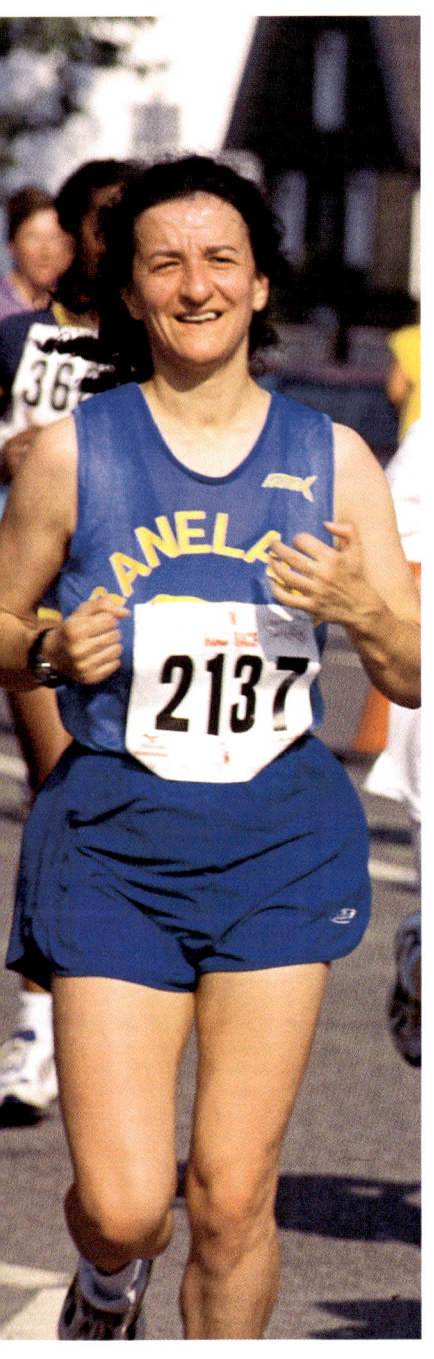

Der Startschuss fällt

Rennen laufen

Viele Läufer genießen ihren Sport, ohne irgendeinen Gedanken an einen Wettkampf zu verschwenden, für andere besteht der Zweck des Laufens einzig in der Teilnahme an Rennen. Wer noch nie ein Rennen gelaufen ist, aber mit diesem Gedanken spielt, sollte sich vergewissern, dass nicht jeder Teilnehmer ein ehrgeiziger, stromlinienförmiger Wettkämpfer ist. Viele lieben am Rennen die gesellige Seite, den Extra-Kick und die Möglichkeit, eigene Fortschritte zu kontrollieren. Ehrgeiz ist dabei kein *Muss*.

Wie kommt man zu Informationen

Über Rennen und Volksläufe können Sie sich in Ihrer Lokalzeitung, in Fitnessclubs, Sportvereinen und Lauftreffs informieren; oft reicht die Läufer-Buschtrommel. Überregionale Informationen bekommen Sie aus Laufzeitschriften wie Runner's World, die die Rennen der nächsten Monate auflisten.

Um welche Art von Rennen es sich handelt, werden Sie jedoch aus solchen Listen nicht erfahren. Wer eine Distanz von fünf Kilometern für ein gutes Trainingsziel hält und sich zu einem Rennen anmeldet, bei dem dann fast alle unter 20 Minuten laufen, wird sich fühlen wie ein Idiot und beschließen, nie wieder an einem Rennen teilzunehmen. Um herauszufinden, ob ein Rennen auch für Anfänger geeignet ist, nehmen Sie am besten Kontakt mit den Organisatoren auf. Fragen Sie auch nach einer Sperrzeit, nach deren Ablauf die Straßen wieder geöffnet werden. Fragen Sie nach der Zahl der weiblichen Teilnehmer und der langsamsten Zeit des letzten Jahres. So können Sie sich rasch ein Bild machen. Wenn Sie die Organisatoren nicht erreichen, erkundigen Sie sich bei anderen Läufern. Vielleicht handelt es sich um eine berüchtigte Hügelstrecke oder eines der Rennen, bei dem an den Getränkestationen lange vor Ende des Rennens die Flüssigkeit ausgeht! Wer nicht fragt, der nicht gewinnt!

Kriterien zur Auswahl „Ihres" Rennens

Strecke Ist sie flach, hügelig oder ein sanftes Auf und Ab? Auf Straßen, Pfaden, querfeldein – oder eine Mischung von allem?

Maximale Teilnehmerzahl Als Faustregel gilt: je größer die Teilnehmerzahl, desto besser für die Anfängerin – dann fühlen Sie sich nicht so auf dem Präsentierteller.

Niveau Jedes Rennen, bei dem irgendwelche Meisterschaften ausgetragen werden, setzt zwangsläufig hohe Maßstäbe. Vergewissern Sie sich, dass bei Ihrem Rennen alle Leistungsstufen willkommen sind. Ein Fingerzeig kann die Sperrzeit sein – es gibt zum Beispiel einige Halbmarathons mit einer Sperrzeit von zwei Stunden.

Getränkestationen Werden in regelmäßigen Abständen Wasser oder andere Getränke angeboten?

Preise Sie wollen für Ihre Leistung doch sicher mit einer Medaille ausgezeichnet werden, wenn Sie die Ziellinie überqueren. Das gibt's nicht immer – manche Veranstalter bieten nur ein T-Shirt oder ein anderes Souvenir an. Geben Sie sich damit zufrieden?

Startzeit Haben Sie genug Zeit für die Anfahrt, wenn das Rennen am Vormittag angesetzt ist? Sind Sie daran gewöhnt, in der Zeit zu laufen, in der das Rennen stattfindet? Könnte es zu heiß für Sie werden, falls es sich um einen Sommernachmittag handelt?

Strecke Denken Sie auch nicht in Ihren kühnsten Träumen daran, einen Marathon zu laufen, wenn Sie nicht schon seit mindestens 6 Monaten regelmäßig trainieren.

Für Anfänger sind 5 oder 10 Kilometer die besten Strecken; das Training dafür ist machbar und für Sie ist es ein guter Einstieg ins Renngeschehen.

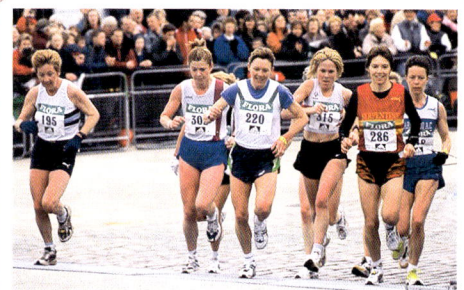

Nachgefragt:

Wie steht's mit Rennen nur für Frauen?

Viele Frauen mögen die Atmosphäre eines Rennens, bei dem nur Läuferinnen zugelassen sind. In Großbritannien nahmen 2002 an der Fit-for-Life-Serie 250.000 Frauen teil! Bei diesen Rennen geht es meist weniger aggressiv zu, gegenseitige Unterstützung steht höher im Kurs als gegenseitiges Übertrumpfen. Das macht viel Spaß, allerdings sind auch viele Walkerinnen und Joggerinnen mit von der Partie, und wenn Sie ein schnelles Rennen laufen wollen, finden Sie das Tempo womöglich etwas schleppend und Sie werden Mühe haben, Pulks langsamerer Frauen zu überholen.

In guter Gesellschaft

Alles klar für den Renntag

- Sobald Sie sich für ein Rennen entschieden haben, melden Sie sich an. Oft kann man sich noch am Tag selbst anmelden, doch das macht nur zusätzlich nervös. Besser ist es, Sie haben bei der Ankunft schon Ihre Startnummer in der Tasche und die Startgebühr längst bezahlt.
- Bereiten Sie am Vortag alles Nötige vor, auch Ihr Frühstück am Renntag. Haben Sie die Renninfos gründlich gelesen? Sind Vaseline, Sicherheitsnadeln, Laufsocken, Ersatzschuhbänder, Sonnenschutz, Klopapier, Haargummi, ein Tampon für den Notfall, Wegbeschreibung zum Start, Startnummer, Getränke eingepackt?
- Kommen Sie nicht zu früh. Sie wollen zwar auch nicht in der letzten Minute herbeihetzen, doch viele sind überpünktlich und stehen dann nur herum, werden nervös und frieren, statt eine halbe Stunde länger zu schlafen.
- Planen Sie Zeit zum Aufwärmen ein. Schließlich wollen Sie keine wertvollen Rennminuten mit Einlaufen verlieren. Joggen Sie, bis Ihr Puls sich stabilisiert hat und Ihr Körper warm ist, dann mobilisieren und dehnen Sie.

Und noch etwas ...

Wie viele Studien zeigen, beeinflusst die mentale Verfassung vor dem Rennen die mentale Verfassung im Rennen selbst – deshalb ist es ungeheuer wichtig, mit der richtigen inneren Haltung ins Rennen zu gehen. Ein bestimmtes „Ritual" kann Ihnen das erleichtern. Das klingt etwas abgehoben, bedeutet aber nichts weiter als ein bestimmtes Procedere, das Sie beim Training einüben und vor dem Rennen stets einhalten. Dieses Ritual wird dann zum mentalen Auslöser, der signalisiert: „Alles in Ordnung, und jetzt lauf los." Mein Rennritual besteht aus einem Aufwärmlauf, an den sich sechs Sonnengrüße, eine Folge von Yogaübungen, anschließen. Dann hefte ich die Startnummer an und bin bereit.

Tipp

Wenn Sie vor einem großen Ereignis lieber allein sind, Ihre ganze Familie aber zu gern mitkommen würde, lassen Sie sich nicht breitschlagen! Das würde nur Ihre Konzentration stören. Wenn Sie aber ein Nervenbündel sind und moralische Unterstützung brauchen, sorgen Sie dafür, dass Ihnen eine Freundin, eine Renngefährtin oder eine Laufpartnerin den Rücken stärken.

Von Frau zu Frau

„Ich find's toll, wenn mein Name auf dem T-Shirt steht und die Zuschauer mich persönlich anfeuern können." Sue

„Lauf am Anfang nicht zu schnell, damit ruinierst du dir dein Rennen, egal ob es 5 km sind oder ein Marathon." Moira

Renntaktik (alle schmutzigen Tricks)

Windschatten Wenn Sie sich an jemand „anhängen", der den Windwiderstand für Sie mit überwindet, sparen Sie 3 bis 9 Prozent Energie – vielleicht die entscheidende Reserve für die Zielgerade.

Dicht auflaufen Dicht hinter einem anderen Läufer herzulaufen, sodass er Ihre Anwesenheit spürt, Sie aber nicht sehen kann, ist ein schmutziger Trick. Entweder wird Ihr Vordermann das Tempo anziehen (wer mag es schon, dass ihm jemand in den Nacken keucht) oder Sie passieren lassen. So oder so, Sie sind ein Störfaktor und können vielleicht einen Platz nach vorn rücken. (Aber was sagt Ihr Gewissen dazu?)

Trinken beim Laufen Bei einem Getränkestopp können Sie wertvolle Sekunden verlieren, doch beim Versuch, während des Laufens zu trinken, verschlucken Sie sich vielleicht und verlieren noch mehr Zeit. Üben Sie das Trinken in Bewegung mit Plastikbechern auf einem Tapeziertisch.

Der Trick besteht darin, den Kehldeckel zu schließen, während Sie den Mund mit Flüssigkeit füllen, und dann zu schlucken. Versuchen Sie auf keinen Fall gleichzeitig zu atmen und zu schlucken.

Pfefferminzöl So unwahrscheinlich es klingt: Der Geruch von Pfefferminzöl kann Ihnen helfen, schneller und länger zu laufen. Vielleicht lohnt sich ein Versuch mit ein paar Tropfen davon auf einem Taschentuch.

Von Frau zu Frau

„Ein bisschen Startfieber ist normal, aber wenn es in Bauchgrimmen ausartet, haben mir 2 Tabletten Immodium (Medikament gegen Durchfall) am Morgen sehr geholfen." Jo

„Halte an Bewährtem fest – der Renntag ist nicht der Moment, mit neuen Sportgetränken, Klamotten oder einem Trinkrucksack zu experimentieren, die du nicht schon im Training erprobt hast." Emma

„Ich habe immer einen Talisman dabei, der mir etwas bedeutet, irgendetwas, was ich mir um den Hals hängen kann. Außerdem widme ich die einzelnen Kilometer bestimmten Menschen, die ich dann nicht enttäuschen möchte, indem ich stehen bleibe oder langsamer werde. Das alles sind für mich kleine Energiespeicher, von denen ich zehre, wenn das Laufen mühsam wird." Joan

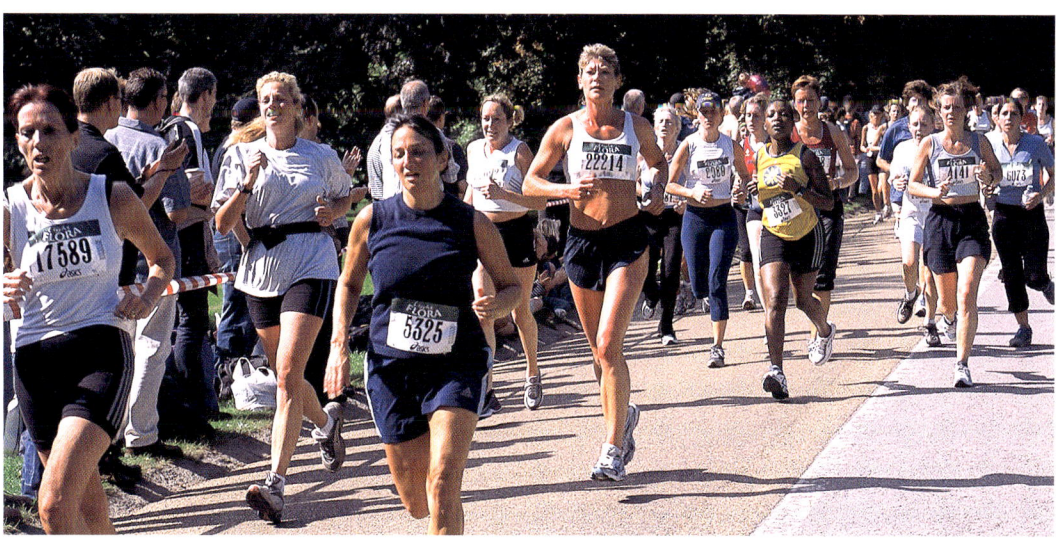

In guter Gesellschaft

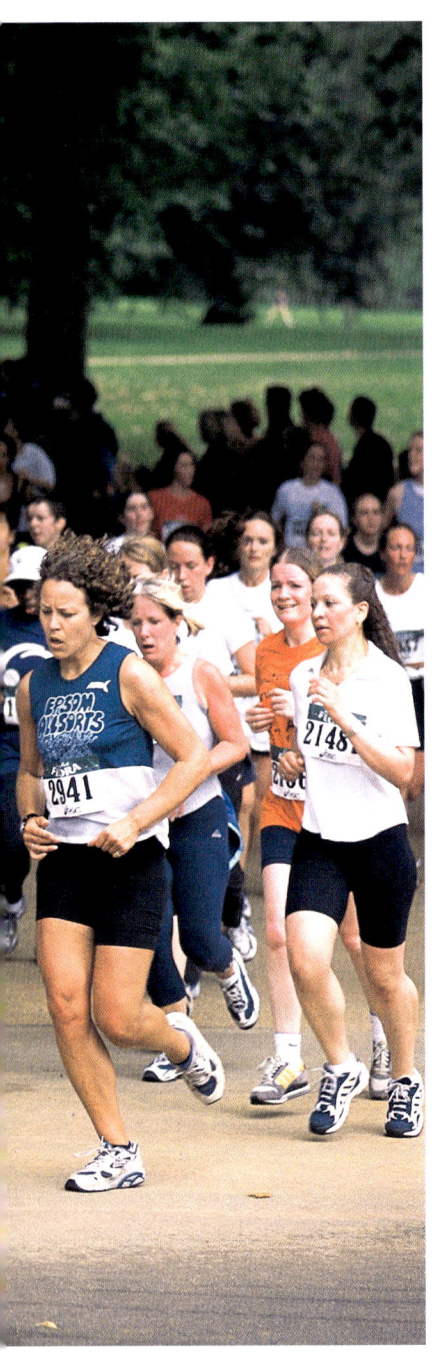

Die Marathon-Frau

42 Kilometer gesund, sicher und erfolgreich bestehen

Für manche Läufer ist Marathon gewissermaßen der Heilige Gral. Sie nehmen sich selbst nicht als Läufer ernst, wenn sie die magische Strecke nicht überwunden haben. Wenn es auch Ihnen so geht, sind Sie nicht die Einzige. Immer mehr Frauen geraten in den Bannkreis des Marathons: Von 1980 bis 1998 stieg die Zahl der Teilnehmerinnen an Marathonläufen von 10 Prozent auf 35 Prozent. Und die Läuferinnen begnügen sich nicht etwa mit Lokalveranstaltungen, sondern reisen von Event zu Event und verbinden sie mit Stadtbesichtigungen und einem Einkaufsbummel. Laut den Sportreiseveranstaltern sind die beliebtesten Marathonziele New York, London, Paris, Boston, Berlin und Dublin.

Die Strecke bewältigen

Sie brauchen nicht unter 35 zu sein oder weniger als 63,5 kg zu wiegen, um erfolgreich einen Marathon laufen zu können. Das beweist ein Blick auf die Zielgerade eines jeden großen Weltmarathons: Sie werden Läufer jeden Alters, jeder Körperstatur entdecken. Vorausgesetzt, Sie bringen die Zeit für ein diszipliniertes, sorgfältig geplantes Training auf und es liegen keine medizinischen Einwände vor, gibt es keinen Grund, warum Sie keinen Marathon laufen sollten, egal wie fit, wie schwer oder wie alt Sie momentan sind. Bleiben Sie allerdings realistisch, hinsichtlich der erreichbaren Zeit. Vielleicht müssen Sie einen Teil der Strecke gehen oder sich einfach die erfolgreiche Teilnahme zum Ziel setzen. Tatsache bleibt, dass ein Marathontraining viel Zeit und Energie fordert. Jeder, der die Ziellinie überquert – ob nun nach etwas über zwei Stunden oder knapp unter fünf Stunden –, zeichnet sich durch zwei Dinge aus: eine gute Vorbereitung und Willenskraft. Der Hauptgrund für ein Scheitern liegt in mangelnder Vorbereitung: Einer im *Journal of Sports Medicine* veröffentlichten Studie zufolge waren die Abbrecher durchschnittlich nur 9 Kilometer die Woche gelaufen – keine besonders gelungene Trainingsstrategie, wenn man bedenkt, dass das gerade mal 21 Prozent der ganzen Rennstrecke abdeckt!

Wie lange brauche ich?

Wie lange Sie für einen Marathon trainieren müssen, hängt von Ihrem Ist-Stand ab. Ich würde niemandem empfehlen, auch bei großer Fitness weniger als 12 Wochen dafür anzusetzen (dabei sind die drei Entlastungswochen noch nicht mitgerechnet, siehe Seite 166); Einsteiger müssen eher mit 6 Monaten rechnen. Auch die Frage, wie gut Sie abschneiden wollen, bestimmt die Zeit und Mühe, die Sie ins Training investieren müssen. Wem „dabei sein alles" bedeutet, der braucht sein Programm nicht mit Tempoarbeit zu spicken, doch wenn Sie das Rennen unter 4 Stunden laufen wollen, führt kein Weg daran vorbei.

Marathontraining

Als Vorbereitung für einen Marathon genügt es nicht, Kilometer für Kilometer abzuspulen. Um sich für Ihren wöchentlichen langen Lauf aufbauen, müssen Sie vielleicht zwischen Geh- und Laufphasen wechseln oder in langsamerem Tempo beginnen, doch denken Sie an die alte Läuferweisheit: Langsames Langstreckentraining produziert langsame Langstreckenläufer. Versuchen Sie bei jedem Trainingslauf mindestens in

dem Tempo zu laufen, das Sie für den Marathon anpeilen. Der Wechsel von langen, langsameren Läufen und kürzeren, schnelleren Läufen ist beim Marathontraining genauso wichtig wie sonst. Hügel, Fartlek, Intervall- oder Tempotraining haben im Trainingsprogramm des Marathonläufers ihren festen Platz. Kernpunkt ist natürlich der wöchentliche lange Lauf. Verlängern Sie ihn wöchentlich um nicht mehr als zehn Minuten, alle vier Wochen laufen Sie dieselbe Strecke wie drei Wochen davor, doch in etwas schnellerem Tempo. In der vierten Woche könnten Sie auch ein Rennen laufen, doch verlieren Sie Ihr Endziel nicht aus dem Blick: Sie wollen keine persönliche Bestzeit im Halbmarathon erringen, sondern die ganze Marathonstrecke schaffen.

Der ehemalige Weltklasseläufer Keith Anderson führt heute Marathon-Trainingswochenenden in den Wäldern an der englisch-walisischen Grenze durch. Von ihm stammen die folgenden Tipps für angehende Marathonläufer:

- **Laufen Sie wenigstens ab und zu auf Pfaden und Gras. Dabei werden mehr Muskelgruppen beansprucht, was die Waden kräftigt und Überlastungssyndromen vorbeugt.**
- **Laufen Sie in hügeligem Gelände, auch wenn die Marathonstrecke eben verläuft. Hügeltraining baut die Beinkraft auf, verbessert die Technik und erweitert die Herz-Kreislauf-Kapazitäten.**
- **Befolgen Sie nicht stur irgendwelche Trainingspläne. Hören Sie auf Ihren Körper und tun Sie, was zu Ihnen, Ihrem Lebensstil und Ihren Zielen passt.**
- **Planen Sie einen Tempolauf pro Woche ein – zwei Zehn-Minuten-Blöcke mit einer kurzen Ruhepause dazwischen.**
- **Versuchen Sie, mindestens einmal die Woche in Gesellschaft zu laufen. Das schafft Abwechslung und hilft gegen Langeweile.**

In guter Gesellschaft

- Suchen Sie sich als allererstes Rennen nicht gerade einen Marathon aus. Sie sollten die Anspannung, das Gewühl und die Hektik an der Startlinie bereits kennen und sich darauf einstellen können, denn 42 Kilometer sind Herausforderung genug.

Kann jeder einen Marathon laufen?

„Im Prinzip, ja", meint Dr. Dan Tunstall Pedoe, medizinischer Leiter des Flora London Marathon. „Das hängt von einer Reihe von Faktoren ab. Zum Beispiel, ob Sie in den letzten Jahren körperlich aktiv gewesen sind und ob Sie oder Ihre Familie eine Vorgeschichte medizinischer Probleme haben." Berücksichtigen Sie auch Folgendes:

- **Haben Sie Zeit zu trainieren? Im Idealfall laufen Sie vier- bis fünfmal die Woche.**
- **Stehen andere große Ereignisse ins Haus, zum Beispiel ein Stellenwechsel? Ist das der Fall, dann verschieben Sie den Marathon auf eine Zeit, in der er den ersten Platz in Ihrem Leben einnehmen kann.**
- **Haben Sie irgendwelche Probleme mit den Knien, den Knöcheln oder dem Rücken? Wenn ja, dann suchen Sie vor Trainingsbeginn einen Physiotherapeuten auf.**
- **Wollen Sie den Marathon *wirklich* laufen? Allein ein eiserner Wille kann Ihnen auf dieser Distanz über lange Durststrecken hinweghelfen.**

Aber fragen Sie sich ganz ehrlich, ob Sie zwischen Leidenschaft und purem Wahnsinn unterscheiden können. Ich kenne so manchen Läufer, der überall herumerzählte, er hätte sich zu einem Marathon angemeldet, und sich dann verpflichtet fühlte, die Sache unter den widrigsten Umständen durchzuziehen. Riskieren Sie für Ihren Stolz oder Ihr Ego nicht Ihre Gesundheit.

Und noch etwas …

Viele Frauen, die für einen Marathon trainieren, jammern, ihr Leben würde sich nur noch um Laufen und Essen drehen! Auf jeden Fall müssen Sie mehr Kalorien zu sich nehmen, damit Ihr Körper die zusätzliche Belastung verkraftet. Sie sollten sich aber weiter an die Regel halten: 60 Prozent Kohlenhydrate, 25 Prozent Fett, 15 Prozent Eiweiß. Besonders achten müssen Sie auf ausreichend Flüssigkeit: Trinken Sie oft und kleine Mengen, vor und nach dem Training. (Weiteres siehe Seite 93–102).

Entlastungswochen

In der Zeit unmittelbar vor dem Rennen müssen Sie Ihr Training stark zurückfahren, damit sich Ihr Körper erholen kann. Dann sind Sie am großen Tag in optimaler Verfassung, ausgeruht und richtig wild aufs Laufen. Das ist wohl der Punkt, den Marathonläufer am häufigsten falsch machen: Sie glauben, ein letzter langer Lauf würde ihnen den letzten Schliff geben, erreichen damit aber nur, dass sie am Renntag müde und nicht ausreichend erholt sind. Drei Wochen vor einem Marathon sollten Sie mit dem Entlasten beginnen. Absolvieren Sie Ihren letzten langen Lauf und verringern Sie im Lauf der nächsten drei Wochen Ihre Trainingsbelastung auf 50 Prozent und dann auf 25 Prozent Ihres vorherigen Trainingsumfangs.

Die berüchtigte „Wand"

Jeder, der Interesse am Laufen hat, hat von der gefürchteten Wand gehört. Gerade beim Marathon wird so häufig davon geredet, dass Sie vielleicht den Eindruck bekommen, es wäre unvermeidlich, irgendwann dagegenzulaufen. Ist es aber nicht. Ich bin sieben Marathons gelaufen und habe dieses Phänomen nie erlebt. Ursache jenes Gefühls bleischwerer Beine, verschwommenen Denkens und der Unfähigkeit, koordinierte Laufbewegungen auszuführen, ist aller Theorie nach eine Entleerung der Glykogenspeicher, kombiniert mit Austrocknung. Sportgetränke können die Begegnung mit der „Wand" vermeiden, da isotone Getränke rasch ins Blut aufgenommen werden und sehr schnell Energie liefern. Auch das Training selbst beugt dem vor: Wie Sie bereits wissen, wird durch Laufen die Fähigkeit gefördert, als Brennstoff Fett zu nutzen und das begrenzte Glykogen für extreme Situationen aufzusparen; auch steigt die Glykogen-Speicherkapazität.

Goldene Regeln für die letzte Woche

- Trinken Sie oft kleine Mengen, aber keinen Alkohol oder Kaffee. Ab und zu ein Tässchen Kaffee schadet nicht, das Beste aber ist schlicht und einfach Wasser.
- Halten Sie sich fern von Menschen mit Erkältung und Grippe.
- Lesen Sie alle Informationen zum Rennen sorgfältig durch.
- Machen Sie mit Freunden, Partner und Familie einen klaren Treffpunkt nach dem Rennen aus. „Wir treffen uns beim Ziel" genügt nicht, da dort Tausende herumwimmeln werden.
- Legen Sie so oft wie möglich die Beine hoch! Ruhen Sie, schauen Sie sich Filme an, lesen Sie Bücher. Wenn Sie diese Woche viel schlafen, spielt eine durchwachte Nacht vor dem Rennen keine Rolle.
- Widerstehen Sie der Versuchung, in letzter Minute noch ein Training einzuschieben. Das bringt absolut nichts für Ihre Form am Renntag!
- Stopfen Sie nicht gedankenlos Essen in sich hinein. Zwar brauchen Sie viele Kohlenhydrate, aber da Sie in den Entlastungswochen Ihre Trainingsstrecke erheblich verkürzt haben, sollten Sie ein Zuviel an Kalorien vermeiden.
- Sex vor dem Wettkampf war bei vielen Sportarten wie Boxen und Fußball lange verboten, doch einige Forscher glauben, Sex könnte

die Leistungsfähigkeit sogar steigern, da danach der Testosteronspiegel erhöht ist (und zwar bei Männern wie Frauen).

Und danach...

- So schnell wie möglich essen und Flüssigkeit tanken.
- Dehnen Sie kurz, falls für Sie erträglich. So früh wie möglich Vitamin C und Arnika einnehmen, um die Regeneration zu unterstützen.
- Warme Kleidung anziehen.
- Mindestens noch einige Stunden auf Alkohol verzichten.
- Die Laufschuhe wenigstens ein bis zwei Wochen wegräumen. So lange braucht Ihr Körper, um sich zu erholen.

Von Frau zu Frau

„Keine Angst vor einer Dehnpause von 30 Sekunden! Es ist purer Blödsinn, dass du nicht mehr in Gang kommst, wenn du einmal stehen geblieben bist." Toni

„Trink nicht zu viel Wasser. Ich hatte so viel Angst vor Austrocknung, dass ich ins andere Extrem umgeschwenkt bin, wovor dich nie einer warnt. Ich musste vier Pinkelpausen einlegen und hab deshalb die Freunde aus den Augen verloren, mit denen ich laufen wollte." Fiona

„Ich schlafe in der letzten Nacht vor dem Rennen immer sehr schlecht, habe aber gemerkt, dass das nichts ausmacht. Wichtig ist nur viel Ruhe in der Woche vor dem großen Tag." Joan

„Steck dir ein paar alte, bequeme Schuhe und saubere Socken in die Tasche, damit du nach dem Rennen gleich hineinschlüpfen kannst. Nichts ist schlimmer als der Heimweg in kalten, verschwitzten Socken und Schuhen." Sue

Was gibt's wo?
Nützliche Adressen und Hinweise

Organisationen und Verbände

Meist können Sie über diese Adressen interessante Broschüren und Ratgeber zu den Themenbereichen Laufen, Walken und Rennvorbereitung anfordern.

Deutscher Leichtathletik-Verband
Alsfelder Str. 27
64289 Darmstadt
Tel.: 06151/7708-0
www.leichtathletik.de

Deutscher Sportbund
Otto-Fleck-Schneise 12
60528 Frankfurt
Tel.: 069/6700-0
www.dsb.de

Deutsches Lauftherapiezentrum
An der Jordanquelle 22
33175 Bad Lippspringe
www.lauftherapie.com

Österreichischer Leichtathletik-Verband
Prinz-Eugen-Str. 12
1040 Wien
Tel.: 01/5057350
www.oelv.at

Schweizerischer Leichtathletik-Verband
Postfach 8222
3001 Bern
Tel.: 031/3022272
www.swiss-athletics.ch

Laufzeitschriften

Alle aufgeführten Zeitschriften sind im Handel erhältlich. Auszüge der neuesten Artikel finden sich in den Online-Ausgaben der Zeitschriften.

Fit for Life
Magazin für Fitness, Lauf- und Ausdauersport
(AZ-Fachverlage, CH-5001 Aarau).
Mit Online-Portal www.fitforlife.ch, das interessante Links zu Lauftreffs in der Schweiz und einem fachlich kompetenten Ratgeberteam anbietet.

Laufsport Marathon
(Werbe- und Verlagsgesellschaft mbH, A-3130 Herzogenburg)
Das zugehörige Online-Portal www.laufsport-marathon.at beinhaltet Online-Reportagen, Lauftermine und vielseitigen Links rund um den Laufsport.

Laufzeit
(Laufzeit-Verlags GmbH, 10407 Berlin)
Im Online-Journal www.laufzeit-online.de werden anstehende Lauftermine und -Ergebnisse aufgelistet sowie Aktuelles aufgearbeitet. Laufreisenangebote.

Runner's World
(Motor-Presse-Verlag GmbH, D-81479 München)
Mit der Online-Ausgabe www.runnersworld.com. Vielseitige Tipps zu Ernährung, Verletzung, News, Schuhen und Trainings-Tagebuch.

Running - Das Laufmagazin
(Agentur WAG's, D-79106 Freiburg)
Eigene Site in Entwicklung, gut recherchierte Artikel, Kleinanzeigen, Termine, Buchempfehlungen.

Spiridon Laufmagazin
(Spiridon Verlags GmbH, D-40036 Düsseldorf)
Das Online-Portal informiert über alles Wissenswerte und Neuerungen rund um den Laufsport: www.laufmagazin-spiridon.com

Informative Websites

www.laufen-aktuell.de
Werbefreies Laufsportforum mit kostenlos nutzbarem Lauftagebuch, Lauftreff-Suche, Veranstaltungskalender, umfangreicher Linkliste und vielem mehr.

www.laufcampus.com
Kommerzielles Online-Portal mit Trainingstipps, Lauftreffsuche, Event-Kalender, Ernährungstipps und aktuellen Links.

www.MaxFun.at
Kommerzielles Online-Magazin. Aktuelles zum Laufsport in Österreich, mit Veranstaltungskalender und Fitness-Ratgeber.

www.feel-fit.com
Sehr vielseitige kommerzielle Homepage zu den Themenbereichen Fitness, Rad fahren, Walken, Laufen. Mit Ernährungstipps, Trainingsplänen, Laufkalender, usw.

www.laufrun.de
Magazin für Laufen und Walken in der Region Eifel-Maare-Mosel-Luxemburg. Allgemeine Artikel und Beiträge, Buchempfehlungen, Laufseminare, Laufreisen, Links.

Verletzungsprophylaxe und -behandlung

Die Standesorganisationen der jeweiligen Berufsgruppe können bei der Suche nach einem Fachmann in der Nähe des jeweiligen Wohnortes behilflich sein.

Deutsche Gesellschaft für Sportmedizin und Prävention
(Deutscher Sportärztebund) e.V.
Geschäftsstelle
Hugstetter Str. 55
79106 Freiburg
Tel.: 0761/270-7456
www.dgsp.de

Deutscher Verband für Physiotherapie
Zentralverband der Physiotherapeuten/Krankengymnasten e.V.
Deutzer Freiheit 72–74
50679 Köln
Tel.: 0221/981027-0
www.zvk.org

Bund deutscher Chiropraktiker e.V.
Fuggerstr. 33 10777 Berlin
Tel.: 030/23516830
www.chiropraktik-bund.de

Verband der Osteopathen Deutschland e.V.
Untere Albrechtstr. 5
65185 Wiesbaden
Tel.: 0611/9103661
www.osteopathie.de

Verband der Fußreflexzonen- und Sportmasseure Deutschland e.V.
Friedr.-Frank-Bogen 66
21033 Hamburg (Bergedorf)
Tel.: 040/738 22 53
http://home.t-online.de/
home/VFuS.Deutschland/index.html

Bundesinnungsverband Orthopädie-Schuhtechnik
Ricklinger Stadtweg 92
30459 Hannover
Tel.: 05 11/42 10 51
www.orthopaedie-schuhtechnik.de

Laufseminare

Lenzerheide/St. Moritz/Scuol
Laufseminare für Anfänger und Fortgeschrittene unter Leitung von ehemaligen Spitzensportlern wie Dr. Thomas Wessinghage, Markus Ryffel, Dietmar Millonig und Urs Gerig. Angeboten werden Laufschule, Lauftraining, Aqua-Fitness, Dehnen und Ernährungsberatung.
Veranstaltungsorte: im Frühjahr (Mai-Juni) Valbella-Lenzerheide, im Herbst St. Moritz und im Juni/Juli Scuol im Unterengadin sowie das Ostseebad Damp.

Informationen:
www.thomas-wessinghage.de
oder Rehaklinik Damp
Sekretariat Dr. Wessinghage
Tel.: 0 43 52/80 84 00

Hinterzarten:
Walking- und Lauftraining unter Anleitung ehemaliger Spitzenläufer wie Herbert Steffny und Charly Doll. Angeboten werden außerdem: Trainingssteuerung über Herzfrequenz und Laktatbestimmung, Ernährungsberatung, Laufstilanalyse usw.

Informationen:
Seminarhotel Sonnenhof
Am Rössleberg 18
79856 Hinterzarten
Tel.: 0 76 52-90 03 0
Fax: 0 76 52-90 03 40

Herbert Steffny Run Fit Fun GmbH
Kapellenweg 29, D-79822 Titisee
www.herbertsteffny.via.t-online.de

Dersau (Holsteinische Schweiz)
Die Laufsportschule Andreas bietet ein Lauftraining mit Laufschulung, Stretching, Verletzungsprophylaxe und Trainingssteuerung an.

Ansprechpartner:
Petra Benecke und Kai Neidiger
Am Eichholz 7
23326 Dersau
Tel.: 0 45 26/15 11
www.laufsport.de

Running-Services
Laufseminartermine im Frühjahr und Herbst mit dem Betreuerteam Dieter Baumann und Isabelle Baumann, u.a.

Informationen:
Stichwort Laufszene
Biesingerstr. 18
72070 Tübingen
www.running-services.de
Termine im Frühjahr und Herbst

Pro Training Tours – Professional Training Tours GmbH (ehemals Freizeit Aktiv)
An attraktiven Seminarorten in Andalusien, in der Türkei, in der Toscana und auf Mallorca vermittelt das Betreuerteam um Kurt Stenzel und Wolfgang Heinig Wissenswertes rund ums Laufen.

Informationen:
Geschäftsführer: Ewald Schilberz
Im Schelmböhl 40
64665 Alsbach
Tel.: 0 62 57/93 2 10
www.freizeit-aktiv.de

In der Schweiz
Schild-Laufferien nennt sich ein kompetenter Partner zur Vermittlung von Laufseminaren in der Schweiz.

Informationen:
Heinz, Vreni & Michael Schild
Eichlihubelweg 2
CH-3112 Allmendingen
www.laufferien.ch

Attraktive Läufe

Hier die Termine von einigen der interessantesten Marathons im Jahresverlauf. Die Termine für andere Distanzen werden in den Online-Portalen der verschiedenen Laufzeitschriften veröffentlicht.

Berlin
Termin: Ende September
Adresse: Berlin-Marathon, Waldschulallee 34, 14055 Berlin
www.berlin-marathon.de

Boston
Termin: Mitte April
Adresse: Boston Athletic Association
1 Ash St., Hopkinton MA 01748, USA
www.bostonmarathon.org

Hamburg
Termin: Ende April
Adresse: Marathon Hamburg, PF 606220, 22254 Hamburg
www.marathon-hamburg.de

London
Termin: Mitte April
Adresse: Flora London Marathon,
PO Box 1234, London, England SE18RZ
www.london-marathon.co.uk

Paris
Termin: Anfang April
Adresse: Marathon International de Paris AMSP,
8 rue Crozatier, F-75012 Paris
www.parismarathon.com

Wien
Termin: Ende Mai
Adresse: Vienna City Marathon,
Keplerplatz 12/1/5, A-1100 Wien, Österreich
www.vienna-marathon.com

Sport-BHs

Den im Buch empfohlenen amerikanischen Enell-Sport-BH kann man sich mit geringen Versandkosten aus England schicken lassen. Weitere Informationen unter www.lessbounce.com.

Glossar

Abkürzungen

ATP Adenosintriphosphat
BMI Bodymass-Index
GI Glykämischer Index
HDL High density Lipoprotein
 („gutes" Cholesterin)
ITB Iliotibialband
Kcal Kilokalorie
LDL Low density Lipoprotein
 („schlechtes" Cholesterin)
MHF Maximale Herzfrequenz
PB Persönliche Bestzeit
VMO Vastus medialis obliquus, schwächster
 Muskel der Quadrizeps-Gruppe)
VO2 max. Maximale Sauerstoffaufnahme

Begriffe

Adenosintriphosphat (ATP) Eine chemische
Verbindung, die in jeder Körperzelle vor-
handen ist und eine „Energiewährung" dar-
stellt.

Aerob Wörtlich: „Mit Sauerstoff". Verweist oft
auf Körpertraining, das bei aerobem Stoffwechsel abläuft, d. h. der Muskel hat genug
Sauerstoff, um Fett zu verbrennen.

Amenorrhoe Ausbleiben der Menstruation
über mindestens 3 Monate.

Anaerob Wörtlich: „In Abwesenheit von Sauerstoff". Kurze, heftige Anstrengungen, bei denen Energie nicht rasch genug vom aeroben
Stoffwechsel bereitgestellt werden kann.
Deshalb werden Kohlenhydrate verbrannt,
und dabei entsteht Milchsäure.

Anaerobe Schwelle Der Punkt, an dem das
aerobe Energiesystem den Bedarf des Körpers an ATP nicht mehr decken kann. Eng
mit der Laktatschwelle verbunden.

Arteriosklerose Bildung kalkiger Fettablage-
rungen an den Arterienwänden, die sich dadurch verengen.

Arthritis Degenerative Erkrankung, bei der sich
die Knorpel abnutzen und in der Folge die
Gelenke steif werden und schmerzen.

Ballistisch Bezeichnet dynamische Dehnübungen, bei denen die Muskeln durch Nach-
wippen gedehnt werden.

Band Bindegewebe, das Knochen untereinander
verbindet.

Biomechanik Das Studium der Bewegung
eines Lebewesens und der Kräfte, die diese
Bewegung lenken.

Bodymass-Index Methode zur Beurteilung
und Klassifikation der Körperzusammensetzung, die auf Gewicht und Größe beruht.

Burnout Körperlicher und psychischer Zustand,
bei dem Leistung und Motivation abnehmen.

Crosstraining Aufnahme unterschiedlicher
Sportarten, wie zum Beispiel Walking,
Radfahren und Schwimmen, in ein
Trainingsprogramm.

Endorphin Hormon mit schmerzdämpfender
Wirkung, das im Gehirn und Nervensystem
ausgeschüttet wird und Gefühle des Wohl-
befindens auslöst.

Enzym Substanz, die das Ablaufen einer bio-
chemischen Reaktion beschleunigt.

Exzentrisch Kontraktion eines Muskels, der zugleich gedehnt wird.

Gelenkschmiere Zähflüssige Substanz in den
Gelenken, die den Knorpel nährt und gleit-
fähig macht und den Aufprall abfedert.

Glykogen Speicherform von Kohlenhydraten
im Körper.

Grundumsatz Energiemenge, die ein Mensch
während 24 Stunden in Ruhe benötigt.

Hämatokrit Verhältnis der roten Blutkörperchen im Vergleich zum Plasma in einer bestimmten Blutmenge.

Hämoglobin Sauerstoff transportierende Substanz in den roten Blutkörperchen.

Herzminutenvolumen Blutmenge, die das
Herz in einer Minute ausstößt.

Hypertonie Abnorm hoher Blutdruck.

Intervalltraining Wechsel von anstrengender
Aktivität mit Ruhephasen oder weniger
anstrengender Aktivität, um die Trainingsbelastung zu erhöhen.

Karzinogen Krebserregend.

Knochendichte Maßstab für den Mineralgehalt
eines Knochens.

Knorpel Zähes Bindegewebe im ganzen Körper.

Konzentrisch Kontraktion eines sich verkürzen-
den Muskels.

Laktat Salz der Milchsäure; natürliches Abfall-
produkt beim anaeroben Stoffwechsel.

Laktatschwelle Der Punkt, an dem das Laktat
im Blut schneller steigt, als es abgebaut werden kann.

Laktattoleranz Die Fähigkeit, das Erreichen der
Laktatschwelle im Training weiter hinauszuzögern und effektiver damit umzugehen.

Langsam kontrahierende Faser Muskelfasertyp, der bei längeren, submaximalen
Muskelkontraktionen aktiv wird. Ausdauernd.

Laufökonomie Prozentualer Anteil der Maximalleistung, die nötig ist, um bei einem bestimmten Tempo zu laufen.

Lipid Fett.

Maximale Herzfrequenz Die höchste Pulsfrequenz, die ein Mensch erreichen kann – wird meist geschätzt, nicht direkt bestimmt.

Maximale Sauerstoffaufnahme Die größte Menge Sauerstoff, die ein Mensch der Luft entziehen und in den arbeitenden Muskeln nutzen kann.

Mitochondrien Die „Kraftwerke" der Muskelzellen, wo der aerobe Stoffwechsel abläuft.

Muskelfaser Einzelne Muskelzelle (ein Muskel kann bis zu 450.000 Muskelfasern enthalten).

Neurotransmitter Chemische Substanz, die die Aktivität einer Nerven- oder Muskelzelle beeinflusst.

Neuromuskulär Die Nerven und Muskeln betreffend.

Osteoporose Krankhafte Abnahme der Knochendichte, wodurch die Knochen spröde und bruchanfällig werden.

Parasympathisches Nervensystem Der „beruhigende" Anteil des autonomen Nervensystems, der den Körper in den richtigen Zustand für Ruhe, Schlaf und Verdauung versetzt.

Präeklampsie Hoher Blutdruck in der Schwangerschaft.

Pronation Teil der Abrollbewegung des Fußes, bei der sich der Fuß zur Innenkante hin dreht, um den Aufprall abzufangen.

Propriozeption Selbstwahrnehmung, wo sich der eigene Körper im Raum befindet.

Prostaglandin Substanz in den Zellmembranen, die die Entzündungen und Schwellungen verursacht und die Empfindlichkeit der Nervenenden steigert.

Pulsfrequenz Anzahl der Herzschläge pro Minute.

Rumpfstabilität Kontrolle über die Haltung des Rumpfs dank gut ausgebildeter Kraft und vorhandener Funktion der Bauch- und Rückenmuskeln.

Schlagvolumen Die Blutmenge, die Ihr Herz bei einem Schlag ausstößt.

Schnell kontrahierende Faser Muskelfasertyp, der bei kurzen, heftigen Anstrengungen wie Sprinten aktiv wird. Ermüdet rasch.

Sehne Bindegewebe, das Knochen mit Muskeln verbindet.

Spurenelemente Vitamine, Mineralstoffe und andere Bestandteile einer ausgewogenen Ernährung, die nur in winzigen Mengen benötigt werden.

Steigender Trainingsreiz Prinzip, nach dem die Trainingsbelastung langsam, doch konsequent zu steigern ist, damit der Körper einen höheren Grad von Fitness erreichen kann.

Stoffwechsel Vorgang der Produktion und Nutzung von Energie im Körper.

Submaximal Wenig unterhalb der maximalen Intensität oder Leistungsfähigkeit.

Supination Teil der Abrollbewegung, bei der sich der Fuß zur Außenkante hin dreht, um Kraft für die Abdruckphase zu schöpfen.

Sympathisches Nervensystem Teil des autonomen Nervensystems, der den Körper auf Bewegung einstellt.

Tempolauf Lauf an der Laktatschwelle.

Triglyzeride Fettige Substanz, die aus Glyzerin und drei Fettsäuren besteht.

Übertraining Übermäßiges Training, das der Gesundheit und Fitness nicht mehr förderlich ist.

Register

Für Gesundheit und Fitness

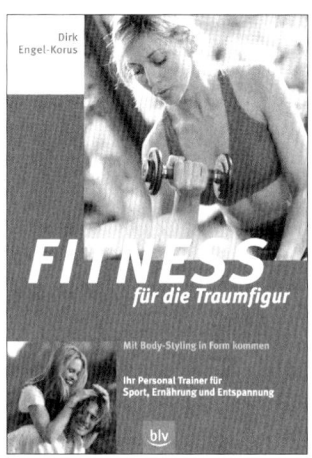

Personal Trainer
Dirk Engel-Korus
Fitness für die Traumfigur
Die besten Fatburner – von Walking bis Aerobic, Body-Styling durch Muskeltraining mit Übungen für alle Problemzonen, Ausgleichs- und Entspannungsübungen, Ernährungstipps.

Personal Trainer
Doris Burger
Fitness statt Diät
Aktiv zur schlanken Linie – das Programm für Genießer, die dauerhaft abnehmen und trotzdem gut leben möchten: Walking, Schwimmen, Radfahren, Gymnastik, ausgewogene Ernährung, Yoga, Massage und andere Wohlfühl-Methoden.

BLV Sportpraxis Top
Wolfgang Mießner
Richtig Body-Styling
Den Körper formen durch Muskel- und Cardiotraining: Grundlagen, Trainingspraxis, Regeneration.

BLV Sportpraxis Top
Wolfgang Mießner
Richtig Trainieren im Fitness-Studio
Trainingsmöglichkeiten im Studio und die verschiedenen Geräte; Trainingsprogramme für Kraft, Ausdauer und Beweglichkeit – mit Variationen.

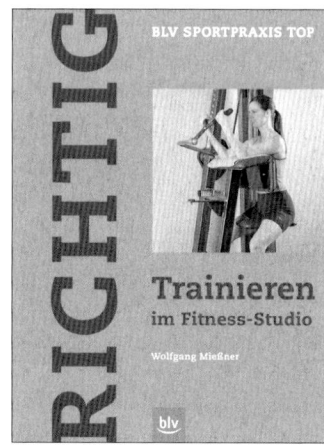

BLV Sportpraxis Top
Wolfgang Mießner
Richtig Hanteltraining
Grundlagen des Krafttrainings, Trainingsausrüstung und Equipment, Trainingsplanung; Praxis: Trainingseinheiten und -programme.

BLV Sportpraxis Top
Manfred Grosser /
Hans Ehlenz / Rainer Griebl /
Elke Zimmermann
Richtig Muskeltraining
Trainingstheorie, Trainingsmethodik, Ausrüstung, Trainingsprogramme; Prinzipien des Bodybuilding: Basis- und Hochleistungstraining.

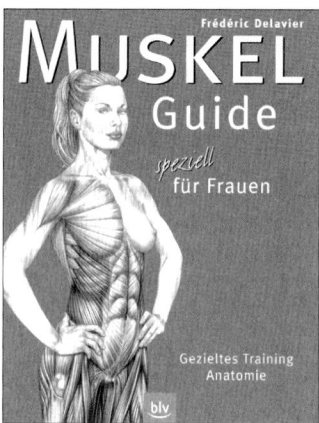

Frédéric Delavier
Muskel-Guide speziell für Frauen
Bodystyling speziell für Frauen: gezieltes Muskeltraining für Bauch, Beine, Po und Rücken; weibliche Anatomie und Muskelfunktionen; alle Übungen mit einzigartig präzisen anatomischen Zeichnungen.

Joanna Hall
Get fit! Feel good!
Mit ganzheitlichem Ansatz – Gesundheit und Wohlbefinden für Körper, Geist und Seele: effektive Übungen für jeden Fitness-Level und viele Tipps für mehr Bewegung im Alltag; mit Rezepten für Menüs und Snacks, die in Top-Form bringen und die Energie steigern.

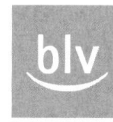

Für die Trainingspraxis

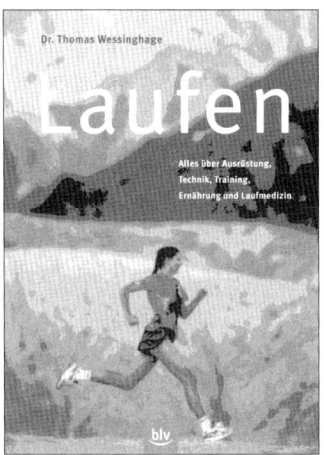

Joachim Stall / Matthias Klumpp
GO – Laufen mit Musik
Empfohlen von Sportmedizinern der Laufszene: Laufen mit Musik, deren Rhythmus auf die individuelle Schrittzahl abgestimmt ist; Grundlagen und Trainingspläne.

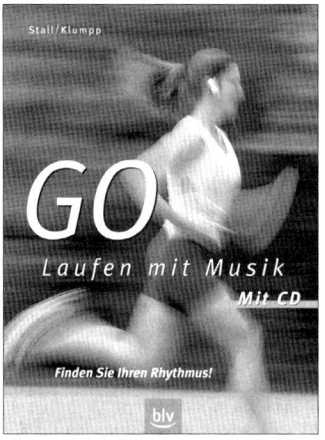

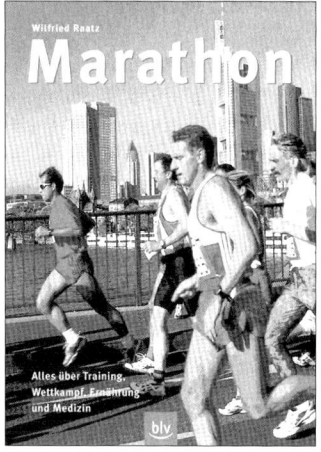

Dr. med. Thomas Wessinghage
Laufen
Der Lauf-Klassiker – komplett überarbeitet mit neuen Fotos; neue Erkenntnisse zu Lauftechnik, Ausrüstung und Training; Laufen und Gesundheit.

BLV Sportwissen
Ludwig V. Geiger
Überlastungsschäden im Sport
Sportbedingte Überlastungsschäden: Entstehungsmechanismen, Behandlungskonzepte und vorbeugende Maßnahmen zur Vermeidung.

Carolin Schricker /
Dr. med. Walter Eichinger /
Prof. Dr. med. Rüdiger Lange
Walking
Walking für verschiedene Zielgruppen, sportmedizinische Grundlagen, Training, Technik; Variationen – z. B. Nordic-, Aqua- und Power-Walking; Ausrüstung und Ernährung.

Wilfried Raatz
Marathon
Laufstil, Ausrüstung, Ernährung, Laufpsychologie, Regeneration; Training: Methodik, Formen, Steuerung, Planung; die besten Marathon-Events.

BLV Sportpraxis Top
Peter Konopka
Richtig Sporternährung
Speziell für Freizeit- und Gesundheitssportler: Grundlagen der Sporternährung und ihre Umsetzung in die Praxis, Leistungsförderung durch Ernährung, Wettkampfvorbereitung.

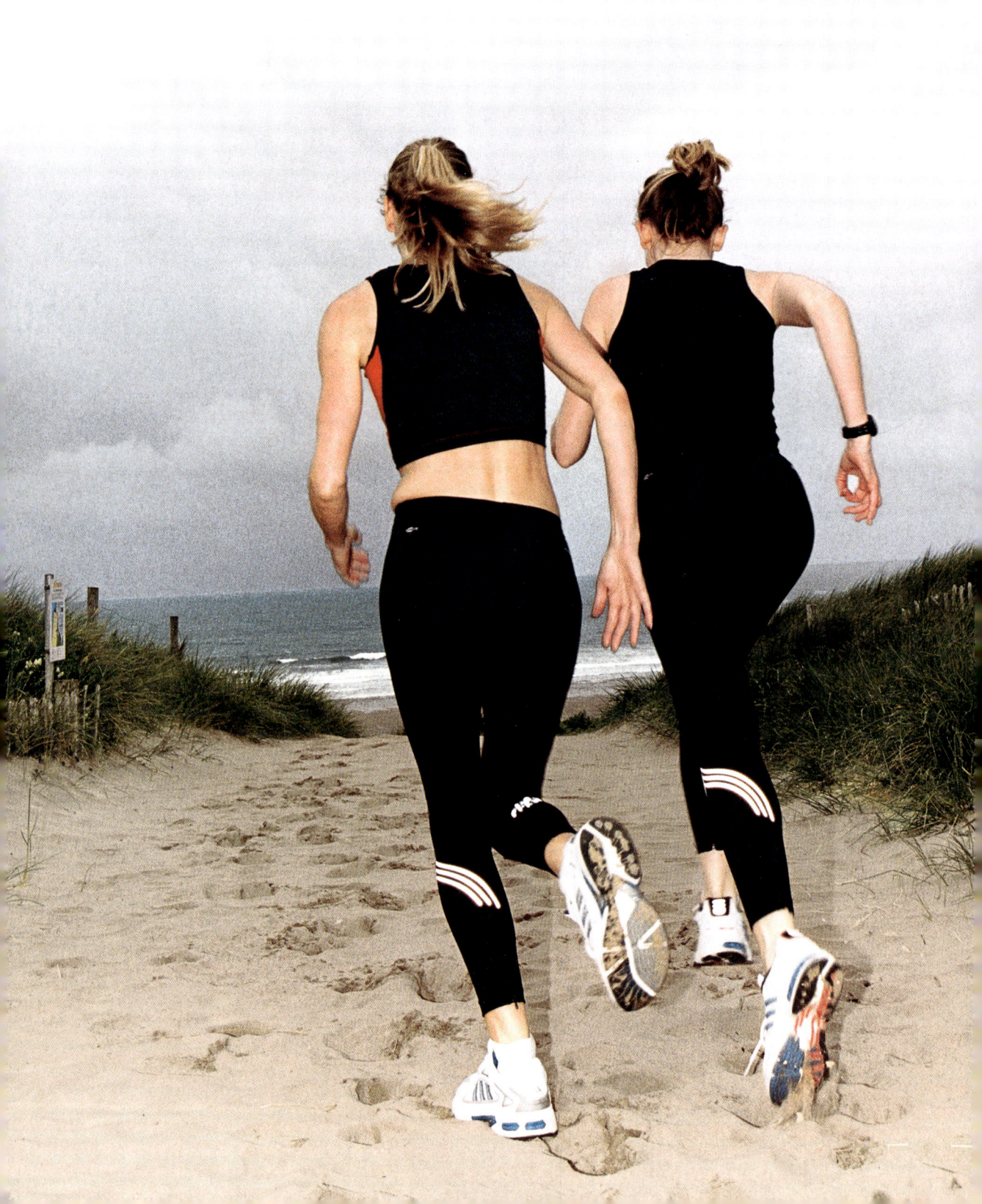